VOYAGE MÉDICAL

AUTOUR DU MONDE.

Cet Ouvrage se trouve aussi chez les Libraires ci-après :

GABON,
BÉCHET JEUNE, } rue de l'École de Médecine.
BAILLIÈRE,

VOYAGE MÉDICAL

AUTOUR DU MONDE,

EXÉCUTÉ

SUR LA CORVETTE DU ROI *LA COQUILLE*,

COMMANDÉE PAR M. L. I. DUPERREY,

PENDANT LES ANNÉES 1822, 1823, 1824 ET 1825;

OU

Rapport sur l'état sanitaire de l'équipage pendant la durée de la campagne, avec quelques renseignemens sur des pratiques empiriques locales en usage dans plusieurs des contrées visitées par l'expédition;

SUIVI

D'UN MÉMOIRE SUR LES RACES HUMAINES RÉPANDUES DANS L'OCÉANIE, LA MALAISIE ET L'AUSTRALIE;

PAR R. P. LESSON.

« M. Rollin, D. M., et mon chirurgien-major, est un
« homme, etc., etc.; il nous a préservés, par ses soins,
« du scorbut et de toutes les autres maladies; vous m'avez
« autorisé, Monseigneur, à lui promettre, au retour,
« une pension si la mortalité n'avait pas excédé trois pour
« cent sur ma frégate; et depuis vingt-six mois que nous
« sommes partis, personne n'a péri de mort naturelle sur
« *la Boussole*, et nous n'avons pas un seul malade. »
(*Lettre de La Pérouse au ministre de la marine*,
Avatscha, le 25 septembre 1787.)

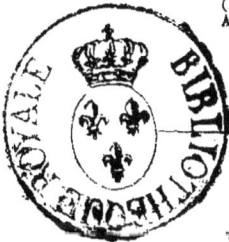

PARIS,

RORET, LIBRAIRE, RUE HAUTEFEUILLE,

AU COIN DE CELLE DU BATTOIR.

1829.

AVERTISSEMENT.

Oɴ ne lit guère les préfaces et les avertissemens ; cependant, quelque discrédité que soit l'usage d'en placer en
tête de chaque livre, nous ne pouvons nous dispenser
d'entrer, au sujet de cette brochure, dans certaines expli-
cations que nous croyons nécessaires.

Les réglemens en vigueur dans le service de la marine
exigent que les officiers de santé d'un vaisseau du Roi
fassent, immédiatement après leur arrivée de la mer, à la
suite d'une campagne, quelle qu'en soit la nature, un rapport sur tout ce qui a trait à leurs attributions. Or,
M. Garnot, chirurgien-major de *la Coquille*, devait s'ac-
quitter de ce devoir ; mais son débarquement au port
Jackson, par suite de maladie, nous imposa l'obligation, à
notre rentrée en France, de satisfaire à cet ordre de service. La matière de cette brochure est donc le rapport
que nous adressâmes, le 25 mars 1825, jour de notre
arrivée à Marseille, au conseil de santé du port de Toulon et à M. l'inspecteur-général du service de santé au
ministère de la marine (1). Depuis cette époque, entièrement occupé des recherches sans nombre qu'exige la pu-
blication de nos découvertes en histoire naturelle, et peut-
être exclusivement livré pour le moment à l'étude des
diverses branches de cette science vaste et attrayante,
nous avions complétement mis en oubli les réflexions que
nous avions rédigées en mer sur le service de santé ; elles
ne nous paraissaient point d'ailleurs susceptibles d'intéres-
ser les gens de l'art. Toutefois ayant communiqué la copie

-----

(1) M. Kéraudren, dont la profonde science est accompagnée de cette
philosophie pratique qui en rehausse le prix, et qui est si rare aujourd'hui.

de notre rapport à plusieurs médecins de nos amis, ils nous pressèrent d'en faire l'objet d'une brochure, qui, par sa nouveauté, leur paraissait susceptible d'être lue avec intérêt. En cédant à ce vœu, l'expérience nous apprendra bientôt si nous avons eu tort de compter sur l'indulgence qu'ils nous ont fait espérer.

On ne trouvera point dans notre opuscule le tableau approfondi de ces maladies redoutables qui moissonnent tant d'Européens dans les climats chauds. Une heureuse étoile brilla uniformément sur la corvette *la Coquille*. C'est en vain qu'elle navigua du pôle austral aux régions brûlantes des Moluques, qu'elle doubla les trois grands caps avancés dans le sud, partout et constamment un état sanitaire satisfaisant régna parmi les hommes qui la montaient, et si de légères affections vinrent réclamer nos soins, le plus souvent elles n'exigèrent que des médications sans importance, et sur lesquelles il serait oiseux de s'appesantir.

Nous suivrons l'itinéraire de la corvette *la Coquille* pour présenter nos observations, et par cette disposition on pourra, en lisant notre narration avec une mappemonde, juger d'un seul coup d'œil quels résultats le changement de latitude apportait dans la santé des hommes; cet ordre aura d'ailleurs l'avantage d'offrir le panorama de nos traversées et de nos relâches, et de permettre au lecteur d'embrasser notre navigation dans toutes ses périodes et dans tout son ensemble. Nous prévenons aussi que n'ayant nullement cherché à faire un traité pratique, on ne trouvera point de citations ou de discussions sur telles ou telles théories médicales ou sur des questions encore en litige. Cet écrit, rédigé sur les lieux ou en mer, n'est que ce qu'il devait être, un rapport véridique et simple des circonstances qui ont accompagné notre longue navigation.

La corvette *la Coquille*, destinée à une campagne de découvertes dont la durée devait être d'environ trois années, est un navire du port de 380 tonneaux (1), sans batterie couverte, et par conséquent n'ayant qu'un entre-pont bas et resserré. Son équipage a été composé de soixante-dix hommes, y compris les officiers, et le navire fut approvisionné de dix-huit mois de vivres, de huit mois d'eau conservée dans des caisses en fer, et muni des objets de mâture et de gréement de rechange exigés par la nature de la campagne. Des vêtemens de laine, des gilets de flanelle et de grosses capotes furent accordés aux marins qui la montaient pour les garantir des rigueurs des climats antarctiques dans les saisons pluvieuses et froides. Des médicamens choisis (*Voyez* l'État n° 2) nous permettaient de combattre, par toutes les ressources de la médecine, les maladies qui seraient venues sévir sur chacun de nous. Un filtre en fer, un alambic pour distiller l'eau de mer, furent jugés devoir nous servir utilement. Des baignoires en cuivre placées dans les porte-aubans, complétèrent les objets dont nous espérions retirer des avantages pour le bien-être de nos compagnons. Enfin de précieuses instructions sanitaires de l'inspecteur-général du service de santé devaient nous servir de guide. (*Voyez* Pièces expl., n° I.)

Le 19 avril 1822, on nous adressa, à M. Garnot et à moi, un ordre ministériel conçu dans les mêmes termes,

---

(1) C'est le même bâtiment, dont le nom a été changé en celui de l'*Astrolabe*, qui vient d'accomplir si honorablement une nouvelle mission d'exploration sous le commandement de M. Dumont D'Urville.

avec cette différence que M. Garnot était nommé chirurgien-major. Telle est la teneur de cette pièce :

« Le ministre, monsieur, vous a désigné pour embar-
« quer, en qualité de second chirurgien, sur la corvette
« *la Coquille*, en armement à Toulon, et destinée à une
« campagne d'exploration dans la mer du Sud.

« Les comptes avantageux qui ont été rendus de votre
« zèle et des connaissances que vous possédez dans diverses
« parties de l'histoire naturelle, ont fait tomber sur vous
« le choix de son excellence, et elle me charge de vous
« faire connaître ses intentions.

« Vous voudrez bien vous rendre immédiatement à
« Toulon, où il a été donné avis de votre arrivée. M. l'in-
« tendant de la marine à Rochefort est également informé
« de la destination que vous recevez.

> « *Le Contre-Amiral*, *Directeur du personnel*
> « *de la marine*,
>
> « *Signé*, Comte Daugier. »

Le 31 juillet 1822 nous passâmes la revue des hommes
qui devaient faire partie de l'équipage; le peu de marins
disponibles au port ne nous permit pas d'être très rigoureux sur l'admission de plusieurs d'entre eux, aussi fûmes-
nous obligés de prendre un bon nombre de jeunes novices
matelots, âgés à peine de vingt ans, et non encore endur-
cis aux fatigues de la mer. En général, on ne saurait trop
recommander de choisir pour ces longues campagnes des
hommes de trente ans environ, et dont le corps est fait,
pour ainsi dire, aux changemens subits de climature, et
dont le moral est éprouvé pour les longues traversées et
l'isolement. Tout étant prêt pour le départ, nous appareillâmes de Toulon le 11 août 1822, pour n'y rentrer
qu'après 872 jours d'absence, accompagnés dans ce laps
de temps par le destin le plus prospère, car nous saluâmes
les rivages de la patrie sans avoir à regretter la perte d'un
seul de nos compagnons de voyage.

VOYAGE

MÉDICAL

AUTOUR DU MONDE.

§. Ier.

TRAVERSÉE DE FRANCE A L'ÎLE DE TÉNÉRIFFE.

Du 11 août 1822 au 28 suivant.

La *Coquille* appareilla de la rade de Toulon, le 11 août 1822, et un coup de vent qu'elle reçut par le travers du golfe de Lyon fit éclore, chez quelques individus, le mal de mer. Cette affection, dont les causes sont encore obscures, jette dans l'abattement et porte une altération profonde dans le moral, qui rejaillit bientôt sur le physique. Quelques constitutions sont assez heureusement organisées pour ne pas y être soumises, et on a remarqué que les femmes et les enfans, en général, y étaient moins sujets.

Le mal de mer débute par un embarras dans la tête, qui s'accroît et dégénère en hémicranie ; l'extrémité du nez se refroidit ; l'estomac et la continuité du tube digestif éprouvent des mouvemens fatigans de constriction spasmodique ; cet état ne fait que s'accroître jusqu'à ce que les oscillations continuelles du navire forcent en quelque sorte à lancer par jets les matières contenues dans l'estomac ; souvent même les vomissemens sont suivis de selles. Les douleurs ne cessent point après le vomissement, les tiraillemens continuent : l'abattement le plus grand s'empare de l'individu ; le *tædium vitæ* domine tellement, que la personne affectée, jetée au premier endroit venu du navire, devient indifférente pour tout ce qui l'entoure. C'est

I

alors que le corps, et surtout le visage, ne tardent pas à manifester les désordres intérieurs.

Les remèdes à porter au mal de mer semblent sortir du domaine de la pharmacologie. A part quelques boissons légères et adoucissantes, l'art de guérir ne peut guère offrir que des consolations à une affection que la vue de terre et le calme diminuent, et qu'un instant de beau temps suffit pour enlever.

Nous n'avons tiré de l'emploi de l'éther, dans une infusion de tilleul, qu'un bien faible secours. Ce médicament, anti-spasmodique, est cependant très avantageux chez les individus nerveux et irritables. La ceinture abdominale, proposée par M. Kéraudren, en soutenant les viscères flottans, rend les plus grands services.

Pour l'ordinaire, après une sortie, ou, comme le disent les marins, après un coup de cape, on doit être *amariné*. Il n'en est cependant pas toujours ainsi, et nous avons connu des marins qui ont fait des campagnes de trois années consécutives et n'ont pas été exempts une seule fois, lorsque la mer était grosse, de ressentir les effets de cette incommode et fâcheuse maladie. Quelques individus, même à leur début dans la carrière nautique, n'en ressentent point les atteintes.

Les douleurs sont moins vives sur le pont ou au grand air que dans les chambres étroites et resserrées. Il est aussi nécessaire de se priver de manger, et c'est à tort qu'on essaierait de forcer l'estomac à recevoir des substances qu'il rejeterait aussitôt avec efforts et avec fatigue. La position couchée rend aussi moins sensibles les mouvemens du roulis ou du tangage.

Nous installâmes, le 19, le filtre à purifier l'eau destinée à servir de boisson à l'équipage; il était en fer, et se composait d'un corps au-dessus duquel s'assujettissaient deux parties, isolées chacune par un diaphragme. Dans la première partie, au-dessous du couvercle, étaient pratiquées trois cavités, percées de trous, et destinées à recevoir des éponges. Le second diaphragme était aussi percé de trous : il se recouvrait d'une toile en crin, sur laquelle on plaçait un pouce ou deux en épaisseur de charbon de bois lavé, et par conséquent débarrassé de son acide carbonique. L'eau, mise dans la partie supérieure du filtre, traversait les pores des éponges en y déposant les mucosités qui pouvaient l'invisquer. En tombant sur le lit de charbon, elle achevait de se débarrasser des matières hétérogènes qui la souillaient.

L'eau qu'il est nécessaire d'emporter pour la consommation à la mer, renfermée dans des pièces en bois, a, jusqu'à ce jour, offert le dégoûtant inconvénient de se putréfier plusieurs fois, et de précipiter au fond des tonneaux le résultat de ses décompositions ou les matières étrangères qui y étaient dissoutes. Le secours du filtre a donc été, dans tous les cas ordinaires, indispensablement nécessaire. Mais les filtres, fabriqués en fer, sont d'un mauvais usage, comme une longue expérience nous l'a apprise, par la quantité prodigieuse d'oxide de fer qu'ils fournissent à l'eau, en s'emparant de son oxigène et de celui de l'air ambiant, sans cesse renouvelé par le contact direct avec l'atmosphère. Il en résulte qu'en quelques semaines toutes les éponges et tout le charbon, accordés pour une longue campagne, se trouvent être hors de service.

L'usage, qui devient presque général à bord des navires français, de caisses en fer pour contenir l'eau, met aujourd'hui le navigateur à l'abri du danger qui devait souvent résulter, pour l'économie, de l'ingestion d'une eau fétide et corrompue, abstraction faite du dégoût qu'elle devait inspirer. La corvette *la Coquille* avait toute son eau contenue dans des caisses en fer. L'eau ne tardait pas, après quelque temps de séjour, à acquérir des propriétés ferrugineuses, non désagréables, par une saturation de l'oxide de fer, qui se formait sur les parois, aux dépens de l'oxigène de l'eau. Une expérience de trois années, et sous les climats les plus opposés, nous autorise à considérer la boisson journalière de cette eau, devenue ainsi médicinale, comme très salutaire; et nous ne pouvons prévoir quelles seront un jour les modifications qu'elle apportera à la santé de l'homme de mer. Toujours est-il vrai que l'eau se conserve pure, bonne, transparente et belle par ce moyen avantageux sous les triples rapports de salubrité, comme sous les buts nautiques et militaires, car l'usage des caisses en fer est non moins utile pour permettre un arrimage régulier que pour contenir, dans un espace bien plus resserré, une plus grande quantité d'eau.

L'usage du pain frais, l'eau donnée à discrétion dans toutes nos traversées et la présence de la cuisine dans le faux-pont, n'ont pas peu contribué, pendant le temps de notre campagne, à s'opposer à la naissance des maladies, surtout à l'apparition du scorbut, fléau habituel des longs voyages sur mer.

Les quinze premiers jours de traversée sont ordinairement la pierre de touche qui décèle l'antipathie que quelques individus embarqués pour la première fois, contractent contre le service des navires. Nous remarquâmes cette sorte de nostalgie sur quelques individus, et le nommé Mollard, à notre première relâche au Brésil, déserta afin de se soustraire à cette anxiété. Ces hommes sont disposés à se négliger, la propreté leur est inconnue; il faut les surveiller avec soin et les forcer à changer de linge. Il s'ensuit une grande propension à prendre la gale, la vermine, ils fuient leurs camarades, éprouvent des suffocations ou des sentimens de pesanteur à l'épigastre, et l'altération rapide de leurs traits décèle toutes les angoisses qui les déchirent.

Lorsqu'un sujet adulte met pour la première fois le pied à bord d'un navire, il lui faut une sorte d'habitude pour s'accoutumer à des usages, à un service, jusqu'alors opposés diamétralement avec ses habitudes (1). Point de distraction ou fort peu, même service journalier, mêmes heures de repas, renouvellement machinal à des époques fixes des mêmes actes. Il reporte constamment vers son pays, vers sa famille, des pensées qu'il promène sur le vague de l'Océan. C'est le moment le plus rude de la vie du nouvel embarqué. Heureux s'il a assez de courage, ou si par indifférence il oublie les liens qui attachent la plupart des hommes au sol de leurs pères, pour ne

---

(1) Plusieurs médecins de la marine ont tracé le portrait de l'homme de mer ; celui qu'en a fait M. Kéraudren, et l'esquisse vive et animée dont nous sommes redevables au docteur Forget, laissent peu à désirer pour la connaissance parfaite de ce caractère à part dans l'espèce humaine, ou pour mieux dire, de cet être amphibie, prodigue à terre, gai et joyeux au milieu des privations les plus grandes, luttant avec indifférence contre la tempête, vivant au jour le jour et sans songer au lendemain. Classe d'hommes précieuse, unissant la franchise à la rudesse, et cachant sous une écorce grossière la bravoure la plus vraie et les sentimens les plus généreux. Lisez dans Thomas l'éloge de Duguay-Trouin.

pas être sourdement miné par les atteintes profondes d'une noire mélancolie.

Le 28 août, nous mouillâmes dans la rade de Santa-Crux de Ténériffe. Comme *la Coquille* était sortie d'un port de la Méditerranée, on nous imposa une quarantaine de huit jours, quarantaine dont nous ne jugeâmes pas à propos d'attendre le terme.

Les maladies que nous eûmes à traiter dans cette traversée sont :

1. Angine tonsillaire. 1. Panaris. 3. Plaies simples. 1. Gonorrhée. 1. Chancres vénériens.

§. II.

TRAVERSÉE DE TÉNÉRIFFE AU BRÉSIL.

Du 1er septembre 1822 au 16 octobre suivant.

Le 3 septembre, le nommé Le Gallic entra au poste des malades, portant un bubon vénérien contracté à Toulon. Les traversées de mer et les vivres de bord sont peu convenables pour la guérison de ces affections dégoûtantes, de même que les régions australes dans lesquelles nous allions entrer pour doubler le cap Horn. Cet homme fut cependant guéri le 20 novembre, pendant notre séjour aux Malouines.

A mesure que nous avançâmes dans la zone intertropicale, nous fîmes baigner chaque homme de l'équipage. Nous avions, pour cet effet, deux baignoires en cuivre étamé, sur les porteaubans d'artimon. On ne saurait prescrire trop souvent cet excellent moyen hygiénique, qui entretient la propreté et la souplesse de la peau chez les matelots les plus portés à la malpropreté. Il serait utile de fournir des baignoires à chacun de nos bâtimens de guerre. Nous fîmes usage des deux nôtres durant tout le cours de la campagne, et nous n'avons eu qu'à nous louer des avantages qu'elles nous ont offerts.

Il serait important que chaque homme de l'équipage soit muni de linge nécessaire pour changer, ou que les officiers d'escouade, par leurs fréquentes inspections, missent obstacle à ce que les marins vendissent à terre leurs effets, pour se procurer des liqueurs fortes, comme cela arrive trop souvent. Les vêtemens devraient être d'étoffes appropriées aux climats où les hommes sont appelés à servir. Le gouvernement donna aux matelots de *la Coquille* des capotes en gros drap, des gilets et des caleçons de flanelle, et des chemises de laine. Ces objets ont surtout été utiles en doublant le cap Horn, ou au sud de la Nouvelle-Hollande.

L'humidité, jointe à la chaleur, qui résulte des grains fréquens des tropiques, sont singulièrement incommodes, et pour l'ordinaire, surtout dans les mers des Moluques et sous la ligne, à leur suite, se développent à bord des maladies.

Nous avons pu nous convaincre des avantages réels qui résultaient de la présence de la cuisine dans l'entre-pont. Le feu, cet énergique ventilateur, sèche l'intérieur du navire, imprégné de miasmes par la respiration de l'équipage, par la masse d'eau qui provient de leurs effets humectés; il renouvelle et décompose l'air en lui ajoutant sans cesse de nouvel oxigène; en un mot, il dispense grandement du parfum avec le manganèse.

Vancouver et Cook ont préconisé le feu, comme l'agent purificateur par excellence, à bord des navires, et dans les lieux où stagnent des gaz méphitiques. M. Kéraudren (Médecine nautique) s'exprime ainsi : « On pourrait tirer un parti très avantageux de la cuisine pour la salubrité des vaisseaux : elle doit, en effet, favoriser la circulation et le renouvellement de l'air, dissiper l'humidité et entretenir la sécheresse dans le navire. »

Lind regarde les pluies des tropiques comme très nuisibles à la santé, et il rapporte les précautions que prennent, à cet effet, les hommes qui habitent les contrées qui y sont soumises. Il place le feu au premier rang des moyens prophylactiques. Il dit formellement : « Le feu doit s'allumer aux entre-ponts à bord des vaisseaux »; et il cite comme preuve l'installation de l'Edgard, qui perdit un grand nombre d'hommes durant son voyage, tandis qu'un autre navire, naviguant de conserve, n'en perdit pas un. « D'où vient cette disproportion, dit Lind ? « On ne peut l'attribuer qu'à ce que la cuisine était construite,

« dans ce dernier, au niveau de l'entre-pont, où couchait l'équi-
« page. Tous les matins, lorsqu'on faisait du feu, et particu-
« lièrement quand il régnait un peu de vent, la fumée s'insinuait
« de tous les côtés. »

Nous ne pouvons que reconnaître la justesse de ces observations, une expérience longue et heureuse nous ayant mis à
même de constater l'efficacité de cet agent naturel et universel,
le feu.

Dans les quarante-cinq jours de traversée, de Ténériffe à
Santa-Catharina du Brésil, nous eûmes à traiter un grand
nombre de légères affections. Les plus remarquables sont une
otite et deux angines des tonsilles; une fièvre inflammatoire avec
catarrhe pulmonaire; un catarrhe; une urtication très vive,
occasionnée par les tentacules de la physale, ou galère, et qui
disparut par des lotions d'eau blanche, etc., etc.

3. Affection catarrhale avec fièvre. 1. Bubon. 1. Chancre
vénérien. 4. Luxation et contusions. 3. Otites et angines. 2. Catarrhe pulmonaire. 1. Ténesme avec douleurs ostéocopes.
6. Plaies simples. 1. Furoncle. 1. Anorexie. 1. Douleurs rhumatismales aiguës. 1. Urtication par la physale.

§. III.

SÉJOUR AU BRÉSIL.

Du 16 octobre 1822 au 30 du même mois.

L'île de Sainte-Catherine, située par 27° de lat. Sud, n'est
séparée de la terre ferme du Brésil que par un bras de mer,
formant un havre spacieux. Les côtes sont fortement ravinées,
et des collines élevées, ou des chaînes de montagnes, en bornent le pourtour, et d'immenses marécages en occupent plusieurs points. Une riche verdure, produite par d'épaisses fourrées, s'étend à l'horizon, comme un vaste tapis, bien que
l'ossuaire des montagnes ne soit recouvert que d'une faible
épaisseur de terre végétale. Le granite compose entièrement
la croûte minérale de l'île de Sainte-Catherine et du continent
voisin : parfois il est sillonné par de larges veines de quartz,

mais ce n'est guères que sur les rocs du rivage, que frappent
et usent les vagues, qu'on peut distinguer la nature des roches.
Partout ailleurs leur surface est voilée par une masse de végétaux ; et c'est ainsi que les revêtent des orchidées de toutes les
formes, des pothos, des bromeliées et des cactus.

Le sol de ce point du Brésil est entièrement primitif ; et
partout où il est possible d'en examiner l'ossuaire, domine
uniquement un beau granite ordinaire, parfois hérissé sur sa
surface de cristaux de quartz. Le carbonate de chaux paraît
manquer complétement, et les habitans le retirent pour leur
usage de la calcination des coquilles marines.

Le Brésil est depuis long-temps célèbre par la profusion des
végétaux splendides qui couvrent son sol. La richesse des fleurs
ou des fruits, leurs teintes diverses et variées, le large feuillage
de quelques plantes, opposé aux folioles légères et découpées
de quelques autres, des arbres gigantesques, des cierges épineux, des lianes suspendues en longues arcades de verdure,
forment l'ensemble le plus imposant et le plus pittoresque que
puisse offrir la nature dans son luxe sauvage. Les vieux arbres,
malgré la vigueur de leur croissance, sont peuplés de plantes
parasites : des touffes de bromeliées, à longues feuilles acérées,
se placent sur les rameaux. Le *tillandsia*, barbe espagnole,
pend jusqu'à terre par flocons blancs et effilés ; et des bolets,
de couleur de cinabre, cachent sous leur rouge fulgide les
troncs et les bois morts en décomposition. Le chou caraïbe,
le cotonnier, la canne à sucre, le caféyer, le citronnier, forment des massifs délicieux, sur lesquels s'élèvent les colonnes
roides du papayer et du coquero (*Romanzoffia*, Cham.).

Les forêts épaisses qui couvrent l'île de Sainte-Catherine et
la côte du continent qui l'avoisine, rendent ce point du sol
américain d'autant plus malsain, qu'on y observe de vastes
marécages, des lieux bas et engorgés, et qu'il y règne d'épais
brouillards que de fortes chaleurs dissolvent ou forcent à retomber en pluie. Cette humidité et cette chaleur rendent l'air
très malsain, surtout dans la saison dite hivernale, et les Européens ont surtout à redouter, à cette époque, un usage trop
facile des fruits horaires qui y sont en abondance. C'est alors
que sévissent le *choléra-morbus* et la dysenterie.

Des brouillards épais s'élèvent souvent du sommet des montagnes ou semblent fixés sur leurs flancs. Ils sont regardés comme donnant lieu à des ophthalmies intenses par les habitans. Il se dégage des miasmes délétères des marais de *Punta-Grossa*; et, ayant été consulté par quelques habitans, nous observâmes qu'un assez grand nombre d'hommes, ou de femmes, étaient atteints de fièvres intermittentes, d'obstructions des viscères abdominaux, d'hydropisies, et autres affections chroniques. Les malades ont rarement recours à la médecine : ils n'ont point parmi eux d'hommes de l'art; aussi trouvâmes-nous, dans une cabane où le hasard conduisit nos pas, une jeune femme, nouvellement accouchée, en proie à une métrite très vive, attendre du temps, sur son lit de douleur, un terme à ses souffrances. Quelques hommes présentaient des croûtes squameuses de nature lépreuse, d'où suintait, sous chaque écaille, un liquide purulent et fétide. Ils ne soignaient en aucune manière cette fâcheuse infirmité et n'inspiraient aucun dégoût à leurs compagnons. Le grand nombre d'enfans qu'on trouve dans chaque cabane, prouve la fécondité des femmes, et semble attester que la petite vérole n'y exerce point ses ravages. Les habitans emploient des décoctions de camomille et de tanaisie contre la fièvre, et des sachets de poudre à canon, appliqués sur la gorge, dans les angines.

Nous eûmes à bord, savoir :

1. Otite et fièvre inflammatoire. 2. Point pleurétique et fièvre. 1. Fièvre éphémère. 1. Luxation du poignet. 6. Plaies légères. 2. Angines et coryzas. 1. Piqûre par les épines d'un pimélode. 1. Gale.

§. IV.

TRAVERSÉE DU BRÉSIL AUX ÎLES MALOUINES.

Du 30 octobre 1822 au 18 novembre suivant.

Cette traversée n'eut rien de remarquable, si ce n'est la sensibilité au froid des hautes latitudes, que chacun ressentit plus vivement. Des affections catarrhales se développèrent. Le

nommé Barré, matelot, fut atteint d'une otite, accompagnée de
fièvre inflammatoire très vive, qui ne céda qu'aux applications
réitérées de sangsues.

5. Fièvres catarrhales et coryzas. 1. Otite avec fièvre inflammatoire. 3. Furoncles. 1. Dartre. 1. Ulcère atonique.

§. V.

SÉJOUR AUX ÎLES MALOUINES.

Du 18 novembre 1822 au 18 décembre suivant.

Les îles Malouines, tour à tour nommées îles de la Vierge
d'Hawkins, Falkland ou de la Soledad, se trouvent être placées,
non loin de la terre des États, et à 140 lieues du cap Horn,
entre les 52 à 53 degrés de lat. S. Leur étendue est assez considérable, et n'a pas moins de 40 lieues de longueur. Leur surface, formée de montagnes peu élevées, de collines onduleuses,
ou de plaines immenses, est entièrement rase, et nul arbrisseau, dans celle de la Soledad du moins, ne vient en récréer la
vue, ou en détruire la triste monotonie. Partout règne une
effrayante solitude. L'homme a déserté ces bords, ou ne s'y
présente que passagèrement. Aussi quelques espèces d'animaux,
paisibles possesseurs de ces îles australes, ont-elles accru en
paix, et pendant une longue suite d'années, leurs nombreuses
tribus. Les bestiaux portés par les Européens, redevenus sauvages, des oiseaux innombrables, des rivières poissonneuses,
en font une excellente relâche pour les navigateurs; et l'intérêt
est encore accru, lorsqu'on se rappelle les efforts généreux,
mais non couronnés de succès, qui essayèrent un instant de
porter sur ces terres l'industrie de l'homme.

La température habituelle de ces îles doit naturellement être
variable. Bougainville assure, cependant, que ceux qui y passèrent plusieurs années n'eurent point occasion d'y remarquer
de changemens brusques, et que l'hiver différait peu de l'été.
Lorsque nous y arrivâmes, à la fin du printemps et au commencement de la saison estivale (novembre et décembre), le froid
était assez vif le matin et le soir, et il gelait même sur le mont

Châtellux. Pendant un séjour d'un mois entier, nous avons pu voir ce qu'on appelle belle saison aux Malouines, et nous eûmes des jours assez chauds, lorsqu'on était à terre, protégés du vent par quelque colline; mais aucun d'eux ne s'écoula sans que des nuages sombres ne voilassent le ciel pendant plusieurs heures, ou ne fussent marqués par de grands vents, de la pluie, ou même parfois de la grêle. C'est avec une extrême rapidité que ces grains se forment et se dissipent; mais souvent on en comptait une dizaine, occupant divers points de l'horizon; et tel endroit de la baie était éclairé par le soleil, tandis qu'à dix pas la pluie tombait par torrens. Nous n'avons jamais vu, sur les bords de la baie de la Soledad, un jour pur et complétement serein.

Le relief du pays n'est pas moins remarquable. Les côtes de cette île (*la Soledad*) sont, pour la plupart, basses et bordées de rochers; des baies ou havres spacieux en morcellent le contour. Des prairies immenses, tourbeuses, couvertes d'herbes, sont interrompues par des collines et par des montagnes, dont la chaîne court de l'Est à l'Ouest. Leur pente est peu rapide; leur croupe est arrondie; leurs sommets sont couronnés de roches, parfois à nu sur leurs flancs. Dans ces montagnes naissent des sources d'une eau très limpide, très bonne, lorsqu'elle coule sur des galets, mais qui prend une amertume prononcée lorsqu'elle court dans des lits creusés dans la tourbe. Ces sources alimentent diverses rivières, qui vont, après un cours de peu d'étendue, se répandre dans la baie. Quelques unes s'égarent et vont se perdre dans des prairies basses, où elles forment des mares ou des étangs; et il n'est pas rare de rencontrer sur les côtes des terrains crevassés, d'où suintent sans cesse des filets d'eau douce qui s'échappent de ces réservoirs, même à d'assez grandes distances. Enfin, quelques unes de ces mares, placées près des rivages et communiquant avec la mer, conservent des eaux saumâtres. Mais le nombre des petits ruisseaux que nous indiquons est si grand, et les prairies si humides, que le plus souvent leur surface entière ne se compose que de flaques d'eaux, revêtues et cachées sous les plantes graminées et autres qui s'y pressent.

Lors de notre séjour, nous nous trouvions au commencement

de l'été (novembre, décembre), les froids étaient vifs, surtout le soir et le matin, les journées pluvieuses, le ciel couvert et sombre, les brises soufflaient avec force. Nous eûmes quelques jours éclairés par un beau soleil : alors la chaleur était intense dans les lieux abrités du vent.

Les rives du Port-Louis, celles des divers points de la baie, surtout les bords de l'île aux loups-marins, sont composés d'une vase tourbeuse à laquelle s'adjoignent, en décomposition, des myriades de mollusques et les frondes immenses du *fucus pyriferus* et autres *ulvacées*. Lorsque la mer baisse, il s'en exhale une odeur fétide, et quoique la température soit ordinairement basse, le soleil a assez d'intensité vers le milieu du jour pour donner à ces exhalaisons des propriétés nuisibles. Les affections inflammatoires devaient être communes parmi les habitans, surtout celles des organes pulmonaires. Nous laissâmes les Malouines sans avoir de maladies à bord autres que des coryzas ou des catarrhes, résultat ordinaire des changemens de température brusques et subits.

Nous avons complétement senti ici la privation d'un infirmier effectif. Celui qui en remplissait les fonctions, dans un navire comme le nôtre, était un novice matelot, chaloupier, de sorte qu'à chaque instant il suivait la destination de cette embarcation et n'était jamais à bord lorsque le service de santé le réclamait ; le premier venu, ensuite, n'est pas propre à remplir ce service qui demande du soin et des attentions que ne sont pas aptes à donner tous les matelots, grossiers de leur nature ; et portant le plus grand dédain à ceux d'entre eux qui se chargent des fonctions d'infirmier. Il en résulte, le plus souvent, que les tisanes sont mal faites, que tous les soins de complaisance envers les malades sont négligés et qu'on ne peut sévir contre ces hommes, qui disent aussitôt : *ce n'est point mon métier, renvoyez-moi sur le pont.*

Nous sommes si pénétrés des désavantages qu'impose le manque d'un infirmier entendu, pendant trois années de voyages, que nous ne voudrions pas entreprendre une longue campagne, sans en posséder un dont l'habileté nous fût connue, au moins par le rapport des navires où il aurait servi. Cette privation est moins sentie sans doute à bord des bâtimens

qui font des campagnes ordinaires ; mais dans des voyages autour du monde, lorsque les officiers de santé sont chargés de
travaux accessoires tels que les recherches d'histoire naturelle, il leur faut se résoudre à ne pas avoir un instant de repos s'ils veulent honorablement répondre aux exigences de leur
conscience et de leur mandat.

3. Coryzas. 1. Gastrite. 1. Furoncles. 3. Plaies simples.
1. Luxation tibio-tarsienne. 1. Douleurs rhumatismales.
1. Brûlure par eau bouillante sur la face.

§. VI.

TRAVERSÉE DES MALOUINES AU CHILI.

Du 18 décembre 1822 au 20 janvier 1823.

Nous apparcillâmes de la baie de la Soledad, le 18 décembre, après un mois de séjour. Le 1er janvier 1823, nous doublâmes le cap de Horn par 57° 51′ de lat. S. Dans cette traversée,
nous eûmes des gros temps, une mer très houleuse, deux coups
de vent, de la pluie et des brouillards en abondance.

Le 7 au soir, pendant qu'on serrait la grande voile, la mer
étant grosse, le nommé Auger, matelot calfat, placé à l'empoin-
ture de la voile, fut précipité de cette grande hauteur sur la
drôme. Apporté sans connaissance au poste, le sang jaillissait
abondamment par le conduit auditif ; nous acquîmes la certitude que nulle fracture n'existait. Une forte saignée repétée le
lendemain, enraya les accidens inflammatoires, fit disparaître
quelques traces de somnolence qu'offrait le malade. De larges
contusions se manifestèrent sur la région temporale droite, sur
le genou et sur les lombes du même côté. Six jours après cet
accident, cet homme pouvait se promener sur le pont, et le 31,
il était complétement rétabli.

Le nommé Valentin, contre-maître, homme athlétique, fut
atteint d'accès d'hémicranie, accompagnés de spasmes violens ;
ces accès revinrent chez ce marin presque mensuellement, et
les anti-spasmodiques les plus actifs, employés sous toutes sortes
de formes, ne lui procurèrent que peu de soulagement. Cette

affection parcourait toutes ses périodes dans l'espace de six à huit jours.

Le nommé Delbreit, quartier-maître, renversé du chouc dans la grande hune, pendant qu'on prenait des ris dans le grand hunier, eut une forte contusion à l'articulation huméro-cubitale, qui n'exigea que des fomentations avec l'alcool camphré.

Le 20 janvier, nous laissâmes tomber l'ancre dans la baie de Talcaguaho, à deux lieues de la *Motcha* ou Conception au Chili.

2. Angines avec fièvre. 1. Hémicranie avec spasmes nerveux. 1. Panaris. 1. Chute de la grande vergue sur le pont. 1. Furoncles. 3. Plaies simples. 2. Contusions. 1. Rhagades. 1. Diarrhée. 1. Echymose à l'œil, suite d'un coup.

§. VII.

SÉJOUR A LA CONCEPTION (CHILI).

Du 20 janvier 1823 au 13 février suivant.

La baie de Talcaguaho, vaste et profonde, est située par 36° 42′ 00″ de lat. S., et 75° 30′ 41″ long. O., dans la province de la Conception; elle a douze milles de longueur sur neuf de largeur. La bourgade de Talcaguaho, qui lui donne son nom, est bâtie sur ses bords, et la ville de la Motcha, capitale de la province, n'en est éloignée que de deux lieues. Les ruines de l'ancienne Penco sont éparses sur les confins d'une plaine basse et marécageuse; et de l'autre côté, un havre profond, nommé *port Saint-Vincent*, s'avance dans les terres pour former, avec le fond de la baie de la Conception, une longue presqu'île de toute la côte occidentale.

La bourgade de Talcaguaho est assise sur le versant d'un terrain assez élevé, qui finit à un morne, nommé *cap de l'Estero*, au pied duquel s'ouvre le *Rio del Estero*. De ce point jusqu'à Penco, et dans une distance de neuf milles, la surface du terrain est très basse, et a été indubitablement submergée il n'y a pas encore long-temps, et ne formait qu'un seul canal avec le port Saint-Vincent. Tout indique en effet que la presqu'île de Talcaguaho était naguère une île séparée de la terre ferme par un bras de mer étroit, large de deux milles au plus. L'isthme à demi desséché, qui existe aujourd'hui, présente encore, dans une partie de son étendue, de profonds marais, où croissent des cypéracées, des roseaux, des sagittaires, des carex, et la gratiole du Chili; tandis que les autres endroits sont revêtus de salicornes, de soudes, d'éphédra, de chenopodiées, d'un mesembryanthemum, plantes maritimes, qui se plaisent plus particulièrement sous l'influence d'une atmosphère toute marine.

La température du Chili est généralement douce et très modérée; elle a une grande analogie avec celle de la France, et pendant les vingt-quatre jours que nous y passâmes, nous jouîmes d'un temps superbe. La baie de la Conception est située par 36° de lat. australe et se trouve placée sous l'influence bénigne d'un climat très salubre. La province de même nom n'offre aucune maladie endémique particulière, on n'y observe que ces nombreuses affections, qui, partout, semblent être le partage exclusif de l'homme civilisé.

Plusieurs habitans nous consultèrent pour quelques cas de dysenteries chroniques, d'entéro-gastrites, d'hydropisies, etc.

Dans le voyage de La Pérouse, ce célèbre et malheureux navigateur a dit, « que bien qu'on laissât descendre à terre les marins de ses équipages, le chirurgien-major ne l'instruisit point que cette facilité ait eu des inconvéniens pour la santé des hommes ». Nous fûmes moins heureux, car à peine nous eûmes levé l'ancre que dix de nos matelots vinrent déclarer des gonorrhées, des chancres, des bubons, signes trop évidens de l'existence de la syphilis à Talcaguaho.

La matière médicale des indigènes se compose des plantes du pays, auxquelles les habitans ont recours. Ainsi, ils emploient, pour combattre l'intermittence de certaines fièvres, l'infusion du *cachalouai*, herbe très commune, qui appartient au genre *gentiana* (*chironia chilensis*, Fl. per.), dont la saveur est d'une amertume prononcée et durable, et qui pourrait être employée avec un grand succès en Europe comme un fébrifuge précieux. On accorde des propriétés toniques et stimulantes au *coulen*, qui est une *psoralée* frutescente avec laquelle la belliqueuse tribu des Araucanos fabrique une boisson enivrante. Une espèce de petite carline bleue, fort jolie, nommée *sempreviva* (*trixis spinosa*), est employée comme purgative; quelques verrées de son decoctum suffisent pour produire des déjections alvines : ils s'en servent aussi dans l'hématurie. La tisane de *yanco* est utile, comme stomachique, dans les gastralgies. C'est une espèce de lin à fleurs jaunes, qui nous paraît devoir être rapporté au *linum aquilinum* de Molina. La menthe, qui croît partout, est employée contre la *melancolia*, suivant la propre expression des habitans. La rue, *ronda*, est appliquée en épithème sur l'ombilic ou sur la plante des pieds pour rappeler les menstrues supprimées. La racine du tupa (*lobelia tupa*), dont le suc est si éminemment âcre et vénéneux, est usitée pour les odontalgies, appliquée dans l'endroit carié de la dent, en même temps que pour frelater les vins du pays. En brisant des tiges de *tupa*, nous portâmes par mégarde les mains sur nos yeux, il en résulta une ophthalmie très intense. Les habitans pauvres aiment à s'enivrer avec une boisson fabriquée avec le maïs et qu'ils nomment *chica*; ils en composent une encore plus excitante avec les grains de *schinus molle*. Le *cestrum parqui*, très fétide, est employé en lotions contre la teigne. On mange les tiges charnues du *panké*, tandis que les racines bouillies avec l'écorce de l'*aristotelia* donnent une excellente teinture noire.

La botanique, riche et variée au Chili, ne fournit point cependant un grand nombre de végétaux spontanés alimentaires autres que la *frutilla* (*fragaria*), l'avellane (*gevuina avellana*, Mol.), la liane (*lardizabala*), les racines de l'*Alstræmère* ou lis des Incas, et le *maqui*, dont les petites baies donnent un vin noir, doux et sucré, très susceptible de fermenter (*Aristotelia maqui*).

§. VIII.

TRAVERSÉE DU CHILI A LIMA (PÉROU).

Du 13 février 1823 au 25 dudit.

Cette traversée a été de douze jours, pendant lesquels nous avons eu constamment un temps superbe.

Nous avions à traiter cinq gonorrhées, un homme atteint de chancres et rhagades autour de l'anus. Le quartier-maître Delbreit eut une fièvre muqueuse qui dura onze jours. Un de nos gabiers d'artimon reçut à terre, et à la suite de disputes dans un mauvais lieu, un coup de sabre à la cuisse. Deux domestiques y contractèrent la gale. En résumé, toutes ces affections ne méritent aucune mention particulière.

5. Gonorrhées. 1. Rhagades, chancres. 1. Dartres au périné. 2. Gale. 2. Contusions. 2. Panaris. 1. Furoncles. 1. Coup de sabre à la cuisse. 2. Fièvres muqueuses.

§. IX.

SÉJOUR A LIMA.

Du 26 février 1823 au 4 mars suivant.

Callao, port de Lima, dont il n'est distant que de deux lieues, est situé par 12° 3′ 20″ de latitude S.; et sa baie, rendez-vous général des navires de toutes les nations, qu'attire l'or du Pérou, est vaste, et en partie fermée à son entrée par une île stérile et déserte nommée Saint-Laurent. Son fond est très bon pour l'ancrage, et composé d'une vase molle, colorée en vert-olive très foncé. De la rade, l'aspect du pays est d'une nudité repoussante, et la plaine immense qui s'étend de Callao jusqu'au-delà de Lima, aux montagnes nues et pelées qui forment une ceinture à cette ville, ne présente qu'une verdure rare, comme brûlée. Cette plaine est unie et peu élevée au-dessus du niveau de la mer. Son littoral, à une distance assez grande, est

2

formé en entier par des tas de galets considérables, qui ont dû
y être portés par les submersions fréquentes que produisent les
tremblemens de terre, dont les habitans conservent de cruels
souvenirs. Ces galets sont parfaitement arrondis, et assez communément de nature granitique ou quartzeuse; ils doivent sans
doute leur naissance aux lests des navires mouillés sur la rade
ou peut-être aux éboulemens des petits caps de Callao au Sud
ou de Boca-negro au Nord.

De nombreux ruisseaux et des flaques d'eaux sillonnent les
alentours de Callao : une herbe épaisse y forme des tapis verdoyans ; mais toutefois de larges surfaces sont recouvertes
d'efflorescences salines, et s'étendent jusqu'à plus d'un mille
dans l'intérieur. Les eaux de la mer, en couvrant fréquemment
le sol, l'ont imprégné de l'hydrochlorate de soude qu'elles contiennent. Quelques parties de cette plaine sont livrées à la culture, et les propriétés sont encloses par des murs en terre très
solides, nommés *tapias*. La nature de ce sol est une marne
productive. Les montagnes de Lima sont complétement dénudées, si on en excepte quelques chétives plantes charnues,
telles qu'un solanum et un cactus, les seules qui subsistassent
à l'époque de notre séjour. Leur base est formée par des roches
granitiques, leur sommet est schisteux, et le schiste est très
souvent chargé de particules ferrugineuses. Ces montagnes
présentent quelques traces d'un sol arénacé, dû entièrement à
l'effritement du granite. Au-delà de cette petite chaîne qui entoure Lima, commencent les *sierra* du Pérou intérieur.

L'île Saint-Laurent, placée à l'entrée de la baie, est complétement nue, et est en entier formée par une roche de phtanite
gris : son aspect est celui d'un îlot d'un rouge foncé, et chaque
fragment de roche à sa surface se sépare par feuillets minces,
et souvent, comme les pyrites, ces fragmens tombent en déli-
quescence. Cette île présente à son extrémité méridionale des
crevasses, et des aiguilles affectant diverses formes. Les rochers
qui s'élèvent au-dessus de la mer sur toutes les côtes du Pérou
sont recouverts d'une couche très épaisse de matière blanche,
nommée *guana*, attribuée à la fiente des oiseaux maritimes,
qui, depuis des siècles, s'y reproduisent en paix; c'est l'engrais
le plus usité dans tout le Pérou.

Plus célèbre par ses mines que par ses productions agriculturielles, le Pérou est loin de rivaliser sous ce rapport avec le Chili, riche en métaux précieux, mais riche surtout en substances nourricières, bien que son sol soit très mal cultivé. La majeure partie des approvisionnemens de la province de Lima est fournie par les ports de Valparaiso, de Coquimbò et de la Conception, et la plupart des cargaisons expédiées sur les navires français consistent en farine et en vin : tout ce qui est nécessaire à la vie y acquiert par conséquent une valeur hors de toute proportion.

La température de Lima était très chaude en février et mars, époque de notre relâche. Les vents régnans soufflaient du sud, variaient au sud-sud-est, au sud-est, et ne restaient que peu d'instans au nord. Pendant le jour, les calmes étaient fréquens, et ce n'est même que vers onze heures du matin, qu'une légère brise venait agiter l'atmosphère. Une brume constante et épaisse apparaissait vers cinq ou six heures de la matinée, et ne se dissipait que vers neuf ou dix heures. Le soleil alors prenait une grande force. Vers quatre heures du soir, la brume tombait de nouveau sous forme de pluie très fine, et persistait ainsi jusqu'aux approches de la nuit. Ces brouillards périodiques et diurnes sont nommés *garua* : seuls ils entretiennent la vie végétative sous un ciel où il ne pleut jamais. Les nuits sont remarquables par leur douceur et leur sérénité. Dans le jour, vers deux heures, la chaleur était très forte, et le thermomètre centigrade, au soleil, s'élevait jusqu'à 45 degrés : son maximum d'élévation, à l'ombre, paraissait fixé entre 24 et 25 degrés, et la température de l'eau dans la rade était, terme moyen, de 21 degrés. L'hygromètre indiqua toujours une saturation complète. Les grandes perturbations de la nature qui agitent le Pérou sont les tremblemens de terre, qui se répètent presque chaque année, et qui souvent renversent de fond en comble des cités entières, et font franchir à la mer les obstacles qui en resserraient les limites naturelles. Callao, en 1747, fut ainsi abîmé, et depuis cette époque ces phénomènes se sont souvent reproduits. Suivant dom Hippolyte Unanue, les volcans qui sont la source de ces commotions souterraines appartiennent au second groupe des monts ignivomes du Pérou, à la chaîne volcanique de *Hyaynaputina* ou *Quinistacas*, dans la Cordillière des Andes proprement dite.

Les principales productions des environs de Lima sont les patates douces, les papas, ou pommes de terre, les pastèques, les melons, les arachis, les pepinos. Aux arbres à fruit importés d'Europe, se joignent ceux des tropiques ; et, près des pruniers, des jujubiers, des pêchers, des figuiers, des pommiers, des oliviers, de la vigne, viennent se placer les orangers, les citrons doux, les goyaves, les avocatiers, les passiflores édules, les ananas. Le dattier est naturalisé à Bella-Vista. Les bananiers, les cannes à sucre, les cocotiers sont plantés en plusieurs endroits. Mais parmi les productions estimées dans le pays, sont : la pulpe du *mimosa inga*, nommé *pois doux;* la pulpe aigrelette du tamarinier, et le fruit très gros et d'un rouge vif, nommé *tuna*, que porte une raquette, ou figuier de Barbarie. Le coca, qui fournit une substance très employée comme un masticatoire agréable, est cultivé soigneusement, ainsi que le maïs, le blé et la salsepareille.

L'aspect de la végétation de la côte est triste et ne permet point d'espérer des récoltes intéressantes, et ce n'est sans doute qu'après avoir dépassé la ville de Lima, que se montre plus riche ou plus variée la Flore péruvienne. Aucun arbre, aucun arbrisseau vigoureux n'ombragent les alentours de Callao, et les endroits humides de la plaine, en effet, présentent seulement, et çà et là, des haies formées par un petit arbuste de la famille des synanthérées, à feuillage blanchâtre, et qui croît le pied dans l'eau. Les fossés ou les mares sont revêtus de sagittaires, de samoles, de calcéolaires, et notamment d'une petite utriculaire à peine haute d'un pouce, et surtout de *pistia stratiotes*. Les lieux un peu secs nous ont offert plusieurs plantes qui s'y sont probablement naturalisées, telles que la luzerne cultivée, la verveine officinale, le *datura stramonium*. Non loin de *Belle-Vue* commencent des espèces de petits taillis composés de broussailles : là croissent quelques végétaux plus intéressans : deux espèces de sensitives, des héliotropes, un *cestrum*, des *solanum*, et surtout une graminée, nommée *carapallos* dans le pays, dont les feuilles distiques, âpres et consistantes, sont disposées d'une manière flabelliforme. Les bords de plusieurs champs sont ornés d'ipomées à grandes cloches bleues, de capucines, que les créoles nomment *mortues*, de ricins palma-christi. Les bords des eaux, frais et herbeux, sont garnis de balisiers, de passiflores à très petites fleurs vertes, de fougères, d'une nicotiane. Le floribundio (*datura arborea*) et le plumiera à fleurs rouges sont les arbustes d'or‑nement que les Péruviens paraissent affectionner le plus. Les côtes méridionales sont garnies de prairies flottantes de macro‑cystes pyrifères ; celles de Callao ne nous ont présenté que le *macrocystis pomifera*, remarquable par ses frondes entières, non dentées, et par ses formes grêles.

Un relâche de cinq jours ne nous a pas permis de réunir de nombreuses notes sur cette contrée célèbre, qui fournit à la médecine les médicamens les plus héroïques et les plus avanta‑geux. La guerre ensanglantait encore ce sol que les fils du soleil habitaient au milieu d'une immense et douce population que l'avarice et la férocité ont fait disparaître. Cette terre des massacres n'est habitée aujourd'hui que par une population avilie, adonnée à tous les excès de la corruption la plus profonde.

Plusieurs hommes vinrent encore nous donner des preuves des funestes suites de leurs fréquentations avec les femmes du Chili. Les nommés Mentelle et Legallic furent atteints de bubons vénériens qui persistèrent près de trois mois, et quatre autres matelots eurent des gonorrhées. Les autres affections furent légères : le novice Monneron eut une diarrhée qui dégénéra par suite en dysenterie, à la suite d'abus nombreux dans le régime.

2. Bubons vénériens. 1. Chancres vénériens. 4. Gonorrhées. 2. Gale. 1. Ulcères. 1. Plaie. 2. Furoncles. 1. Diarrhée.

§ X.

SÉJOUR A PAYTA (CÔTES DU PÉROU).

Du 10 mars 1823 au 22 dudit.

Payta, dont les environs ont un caractère d'étrangeté si prononcé et si opposé à tout ce que nous connaissons des diverses régions de l'Amérique du Sud, est une bourgade misérable placée à l'extrémité boréale du Pérou, par 5° 6′ 4″ de
latitude sud et par 83° 32′ 28″ de longitude occidentale.
Ce point de la côte n'a qu'une faible importance militaire,
et serait inconnu sans les ravages qu'y porta, en 1741, l'amiral Anson, et que Jean-Jacques Rousseau a rappelés dans son
roman le plus célèbre. C'est toutefois de Payta que Mendaña
et Ferdinand de Quiros partirent, en 1595, pour leur second
voyage de découvertes dans la mer du Sud. La baie de Payta
ne mérite point le nom de havre ou de port. C'est une sorte
de petit golfe, nullement abrité au large depuis le N.-N.-O. jusqu'au N.-N.-E. Mais les vents régnans souflant du Sud et toujours modérément, il en résulte un mouillage sûr, dont le fond
est composé d'une vase olive tenace: quelques navires baleiniers
ou contrebandiers sont les seuls qui viennent ancrer sur un point
où on ne trouve que peu de ressources. La bourgade de Payta,
composée en grande partie de cabanes en terre, occupe un
profond ravin sur le bord de la mer dans le S.-S.-O. de la
baie : elle est dominée de toute part par un immense plateau
régulier, qui s'affaisse un peu, dans sa partie nord, vers le
village de Colan.

L'aspect du terrain est affreux : c'est tout-à-fait celui des sables
arides des côtes d'Afrique : encore des palmiers au moins s'élé-
vent pour y former quelques bouquets de verdure ; tandis qu'aux
alentours de Payta l'œil ne découvre qu'une vaste plaine brûlée,
où apparaissent rarement sur les sables quelques herbes dessé-
chées, ou, vers Colan seulement, quelques mimeuses tordues
et rabougries. A l'horizon, au sud, se dessine une chaîne de
petites montagnes, complétement nues, et au pied de laquelle
on se dirige pour se frayer une route jusqu'à Piura, ville dis-

tante de Payta de quatorze lieues, dont l'intervalle est en entier occupé par les sables dont nous aurons à parler par la
suite. Payta enfin n'a ni végétaux ni eau douce, et c'est principalement de Colan, peuplé de descendans des anciens Péruviens, qu'ils retirent ces deux objets de première nécessité. Ce
village de Colan ne se compose que de cabanes bâties en
terre ou en bambous, à environ deux lieues de Payta au nord,
et non loin de la mer. Une petite rivière, le *Rio del Chira*,
qui prend sa source dans les montagnes de Guanguabanba, va
se perdre dans des marécages qui rendent cet endroit malsain;
car les Indiens eux-mêmes sont fréquemment atteints par les
fièvres pernicieuses que leurs effluves font éclore. L'eau de la
rivière de Colan est donc la seule qui serve à une grande
distance pour la boisson des Péruviens : elle est renfermée dans
de larges calebasses, et portée sur de petits ânes à Payta et
aux alentours. Mais cette eau contient beaucoup de sels terreux en dissolution, et elle ne contribue pas peu à l'insalubrité
qui règne sur ce point de la côte, bien que beaucoup d'habitans se servent, pour la filtrer, de vases poreux, d'un grès qui
se laisse traverser aisément. On nous assura que le lit, peu profond et étroit à l'embouchure de cette petite rivière, était habité
par des caïmans, dont l'espèce est probablement différente de
celle qu'on connaît dans les rivières de la Guyane et du Brésil.

La température de la baie de Payta pendant notre séjour
(du 10 au 22 mars 1823) fut constamment chaude. Les vents
régnans débutaient dans la matinée par des calmes, ou quelquefois par de légères brises inégales de la partie du S.-S.-E. ou
de l'E.-S.-E. Vers midi, le vent prenait de la consistance, et
rafraîchissait alors l'atmosphère embrasée. Pour l'ordinaire,
chaque soir vers six heures, l'air cessait d'être agité, et le calme
le plus parfait accompagnait la disparition du soleil. La mer
sur la rade était unie : à peine la moindre ride en ondulait la
surface, et un seul jour (le 14) elle devint clapoteuse : très
souvent, le phénomène qui s'était présenté devant Callao de
ses eaux teintes en rouge s'offrit à notre vue, et pendant la nuit
elle scintillait par la phosphorescence la plus vive. Le ciel était
remarquable par sa sérénité, quoique sa voûte d'azur, émaillée
d'étoiles, fût toutes les nuits obscurcie par des nuages gris et

détachés, qui s'opposaient aux observations astronomiques.
La pluie tombe rarement sur la côte ; mais lorsqu'il y pleut,
ce sont des averses subites et abondantes, qui sillonnent le terrain par de profondes ravines. Les tremblemens de terre se
reproduisent avec une constance qui atteste dans tout le Pérou
le nombre des crevasses souterraines où leur cause productrice
s'agite et fait effort. Nos observations physiques furent assez
uniformément fixées à 28 pouces pour le baromètre, de 26 à
28 degrés centigrades pour le thermomètre à midi : la chaleur
répandue dans l'atmosphère le maintenait encore à 23-25 à
minuit ; tandis qu'exposé au soleil, à trois heures du soir, le
mercure atteignait 48 degrés centigrades. La température de
l'eau de la rade fut assez uniformément de 20 à 23 degrés à
midi, et de 18 à 21 degrés à minuit. Tel est l'ensemble de
la climature d'un pays que nous devons étudier maintenant
sous le rapport de certaines modifications hygiéniques.

D'abord nous dirons que, envisagé sous le rapport géolo-
gique, Payta est un des points les plus curieux du Pérou. Ce
village se trouve occuper la lisière d'un vaste lambeau de sol
tertiaire, qui s'étend jusqu'à Piura, ville de l'intérieur, distante
de la côte d'environ 14 lieues. Les nombreux échantillons de
ce terrain que nous avons recueillis et déposés au Muséum,
ont présenté avec ceux des environs de Paris la plus complète analogie. Ce fait, qui a surtout frappé M. le professeur
Cordier, se lie avec un certain nombre d'observations qui semblent prouver que la mer a baissé d'environ 200 pieds depuis
son dernier niveau.

Sous l'influence d'une température constamment élevée,
d'une sécheresse continuelle, dans un pays complétement dé-
pourvu de végétaux, les tempéramens doivent être soumis à
une série d'influences locales, qui les modifient, et qu'on ne
remarque point sur d'autres points de la côte, ou par les mêmes
parallèles.

Les habitans ont pour habitude de sortir le moins possible
dans le milieu du jour, et ils passent ce temps couchés dans
des hamacs, ou étendus sur des nattes, dans l'inaction la plus
absolue. Les femmes, par ce moyen, acquièrent fréquemment un état d'obésité remarquable que facilite leur goût des

bains chaux répétés, et l'usage du chocolat pour nourriture : elles s'épilent les poils des aisselles et des parties génitales. La coutume générale de fumer a l'inconvénient de détériorer les dents, que bien peu de jeunes demoiselles ont blanches et conservées. Il en est qui fument jusqu'à quarante cigarres par jour. Les métises et les négresses ont de très belles arcades dentaires que le même usage finit par gâter. La plupart des dames ont des cautères aux bras, qu'elles appellent *fuentes*, et cet exutoire est une sorte de moyen prophylactique pour prévenir les maladies inflammatoires des organes de la poitrine. Elles pourraient s'en dispenser, à la rigueur, car il en est bien peu qui n'aient des leucorrhées abondantes qui sembleraient devoir en tenir lieu. L'habitude de porter des robes décoltées, l'inconvénient de transpirer beaucoup dans le jour et de rester dehors sur une natte jusqu'à minuit, rendent les affections catarrhales habituelles et permanentes, et toutes les personnes que nous avons eu occasion de voir en étaient plus ou moins atteintes. Presque tous les habitans de la classe inférieure sont couverts de poux, et une occupation habituelle des femmes, sur le seuil des cases, est de les chercher et de les tuer.

Les maladies sont très communes à Payta, et nul médecin n'habite sur ce point pour y donner les secours de son art. Plusieurs Péruviens vinrent de Piura nous demander des consultations. Un capucin seul y exerce un grossier empirisme ; il s'empressa de nous dire qu'il possédait un important secret qu'il avait découvert pour le bien de l'humanité, et que son remède, infaillible pour guérir les douleurs de dents, les cors aux pieds, la dysenterie (*flux de sangre*), en un mot toutes les infirmités humaines, avait eu la sanction de quelques capucins de ses amis dans la gazette de *Lima*. On devait payer 20 piastres une petite boîte de ce précieux remède. Le bon père, qui n'a sans doute pas un grand débit, se rabattit jusqu'à deux, et nous ne crûmes pas devoir acheter cette drogue insignifiante, formée par un suc végétal analogue au styrax officinal dans lequel on ajoute de l'opium que son ôdeur décèle. *Señor fisico*, nous disait le capucin, cette découverte est le fruit d'une inspiration divine et de la pratique. Je ne l'ai point prise dans les livres, car je ne lis pas, ce dont nous nous étions

bien aperçu , et que la désignation de *bruta* , qu'on lui donne
dans la ville , confirma suffisamment.

La petite-vérole (*viruela*) fait de grands ravages parmi les enfans. Les Indiens ont de la répugnance pour la vaccine, et cet utile
préservatif n'est employé que dans les grandes villes sur les enfans des descendans d'Européens, par des prêtres charitables.
Nous en avons vu un grand nombre qui avaient perdu la vue par
suite de cette maladie, dont les ravages paraissent se répéter fréquemment. Toutefois, les femmes y sont si fécondes, qu'elles
réparent grandement de telles pertes par le nombre des enfans
qu'elles mettent au jour : on nous a cité , à Colan , trois mères de
famille dont la progéniture était, pour chacune , d'environ vingt
individus : ceux-ci ne sont point difficiles à élever ; on les laisse
courir tout nus et se rouler dans le sable. Mais cette insou-
ciance pour les mettre au monde et les nourrir s'étend à leurs maladies. Aussitôt que leurs jours sont menacés par une affection
sérieuse , on les place dans un endroit retiré de la cabane , et
le deuil en est terminé long-temps avant leur mort. On suit , à
Payta , l'usage du Chili , de célébrer par des danses et des
chants les funérailles des enfans , qu'on expose dans les rues en
les plaçant dans des chapelles dressées pour la cérémonie.

Les sables et la réverbération des rayons du soleil sur des
surfaces dénudées , produisent des ophthalmies très intenses ;
nous en avons plusieurs exemples qui avaient entraîné la perte
de l'œil. Ces ophthalmies , de nature très inflammatoire , seraient combattues avantageusement par des saignées locales ,
mais les sangsues manquent dans le pays , et les habitans sont
privés de ce secours avantageux. Nous serions porté à attribuer
aux eaux terreuses , chargées de sels , qu'on apporte de l'intérieur pour servir de boisson journalière , les rétentions d'urine
qui sont multipliées et qui atteignent principalement les jeunes
enfans. Les suppressions du flux menstruel sont aussi très habituelles aux jeunes demoiselles ; mais , dans ce pays , un médecin peut les questionner sans crainte, elles répondront les
premières, mes règles sont inégales, on m'a conseillé l'usage des
hommes , etc. , etc.

La fièvre (*calentura*) y règne fréquemment avec les mêmes
types qu'en Europe , et nous remarquâmes la singulière coutume

qu'ont quelques fébricitans d'essuyer la sueur qui ruisselle de leur corps, dans la période de chaleur, avec des morceaux de soufre qui s'en imbibent. Le remède le plus connu comme antifébrile est l'infusion d'une plante syngénèse appelée *chuquirao*, qui croît dans le haut Pérou. Ses tiges, garnies de feuilles embriquées, terminées par une fleur solitaire, sont très amères. Un autre remède fébrifuge très estimé est la racine d'un arbuste nommé *chininga* ou *chininga* (*Unanuea febrifuga, Ruiz et Pavon*), qui croît dans les montagnes voisines de Piura, à trente lieues de Payta. On nous en remit une racine, qui est allongée, un peu rameuse, fusiforme, à écorce noire. Sa saveur est excessivement amère, et on en préfère la poudre à celle de quinquina dans les fièvres de mauvais caractère et dans la fièvre jaune; nous disons fièvre jaune, parce que les habitans ont la ferme persuasion qu'elle existe parfois sur cette côte, mais ce qu'ils en rapportent est trop vague pour qu'on puisse y ajouter foi. Cette plante intéressante végète à quelques centaines de toises au-dessus du niveau de la mer; les docteurs Zuzuriaga et Pavon l'administraient à la dose d'un scrupule à un demi-gros toutes les trois heures.

Une des maladies les plus fréquentes à Payta, celle qui empoisonne les sources de la vie, est la syphilis. Soit que cette dégoûtante infirmité règne sur son sol, ou qu'elle s'y soit établie, il est certain que nulle part elle ne se présente avec un cortége plus varié de symptômes affligeans. Nos vénériens virent encore leur nombre s'accroître considérablement dans cette relâche, qui leur prodiguait de faciles plaisirs.

La dysenterie est commune à Payta, et plusieurs habitans en étaient atteints; elle paraît sévir avec force à l'époque des grandes chaleurs lorsqu'on s'expose à l'action directe du soleil. Dans une course d'histoire naturelle que M. Garnot, D. M. chirurgien-major, fit dans les sables de Colan, il contracta cette maladie dont la marche ne se ralentit que pour passer à l'état chronique, durer presque une année, et le forcer à débarquer au port Jackson. Cette fâcheuse affection, bien que combattue par tous les moyens qu'enseigne une saine doctrine, persista, à la suite des nombreux écarts de régime auxquels se livra notre malheureux confrère que poursuivait une faim insatiable. La dysenterie atteignit encore le nommé Monneron, coq, mais elle fut totalement guérie chez ce sujet deux mois après son invasion. Les hommes que nous eûmes au poste des malades pendant cette relâche, sont les suivans :

1. Phymosis. 1. Bubon. 1. Panaris. 1. Plaie. 3. Furoncles. 1. Fièvre éphémère. 2. Dysenterie.

§. XI.

TRAVERSÉE DE LA CÔTE DU PÉROU A TAÏTI, ARCHIPEL DE LA SOCIÉTÉ.

Du 22 mars 1823 au 3 mai suivant.

Dans cette navigation, qui dura quarante-trois jours, nous traversâmes le vaste espace de mer qui sépare les côtes d'Amérique des Archipels de la Société et des Amis. Le 30 mars, on ouvrit des boîtes de viande préparées par le procédé de M. Appert, et destinées à être expérimentées. Elles n'avaient alors que huit mois de mer, et le procès-verbal qui a été dressé pour en constater la qualité est terminé par un résumé directement applicable au service de santé : « Tous les membres de la com-« mission ont reconnu de quelle utilité et de quels avantages « ces préparations seront pour le navigateur, réduit dans les « longues traversées à une nourriture salée qui, quelle que soit « sa bonne qualité, ne cesse pas que de prédisposer à diverses « maladies. Ces préparations enfin, riches en sucs nutritifs, « sont destinées sans doute à devenir plus particulièrement « utiles aux malades des bords, et à les restaurer avec efficacité. « Elles contribueront, concurremment avec d'autres améliora-« tions importantes déjà exécutées, à rendre les navigations « les plus longues nullement désavantageuses à la santé de « l'homme de mer. Les tablettes à bouillon du même fabricant « méritent également d'être accueillies avec faveur. »

Le 17 avril, nous prîmes quelques bonites (*scomber pelamys*) dont les essaims suivaient notre navire. On en servit une qui, sans être vénéneuse, produisit quelques accidens dont plusieurs officiers furent incommodés. Les symptômes qui se manifestèrent après l'ingestion de cette chair furent une rougeur exanthématique analogue à la couleur du test d'une écrevisse chez les uns, avec défaillances, légers vertiges, et forte céphalalgie. Quelques autres eurent de simples nausées, avec la tête lourde et embarrassée. Nous éprouvâmes nous-même des douleurs abdominales, suivies de selles. Quelques tasses d'une infusion de thé et quelques heures suffirent pour faire disparaître cette légère intoxication. Nous eûmes vingt et un hommes à soigner dans cette traversée. Trois avaient des bubons qui exigeaient un traitement mercuriel. M. Garnot et le nommé Monneron recevaient des soins pour la dysenterie qui, chez eux, ne ralentissait point sa marche. Le commis aux vivres eut une gastrite qui fut combattue par les sangsues et les boissons adoucissantes acidules, et céda au bout de dix à douze jours. Le nommé Guérard fut affecté d'une otite compliquée d'angine.

2. Dysenterie. 1. Gastrite. 1. Érésypèle. 3. Bubons. 3. Gonorrhées. 2. Gale. 4. Furoncles. 1. Otite et angine. 3. Ulcères aux jambes. 1. Panaris.

§. XII.

SÉJOUR A TAÏTI (ARCHIPEL DE LA SOCIÉTÉ).

Du 3 mai 1823 au 22 dudit.

Le 22 mars 1823, la corvette *la Coquille* abandonna les côtes du Pérou pour cingler à travers le grand Océan Pacifique, vers les îles océaniennes, vantées par tous les anciens navigateurs, et se diriger vers O-taïti, à jamais célèbre en France par les récits naïfs et pleins de charme de Bougainville. Bientôt elle s'engagea dans les îles basses coralligènes des Pomotous, connues en Europe sous le nom d'archipel de la mer Mauvaise; et ces îles basses, que ne recouvrent que quelques parcelles de sol et que les vagues sembleraient devoir engloutir à chaque tempête qui les bouleverse, ces îles supportées par des plateaux de corail, ombragées par des forêts de cocotiers, rafraîchies par les brises de l'Est, forment un problème de géographie

physique on ne peut plus intéressant, et auquel nous consacre-
rons un long examen dans un travail qui sera relatif à toutes les
îles de corail. Le 2 mai, l'île de *Maïtea*, ou *le Pic de la Boudeuse* de Bougainville, nous apparut au loin comme l'annonce
du voisinage d'O-taïti, dont nous eûmes en effet connaissance
le lendemain.

Taïti, ainsi nommée par ses habitans, nom que les Français
ont l'habitude d'écrire *O-taïti*, et les Anglais *Otaheite* et *Ta-
hiti*, est située (*pointe Vénus*) par 17° 29′ 21″ S., et 151° 49′ 18″
de long. O., par conséquent dans une zone dont la température
n'est pas trop échauffée, et qui est fréquemment rafraîchie par
des pluies condensées et attirées par les épaisses forêts qui en
recouvrent les hautes montagnes.

L'aspect d'O-taïti est enchanteur : ses pics volcaniques, qui
s'élèvent dans les nues, s'abaissent graduellement à leur base
pour se perdre à la mer ; des gorges profondes, des vallées
sinueuses, des colonnades de basalte, des rivières qui en descendent, coupent en divers sens les chaînes des principales
montagnes : les bords de l'île sont formés par un plateau horizontal et bas, constamment frais et humide et couvert de
cocotiers. Tout le reste de l'île ne forme qu'une masse de verdure, où les plantes nourricières, mêlées aux arbustes sauvages, entrelacées par des lianes vivaces, forment un lacis
sans fin.

La climature, pendant notre séjour, n'a jamais dépassé
30° du thermomètre centigrade à midi et à l'ombre, et n'a pas
été au-dessous de 27°; son terme moyen était de 29°; à minuit, le maximum indiquait 27°, le minimum 24°. Le baromètre s'est maintenu à 28 pouces. La température des eaux de
la mer était généralement de 27°; la nuit, elle était d'un degré
inférieur seulement. L'hygromètre à cheveu indiquait toujours
une saturation complète.

La température de Taïti est chaude et en même temps humide; l'atmosphère tient sans cesse en suspension une grande
quantité d'eau : aussi est-il rare de voir un jour s'écouler sans
nuages et sans que des averses ne se manifestent de temps à
autre. Les pitons élevés de l'*Oroena* se découvrent rarement
dans leur entier, et le plus ordinairement ils sont voilés par

d'épaisses écharpes de nuages noirs. Il pleut fréquemment dans les gorges des montagnes, lorsque le plus beau temps règne sur la côte. Pendant notre séjour, la presque totalité des journées fut pluvieuse : aussi l'humidité et la chaleur, ces deux sources de vie, rendent-elles la végétation d'O-taïti extrêmement brillante et active. Souvent, dans les beaux jours, un calme parfait règne dans l'atmosphère; mais lorsque le vent s'élève, il souffle par grains, auxquels succèdent et du calme et des petites brises. Les vents de la partie de l'Est règnent plus ordinairement dans le mois de mai.

L'île d'O-taïti est le résultat d'une agglomération de montagnes volcaniques, dont les cimes sont élevées et les pieds bordés par une lisière de terres plates, produites par le détritus du sol accumulé dans les parties les plus inférieures. Cette lisière est aussi la partie fertile et productive de l'île, et celle que les habitans ont choisie pour établir leurs demeures. Les montagnes d'O-taïti semblent ne constituer qu'un seul plateau, dont le mont *Oroena* (1) est le point culminant. Tous les autres pitons ne sont que des sommets de monts secondaires qui s'irradient vers le pourtour de l'île : ils sont séparés par de profondes crevasses, par des précipices, par des vallées où serpentent de petites rivières. Souvent les flancs brusquement coupés de ces montagnes sont colorés en rouge vif par une sorte d'argile; tantôt de hautes murailles basaltiques les terminent brusquement, et tranchent par le noir de leurs colonnades, dans les interstices desquelles se cramponnent quelques arbustes, avec la teinte verdoyante et fraîche des masses végétales, qui partout ailleurs en voilent les surfaces.

Ainsi cette île, si séduisante par la riche végétation que l'œil suit partout sans interruption, cette île dont le sol de la côte est tellement fertile, que les arbres nourriciers des O-taïtiens viennent sans soins fournir à ces insulaires la base de leur existence, O-taïti n'est que le résultat de déjections volcaniques, et son sol est empreint partout des traces du feu qui lui donna naissance. Les laves, les ponces, les matières vitrifiées qu'on rencontre communément, réunies aux dolérites et au

_____

(1) On lui donne 3,323 mètres d'élévation.

basalte qui forment son ossature, viennent partout affirmer
cette origine, et nous savons qu'elle est commune à toutes les
îles hautes de la mer du Sud. O-taïti, Eymeo, Huahène, Taa;
Borabora et Maupiti, qui sont les terres les plus considérables
de l'archipel de la Société, forment une chaîne d'îles volcaniques qui s'avance à l'est vers les îles basses, et s'arrête à
Maïtea, ou pic de la Boudeuse, puis se continue à l'ouest par
diverses petites îles, avec les archipels de Tonga et des Navigateurs.

Les coteaux élevés qui terminent le rivage entre le district de
Pari et la baie de Matavai, sont en entier d'une belle espèce de
dolérite. Les galets que roulent les petites rivières et qui forment leurs lits, sont des fragmens de trachytes ou de laves
poreuses, dans les vacuoles desquelles se trouvent encore des
parcelles de matières vitrifiées; des portions de laves soumises
à l'action de l'air extérieur se délitent et se désagrègent en un
sable terreux. Les Taïtiens nomment le basalte *oseaié,* et *toioaié*
une belle espèce d'obsidienne, avec laquelle ils fabriquaient
leurs haches et leurs instrumens sacrés, et qu'ils vont chercher
sur une montagne appelée *Papeïda,* couronnée par un large
cratère, aujourd'hui remplacé par un lac d'eau douce. Le fer, à
l'état d'oxide, est abondamment répandu dans cet ancien terrain igné; les missionnaires nous ont même assuré qu'ils avaient
découvert, dans la partie sud de l'île, une mine facile à exploi-
ter de cet utile métal. Quant au basalte, nous avons dit qu'il
constituait d'épaisses murailles dont les colonnades étaient
mises à nu dans quelques gorges profondes de l'intérieur de
l'île; et, à ce sujet, nous croyons devoir décrire celle qui est
regardée par les naturels comme une grande curiosité de leur patrie, et qu'ils nomment *Pya.* Banks ne paraît l'avoir connue que
par le récit des habitans, et Forster seul, à notre connaissance,
la visita. Nous extrairons de notre journal le récit de cette
excursion, dont la fidélité donnera de ces climats une peinture
exacte.

Le 9 mai 1823, nous nous dirigeâmes vers le *Pya;* les hauts
pitons de l'*Oroena* n'étaient point enveloppés de ces ceintures
de nuages qui le recouvrent constamment : tout nous semblait
promettre un jour pur et serein. Nous suivîmes le cours de la

rivière de *Matavai*, dont les sinuosités nous forcèrent à la traverser plusieurs fois. Les naturels la nomment *Haonou*; partout elle est guéable, et souvent encombrée par d'énormes quartiers de rochers. La vallée s'enfonce et se rétrécit; plus on remonte vers la source, plus ses eaux sont embarrassées et forment des chutes ou des rapides de médiocre hauteur; la vallée se resserrant toujours, devient ensuite une gorge étroite et presque impénétrable, au fond de laquelle coulent les eaux de la rivière, dont les bords sont rendus inabordables par des masses de végétaux entre-croisées et pressées; le seul sentier praticable est donc le milieu de la rivière, encore faut-il gravir sans cesse des éboulemens considérables et franchir d'énormes blocs de rochers. Le soleil ne réchauffe point cette gorge étroite; les montagnes qui en forment les parois latérales et rapprochées sont couronnées de tant de végétaux, qu'à peine un jour triste et sombre peut y pénétrer. Cette grande fraîcheur, unie à une humidité perpétuelle, paraît singulièrement convenir à la famille des fougères : aussi nulle part on ne trouve en plus grande abondance les cyathées arborescentes, les scolopendres à larges feuilles, les aroïdes et les pandanées.

La coulée basaltique, connue sous le nom de *Pya*, occupe le revers oriental du mont *Oroena*; elle est distante d'environ six milles de la pointe Vénus. Son étendue, du nord au sud, est d'environ deux cents pas, sur une élévation qu'on peut estimer à cent cinquante pieds au plus; sa surface se compose de prismes régulièrement accolés les uns aux autres; tous ces prismes ont cinq faces, et chaque face a huit pouces de large. Ces colonnes pentagonales sont brisées en beaucoup de points, et surtout dans la partie nord. La portion supérieure de la muraille qu'elles concourent à former est recouverte d'une masse d'arbustes d'entre lesquels jaillit une épaisse nappe d'eau, qui est une des sources du *Haonou*. Cette petite rivière, en ce lieu, a peu de largeur, et elle filtre à travers des masses de roches tellement considérables, qu'il est impossible de pénétrer plus avant. La grande fraîcheur de ces endroits solitaires permet à des forêts de bananiers sauvages de croître, même sous la roche nue, en pelouses serrées.

La portion vraiment solide de Taïti, si nous devons nous expri-

mer ainsi, est constamment enveloppée, dans toutes les autres
îles de l'archipel de la Société, de petites îles basses appelées
motous, et dont la formation toute spéciale est le résultat du
travail des polypiers madréporiques. Comme l'île de Taïti n'a
que fort peu de ces îlots de corail, mais qu'elle est au contraire
enveloppée d'une ceinture de récifs à fleur d'eau, destinés un
jour à former eux-mêmes des *motous*, nous avons traité assez
longuement de ces créations récentes, en décrivant l'île de
Borábora et ses annexes, très intéressantes sous ce rapport, et
qui pent servir de type pour expliquer cette sorte de formation moderne.

L'eau des nuages, condensée de divers lieux, s'échappe en
nappes, et jaillit au milieu des masses des plantes les plus touf-
fues. Nulle part, en effet, la végétation n'est plus variée que
sur les sommets des montagnes, et c'est même là seulement
que le botaniste peut espérer aujourd'hui trouver des végétaux
rares et nouveaux. Avant de s'enfoncer dans les sentiers ardus
de ces cimes escarpées, il est nécessaire d'avoir un guide, et
encore plusieurs des montagnes ne peuvent être visitées. C'est
la patrie des polypodes, surtout des élégantes cyathées. Cette
famille est très variée à O-taïti, et nul doute qu'elle ne puisse
offrir des découvertes à faire à un explorateur intrépide. C'est
là que se trouvent de hautes agames arborescentes, imitant le
port des palmiers, des arbres nombreux et variés, *ficus*, *piper*,
un vaquois sans épines, un bananier, et des bambous de formes
très diverses. La partie moyenne des montagnes est couverte
de trois espèces de *pteris*, dont une, appelée *érimou*, sert
aux naturels à imprimer des dessins sur leurs étoffes; la
canne à sucre y croît à l'état sauvage, et y forme des sortes de
champs remarquables par la hauteur des chaumes, qui atteignent plus de six pieds. Un indigotier frutescent, et le char-
mant *metrosyderos* à sommités velues et à fleurs d'un rouge
ponceau éclatant, nommé *pou-a-rata*, y sont les arbustes les
plus communs.

La botanique de Taïti présente un bon nombre de plantes qui
se retrouvent sur toutes les îles du Grand-Océan, entre les
tropiques, et qu'on observe communément dans les Moluques
et jusqu'aux îles de la Sonde.

La végétation des bords de la rivière de Matavai, dont la vallée est étroite, est très active, quoique peu variée. Les rives de ce cours d'eau sont occupées par des prairies ou plutôt des lisières formées par un gramen appelé *matice* (*paspalum?*), qui y est touffu et gênant pour la marche : des *marchanties* et des *jungermannes* couvrent les rochers humides, sur lesquels tombent sans cesse des nappes d'eau. Une petite *linaire*, très jolie, croît çà et là dans les interstices, ainsi qu'un *piper* rampant et à feuilles charnues. Une fougère très rameuse (*anouai*) et une large scolopendre croissent dans tous les rochers et dans les bouquets de bois, qui bordent cette vallée (*metou à boua*). On y trouve l'*erooua* (*urtica argentea*), dont les fibres fournissent les meilleures cordes; un beau *phaseolus*, probablement le caracolla, qu'on nomme *pubi*; et, à chaque pas, on est accroché par les fruits d'une graminée nommée *piripiri*, très incommode et très multipliée.

Les plantes qui croissent dans les stations inférieures se ressemblent toutes. On les retrouve également dans les ravins : c'est un scirpe, c'est le *pouroumou* (malvacée), un *physalis*, un liseron volubile, l'*hibiscus esculentus*, une *persicaire*, une petite cucurbitacée (*eaca*), le *menonoï* (verbesine?), une graminée appelée *moou*, etc.

Les grands arbres, tels que les *rima*, les cocotiers, permettent, sous leur ombrage, à une végétation plus humile, de croître dans un sol frais. Aussi le *curcuma*, appelé *erea*, y est-il très commun, de même que le *pouai* (*convolvulus pes capræ*), un énorme liseron qui enlace plusieurs arbres à la fois, et les couvre de son vaste feuillage et de ses larges fleurs. C'est aussi dans cette localité que se trouve le *tacca pinnatifida*, ou *pya*; le *tii*, ou espèce de maranta, qui se plaît de préférence dans les montagnes. C'est parmi ces plantes que l'on trouve des buissons de *nono* (*morinda citrifolia*), de *tiraé* (*gardenia florida*), d'*aoutai* (*hibiscus rosa sinensis*), de *piquipionio* (*abrus precatorius*), un joli mimosa, l'*hibiscus trilobatus*, une orchidée, nommée *oboï*, à fleurs enveloppées dans des écailles pleines de mucilage et colorées en rouge; le *tévé*, plante qui servait à la nourriture dans les temps de disette, mais dont nous ne vîmes point la fleur ni le fruit.

De toutes parts, des végétaux remarquables forment des groupes imposans. L'arbre le plus commun de l'île, le *pourao* (*hibiscus tiliaceus*) et le *populneus* du même genre, ainsi que le *fara* (*pandanus*), auquel toutes les expositions conviennent; en s'unissant aux touffes d'arbres à pain (*ourou*) et de cocotiers (*aari*), au *mapé* et au *tiaïri* (*aleurites triloba*), forment des massifs d'une rare beauté. Mais rien n'égale l'agrément des voûtes du *baringtonia* (1) (*houtou*), opposé au feuillage filamenteux de l'*aëto* (*casuarina equisetifolia*); aux feuilles argentées du *taanou* (*tournefortia argentea*); au vert gai et gracieux du *toumanou* (*calophyllum inophyllum*); au *tainioa* (gui?), qui les enlace; au *ninité* (papayer), qui s'élève comme une colonne roide au milieu des larges feuilles déchirées du *meïa* (bananier) ou du *tianina*.

Tel est l'aperçu rapide qu'il nous suffit de donner de la botanique taïtienne pour remplir notre but. Seulement il nous paraît plus utile d'offrir quelques renseignemens sur les végétaux nourriciers des insulaires.

La nature semble avoir tout fait pour l'existence des Otaïtiens : elle leur a prodigué les substances alimentaires sous toutes sortes de formes; elle y a joint un sol fécond et productif, couvert de végétaux usuels, et pour lesquels la culture est inutile. Sous un ciel tempéré, entourés de fruits savoureux, de racines nutritives, les Taïtiens devaient recevoir dans leurs habitudes cette mollesse et cette douceur de mœurs qu'on a reconnu faire le fond de leur caractère indolent et enclin aux plaisirs des sens.

Au premier rang des arbres utiles qui croissent sur ce sol productif, et qui reçoivent une sorte de culture, sont : l'*arbre à pain*, soumis à la reproduction par la transplantation de ses racines, et que l'on protége pendant les premières années de sa croissance; le *cocotier*, dont on enfonce les noix au moment de leur germination, et dont on garantit les stipes pendant leur jeunesse; le *bananier*, qui est aussi soumis à quelques légers

---

(1) Le baringtonia ne croît que sur le bord de la mer, très souvent le pied baigné par l'eau salée.

soins, etc. Peut-être lira-t-on avec intérêt quelques détails sur les plantes usuelles de la Flore taïtienne.

L'arbre à pain est nommé par les naturels *ourou*, et son fruit *maïoré*; les Sandwichiens l'appellent également *ourou*, qu'ils prononcent *oulou* : c'est le *rima* des îles Moluques, et le jaquier à feuilles découpées des auteurs (*artocarpus incisa*). Divers voyageurs ont dit que l'arbre à pain comptait un grand nombre de variétés : malgré tous nos soins, nous n'en avons rencontré que deux, que les naturels distinguent, et auxquelles ils ont consacré les noms de *maïoré maoui*, pour désigner la variété à folioles moins découpées que celle qu'ils ont appelée *maïoré theoa*, dont les feuilles sont déchiquetées presque jusqu'aux nervures.

Le port de cet arbre est élégant; son tronc est droit, sa tête est souvent mutilée; mais un large feuillage d'un vert sombre, épars sur le sommet des rameaux, forme une sorte de large parasol; les feuilles sont alternes. Celles de la première espèce sont très découpées; celles de la seconde sont effilées en lanières plus étroites, de sorte que la nervure n'est souvent bordée que d'une aile légère. Le fruit est ovalaire, terminal ou axillaire; il est gros comme un boulet de 36 : sa surface extérieure est verte, parsemée d'aréoles. Son parenchyme est blanc. Les graines sont toutes avortées. Il ne se mange que rôti.

Avec le tronc de cet arbre, on fabrique tous les ouvrages de charpente qui demandent de la solidité : les pirogues sont construites avec ce bois, dont l'écorce fournit des vêtemens. Par tous ces avantages, l'arbre à pain est trop précieux pour qu'on ne cherche point à le renouveler et à le multiplier : aussi les naturels ont-ils le soin, lorsqu'ils ont planté de jeunes rejets, de leur faire un entourage protecteur, et d'arracher les mauvaises herbes qui croissent au pied. Le *maïoré* ne produit point de graines, et l'arbre pousse très difficilement par bouture, de sorte qu'on est réduit à prendre des rejetons radiculaires. Souvent nous avons vu employer ce moyen, qui paraît être le seul usité; et, lorsqu'on abat un vieil arbre à pain, le sol se couvre bientôt de jeunes sujets. Cet arbre précieux est très long à croître, de sorte que le grand nombre de ceux que les missionnaires ont fait abattre pour construire leurs temples, ne sont

pas encore remplacés, et ont de beaucoup diminué les ressources des habitans, qui peuvent un jour ressentir de cruelles
disettes, résultat de cette mesure imprévoyante.

L'arbre à pain ne produit ses fruits que pendant neuf mois;
il se plaît sur les bords de l'île et dans les lieux frais. Il ne
croît que très rarement à quelques centaines de toises au-
dessus du niveau de la mer, et on en voit bien peu dans les
ravins des montagnes : les plus grands produits de la récolte
se retirent en mai et juin.

Après le *jaquier*, on ne peut se dispenser de placer le
cocotier, si éminemment utile, et qui l'emporte peut-être
de beaucoup sur lui. Ce précieux palmier couvre les îles de
la mer du Sud. Son long stipe, couronné par un brillant
faisceau de palmes, atteint jusqu'à cent pieds et plus. Sans
cesse il porte des fruits, les uns parvenus à maturité, les autres
encore en fleurs et en boutons. Les Taïtiens en ont coupé un
grand nombre, dans ces dernières années, pour jeter des ponts
sur les ravines, par l'ordre des missionnaires. Ses feuilles servent à faire des paniers; son fruit présente le mêts et le breuvage, sous le nom de *toto nadi* : il est mangé en bourgeons,
sous le nom d'*eouto*. Sa coque leur sert de vaisselle; sa chair,
lorsque la germination s'effectue, est pour les Taïtiens un aliment délicieux. L'enveloppe florale sert de vase à vider l'eau
des pirogues; et, avec la toile qui isole les feuilles à leur base,
les habitans de Borabora se fabriquent des vêtemens qui ont
la forme de nos habits, et qu'on appelle *eaa*. Les Taïtiens appellent le cocotier *aari*, le lait émulsif de la noix *pape aari* :
aux Sandwich, ce palmier est nommé *niou*.

Ce végétal prête un charme particulier aux paysages de
l'Océanie. Il s'élève généralement sur les bords de la mer,
qu'il préfère, et où il atteint ses plus grandes dimensions.
Il couvre les îles de corail, et les *motous* de Borabora, de Mau-
rua, et de Raiatea. Il se rapetisse dans sa taille, à mesure qu'il
monte sur les collines, et ceux qu'on y voit sont généralement
peu élevés; car ce palmier s'arrête vers 150 toises au-dessus
du niveau de la mer, et encore n'atteint-il cette ligne que sur
des montagnes favorisées; bien rarement il dépasse ce terme.

Le plus grand avantage qu'on puisse retirer du cocotier

pour le commerce, est l'huile que fournit sa chair, et qu'on appelle, dans l'île, *mori*, quand elle est pour brûler, et *monoï*, lorsqu'elle sert aux frictions et à oindre les cheveux. Le procédé que les naturels emploient pour retirer l'huile, est simple, et c'est principalement à Borabora que nous l'avons vu pratiquer. Il consiste à conserver long-temps en tas les cocos mûrs, et à râcler la chair en fragmens minces, qu'on triture avec les mains dans une petite pirogue consacrée à cet usage, et qu'on élève au-dessus du sol. On a soin d'abriter la masse de la chair par une petite toiture à faux frais, et on laisse cette masse soumise à l'action de la chaleur et de la fermentation. Elle prend bientôt une couleur jaune foncée, à mesure que l'huile se dégage. Lorsque l'opération préliminaire est à point, on soumet à la presse cette chair de coco broyée et fermentée, et l'huile s'écoule. L'instrument pour tirer l'huile est également peu compliqué. Qu'on se figure le tronc très vieux d'un baringtonia, entaillé assez profondément en carré; une planche épaisse d'arbre à pain y est engagée, et son extrémité libre est soutenue par des pierres. Sa surface est déclive, et a deux rainures latérales, se réunissant pour former une rigole sur un côté. Par-dessus et dans l'entaille, on engage un madrier de la même largeur que la planche épaisse du dessous. Son extrémité est longue pour faire levier, et, par ce moyen, on presse la substance du coco qu'on a renfermée dans une toile naturelle, qui vient entre les pétioles des feuilles de ce palmier. Un homme se place au bout du levier, et, par le poids du madrier, uni à la force qu'il emploie, parvient à exprimer toute l'huile qui s'écoule dans les rigoles et tombe dans un morceau de bambou destiné à la recevoir, et nommé *ohé*. Ces bambous sont la seule mesure de capacité employée et reconnue dans toutes les îles de la Société; ils sont longs de deux pieds, et coupés entre deux nœuds. Celui du sommet a son diaphragme percé; l'huile qu'on y met ne peut s'écouler, parce que c'est la seule ouverture, et qu'on la bouche soigneusement. L'huile alors est destinée à être échangée ou donnée en tribut : elle conserve une odeur de rancidité dégoûtante.

On a calculé que vingt cocos donnaient un bambou d'huile,

que 700 bambous formaient un tonneau ; ce qui produit le nombre effrayant de 14000 cocos par tonneau d'huile.

Le bananier croît abondamment à Taïti ; les naturels le nomment *meïa*. Les lieux qu'il préfère sont les plaines humides, quoique ce soit le végétal qui, dans cette île, s'élève à une plus grande hauteur. On trouve en effet sur les montagnes une espèce de bananier qui croît spontanément à plus de 600 mètres d'élévation au-dessus du niveau de la mer. Nous ne savons où on a recueilli les détails qu'on lit dans les ouvrages, de dix-sept espèces de bananes existantes à Taïti. Dans les districts que nous avons parcourus, nous n'en avons vu que trois (1) : la banane *guineo* (*oraya*), à fruits jaunes, butyreux et sucrés ; une deuxième espèce (*paparoa*), à régimes très fournis de fruits très gros et très longs ; une troisième enfin (*fayi*), dont la peau était orangée. Il y a des centaines de bananes à chacun des régimes de ces deux dernières espèces ; mais leur goût est médiocre et leur chair peu agréable. Peut-être cela tenait-il aux pluies qui inondèrent celles que nous avions à bord ? Les naturels font avec ces fruits des conserves fort agréables.

Le *taro* est la racine qu'on appelle dans nos colonies *chou caraïbe*, *arum esculentum* (*caladium*) : il s'en fait une grande consommation, et on en tire une belle fécule qui sert à gommer les étoffes, ou qu'on utilise comme aliment.

On cultive cette plante dans des mares ou sur le bord des eaux, de manière à ce qu'elle ait ses tiges constamment baignées : elle est indigène, car les gorges profondes des vallées en sont remplies.

Une autre espèce d'arum, à très larges feuilles, nommée *apeoa*, est également comestible : elle atteint une grande taille, et son tubercule acquiert jusqu'à plus de dix livres de poids. Mais la fécule se trouve mêlée à un principe âcre, qui nécessite de nombreux lavages avant de s'en servir. Les Taïtiens employaient cette fécule comme le vrai pya pour gommer leurs

---

(1) Bananes-meïa { 1. Bonne espèce, oraya.
2. Plantain de cheval, paparoa.
3. Banane de montagne, fayi.

étoffes de papier et les coller. Ils nomment *yappi* une espèce de *taro* qui croît dans les montagnes, et ils lui reconnaissent plusieurs variétés, entre autres les *mapoura* et les *diwi*.

Les ignames, nommés *eoui*, ainsi qu'une sorte de patate douce, très volumineuse, nommée *oumara*, sont abondans. Une plante rampante, volubile, et qui s'élève dans les buissons, porte à ses articulations des tubercules parfaitement analogues aux pommes de terre, dont ils ont l'apparence et la couleur. Ses feuilles sont en cœur, et son port a quelque analogie avec celui du *tamne*. Dans les années de disette, ils mangeaient les racines d'une plante appelée *tévé* (*tacca phallifera*, Rumphius), dont le port est analogue au *tacca*, mais qui en diffère par ses tiges plus charnues et hérissées d'épines. Le *tacca pinnatifida* est lui-même très employé. Son plateau radiculaire fournit un aliment nourrissant, et cette plante croît sauvage dans les prairies et sur les revers des montagnes abritées. Les naturels la nomment *pya*, et en retirent une abondante fécule que les Anglais confondent avec la fécule d'*arrow-root*.

Une plante de la famille des drimmyrhizées, appelée *tii*, qui végète à l'ombre des bois, a de très fortes racines blanches, qui fournissent aux habitans du sucre et une sorte de rhum, et aussi de la fécule. Ses feuilles, d'un beau vert, sont oblongues et larges. C'est sans doute un *maranta*. Autrefois les naturels en tiraient, par la fermentation, une liqueur qu'ils nommaient *ava*, aussi-bien que celle obtenue du *piper methysticum*. Le *gingembre* couvre les lieux ombragés de l'île; les naturels le récoltent pour vendre à bord des navires : c'est sans doute un *curcuma*. (1)

La canne à sucre, nommée *toa* aux îles de la Société, et *toou* aux îles Sandwich, est indigène de Taïti : c'est le *saccharum spontaneum* des auteurs. Cette cannamelle est cultivée négligemment proche des cases, où elle sert pour les bestiaux; elle croît dans un état sauvage en beaucoup d'endroits. Seulement, elle est rare à Borabora, où n'existe point l'espèce cultivée. Ses tiges, pleines d'une quantité notable de sève sucrée,

---

(1) L'*Ehuogi* est une fougère qui croît dans les montagnes, et dont la racine est comestible.

atteignent en hauteur plus de huit pieds. Les espaces des entre-nœuds sont grands, et l'épiderme est coloré en rouge.
Leur circonférence est variable, mais toujours de forte dimension. Les naturels ne se servent nullement de la canne, et c'est
en vain qu'on leur a montré qu'on pouvait en retirer du sucre.

Parmi les fruits que produit Taïti, on doit placer au premier
rang, par son abondance, comme par son goût, celui du *spondias dulcis* de Forster, appelé *pomme de la nouvelle Cythère* par
Bougainville, et *Vy* par les Taïtiens. C'est à tort qu'on écrit ce
mot dans les ouvrages botaniques *Evy*, et plus mal encore *He-
vy*. Ce fruit est de la grosseur d'un citron : sa pellicule est lisse
et colorée en vert avant sa maturité, en jaune brillant lorsqu'il atteint sa perfection. Son noyau central est ligneux et
filamenteux. Il suinte de cet arbre une gomme transparente,
nommée *tapou*, que les Taïtiens emploient pour calfeutrer les
joints de leurs pirogues.

L'arbre qui produit ce fruit croît abondamment sur les coteaux, dans les ravins des montagnes ; il est planté autour des
cases. Son tronc acquiert souvent une taille énorme, et il sert
alors à former les grosses pirogues doubles, dont il fait la
partie flottante. Son bois est blanc, mais dur. Les rameaux
sont nombreux et étalés. L'écorce est crevassée. Les feuilles
sont composées, alternes, très longues, à neuf folioles avec
une impaire : les folioles sont ovales, lancéolées, coriaces, et
d'un vert lustré. Les fruits sont réunis plusieurs ensemble aux
sommets des branches, ou isolés ; un long pédoncule les supporte. La chair est très pulpeuse, fondante et sucrée. Une résine abondante remplit le réseau vasculaire qui parcourt l'épicarpe.

Cet arbre donne un nombre prodigieux de fruits, que les
naturels aiment passionnément. On pourrait utiliser ses feuilles
qui ont l'acidité agréable de l'oseille.

Le *ohhi*, bambou si utile, et le *hou toumo*, l'arec à chou,
croissent abondamment dans les montagnes.

L'ananas est cultivé autour des cabanes, et on voit de nombreux carrés couverts de ce fruit délicieux à *Papaoa*. On le
nomme *fara*, en y ajoutant une éphitète qui veut dire *étranger* ;
car le mot fara sert à désigner les vaquois ou *pandanus*.

Le *mapé* (*inocarpus edulis*), arbre moyen, à feuilles très entières et oblongues, produit un fruit, appelé *manaré aï*, dont l'épicarpe est un brou coriace, et l'amande très grosse à deux lobes, dont la saveur, lorsqu'elle est grillée, imite parfaitement celle de la châtaigne. Les Taïtiens aiment singulièrement ce fruit, et l'arbre est multiplié, jusque sur les revers même des montagnes peu élevées : c'est le *rataa* du capitaine Wilson.

L'oranger (1) et le citronnier ont été apportés par *Bligh*, et plantés dans le district de *Pari*. De là ils se sont propagés dans d'autres lieux, où ils sont abandonnés au milieu des bois et sur le bord de la route. Leur taille prend souvent un grand développement. Les oranges ne sont pas très douces, parce qu'elles ont un peu dégénéré par l'inculture : on les nomme parfois *anani*. Les citrons ont deux variétés bien tranchées. L'une, appelée *demené*, est à gros fruits oblongs et pointus, très rugueux sur leur surface. L'autre espèce est à fruits très petits, presque ronds : on la nomme *taporo*. Ce petit citron est délicieux pour la mer, où il se conserve bien, car il est plein de sucs.

Les papayers, dont le fruit est nommé *ninité*, n'offrent rien de particulier. On les observe au milieu des massifs d'arbres à fruits, plantés dans les bois de Barabora, où il y avait sans doute anciennement des cabanes. Il en est de même des pastèques, *mérémé* (*poa* aux Sandwich), qu'on y a introduites, ainsi que les *giraumons éoué* (*paoténi* aux Sandwich), et le maïs (*tourina*).

Parmi les plantes utiles sous le point de vue commercial, le *tabac* croîtrait parfaitement bien, et déjà cette herbe s'est naturalisée au point de couvrir de grands espaces. Les naturels lui ont consacré le nom de *varé*, et l'on se rappelle que c'est à Cook qu'ils en sont redevables. Les Taïtiens ont cependant eu le bon esprit de ne point s'habituer à cette drogue, dont ils ne recherchent que la fleur; et si quelques uns en préparent les feuilles, c'est pour les vendre aux Européens sous le nom d'*ava-ava*. Les Sandwichiens l'ont désigné par le mot *paca*.

Parmi les végétaux textiles, le coton appelé *vavaï* croît spon-

(1) Nommé *ourou pappaa* (fruit à pain étranger) : ce sont des shaddoks.

tanément : on en recueille la bourre soyeuse pour payer le
tribut exigé par les missionnaires anglais. Le mûrier à papier
(*Broussonetia papyrifera*, Lh.), nommé *ouaouké* par les Sandwichiens, et *aouta* par les Taïtiens, est très rare dans la portion
de l'île que nous avons visitée. On n'en voit quelques pieds que
près de la cabane d'Oupaparu, dans le district de Matavai. On
cultive cet arbre pour obtenir de son écorce très soyeuse les
filamens avec lesquels on fait des chapeaux fort jolis à Borabora. Nous avons rencontré cet arbre, à peine haut de trois
pieds, renfermé dans de petits jardins environnés de pierres,
derrière la demeure de Maria, fille du roi Maï, et quelques
plantations imparfaites près de l'ancien moraï. Le *pourao* ou
hibiscus tiliaceus, si éminemment utile par le grand usage qu'on
en fait, croît partout pour former des sortes de bois analogues
à ceux du coudrier d'Europe dont il a un peu le feuillage et
entièrement le port. Les fibres de l'enveloppe corticale de ce
végétal jouissent d'une très grande force : aussi est-ce la substance la plus employée pour les cordages des pirogues, les
lignes pour la pêche, etc., etc.

Le *toumanou* (*calophyllum inophyllum*) fournit aussi une
matière textile, rarement employée. Il produit une gomme
assez analogue à celle du tacamaque, avec laquelle les naturels enivrent le poisson. La noix servait à parfumer les vêtemens des naturels.

Le *fara* ou *vaquois* (*pandanus spiralis*, Brown ?) est remarquable par son port *aloétique*, par ses tiges très rameuses,
terminées par des feuilles engaînées en spirale, au centre desquelles sont placés les fruits agglomérés, comme ceux d'une
pomme de pin quant à la forme superficielle. Ces fruits sont
ligneux, et vivement colorés en rouge à leur maturité. Le tronc
pousse des rejets de toute sa circonférence, qui vont joindre
le sol et s'y enraciner. Ce végétal croît partout, sur les rivages
de la mer comme au haut des montagnes. Autrefois il était
sacré, et ses fruits étaient déposés sur les moraïs funéraires.
Ses feuilles sont employées à recouvrir les toitures des cabanes.

Une petite cucurbitacée, fort commune, enlace les taillis ; la
coloquinte qu'elle produit est arrondie, et desséchée elle prend

le nom d'*caca*. On s'en sert alors pour y renfermer de l'huile de cocos, plus pure que celle ordinaire, destinée à servir de parfum, et que les femmes emploient par coquetterie à se frotter la figure.

Parmi les produits végétaux utiles, on pourrait tirer un grand parti du rouge de vermillon que produit le maki (*ficus tinctoria?* Forst.). Cet arbre lactescent est abondant dans les bois des montagnes. Ses feuilles sont entières, ovalaires et d'un beau vert. Les figues sont petites et axillaires.

Le *tiaïri* des Taïtiens est le plane sauvage de Cook. C'est un arbre moyen, ayant le port d'un vieux poirier de France. Son écorce est lisse et textile; son feuillage est blanchâtre; ses feuilles sont à trois lobes. On le trouve solitaire auprès des cases; ses fleurs sont remarquables en ce qu'elles sont terminales et disposées en un large corymbe blanc, auxquelles succèdent un ou deux fruits arrondis, à épicarpe ou à brou âpre. La noix intérieure est ligneuse et connue sous le nom de *noix de Bancoul*, et le *tiaïri* sous celui d'*aleurites trilobata*. La noix est usitée à Taïti pour faire du noir de fumée propre au tatouage. L'amande agréable qui la remplit donne dans l'Inde une huile qu'on en exprime pour divers usages.

Quelques végétaux fourniraient aussi à la médecine des remèdes actifs.

Tel serait le *ricin*, qui croît abondamment et spontanément, surtout à la descente de la montagne de l'arbre. Il serait facile d'en retirer en quantité une huile avantageuse dans bien des maladies. Le ricin porte le même nom indigène que l'aleurites : comme lui, on le nomme *tiaïri*. Un liseron, commun sur toutes les prairies ou dans les lieux humides et frais, est le *pou-ai*. Ses tiges ne sont point volubiles; ses feuilles sont ovalaires, très entières, mucronées, portées sur un long pédoncule. Ses corolles sont purpurines et assez grandes; on en retire une résine par dessiccation du suc laiteux qui s'écoule, qui a la plus grande analogie avec celle de Jalap, comme l'analogie botanique le prouve, et qui jouit des mêmes propriétés. On se sert des feuilles en place de savon pour nettoyer le linge. (*Convolvulus pes capræ.*)

La plante la plus active est celle qui fournit l'*ava*. C'est un

piper, nommé *methysticum* par les auteurs (*inebrians*, Virey?).
Cette espèce de poivre ne grimpe point : ses tiges sont fermes,
genouillées et hautes de cinq à huit pieds, et partent de la racine par touffes épaisses. Les feuilles sont très grandes, en cœur.
Les fleurs forment des épis très courts dans l'aisselle des feuilles. La racine est très volumineuse, brunâtre à l'extérieur dans
l'état frais, se dessèche facilement au soleil, et conserve
une couleur parfaitement blanche dans l'intérieur. Les racines
se composent de souches très fortes, d'où partent les autres
jets radiculaires et ligneux. Cette plante se plaît sur les montagnes, dans les lieux les plus abruptes ou sur les pentes rapides. Les naturels en ramassent beaucoup pour fournir quelques
tonneaux de cette racine à des navires anglais qui la portent
en Europe.

Parmi les plantes véritablement remarquables par leur port
et leurs fleurs, on ne peut se dispenser de citer le *Baringtonia*,
houtou ou *tiraoutou* des Taïtiens ; le *Gardenia florida* ou *tiraé* ;
l'hibiscus rose de Chine ou *aoutai*, qui orne les cheveux des
femmes par ses belles fleurs, qu'on utilise aussi en remède pour
les yeux ; le *calophillum inophyllum* ou *toumanou* ; le metrosyderos spectabilis ? Gærtn., ou *pou-a-ra-ta*. (1)

Le *Baringtonia speciosa* embellit les rivages de Taïti, à Papaoa, et ceux de Borabora. Ce superbe arbre ne se trouve que
sur les bords de la mer, où il prend un grand développement
en se ramifiant à l'infini. Ses feuilles sont grandes, coriaces,
d'un vert brillant, ovalaires, éparses, plus nombreuses aux
sommités des rameaux. Les fleurs sont grandes, en faisceau
terminal ou axillaire. Les étamines sont soudées par la base,
leur tiers supérieur est purpurin ; les anthères sont jaunes. Un
tube inférieur donne passage à un long style persistant. La corolle est grande, composée de quatre pétales blancs. Le calice
est persistant, à deux folioles ovalaires. Le fruit est quadrilatère, très gros, renfermant une grosse amande arrondie.

---

(1) Les Taïtiens adoraient un grand nombre de plantes dans leur ancienne
religion. La principale était une fougère, qu'ils vénéraient au point de lui
donner le nom de leur dieu Oro : ils ont encore aujourd'hui conservé
quelque estime pour elle.

Le Gardenia, connu sous le nom de *jasmin du Cap*, fait les délices de nos florimanes par son parfum délicieux ; mais cet arbuste se développe à peine dans nos serres, tandis qu'à Taïti il prend dans les bois la taille de l'*aubépine*, et se couvre de milliers de fleurs suaves, qui embaument l'air et annoncent au loin le voisinage du *tiraé*, que les Taïtiennes affectionnent au point de s'en garnir les lobes des oreilles. Il en est de même de l'*hibiscus rosa sinensis*, dont les corolles, d'une brillante nuance ponceau, servent à faire des couronnes. (1)

Le *toumanou* est un arbre magnifique par son port et son feuillage. Les feuilles sont en effet d'un très beau vert, très entières, et composées de nervures serrées et rangées parallèlement les unes près des autres. Des bouquets de fleurs blanches terminent les rameaux. Le *metrosyderos* est une plante des lieux élevés, et même des sommets des montagnes. C'est un arbrisseau très fourni de branches, garnies de feuilles ovalaires, entières et coriaces. Les fleurs sont terminales, réunies plusieurs ensemble pour former des pompons d'un rouge éclatant. Il y en a beaucoup sur la pente déclive de la montagne de l'arbre, du côté de la mer.

Parmi les produits commerciaux et utiles qu'un navire européen trouverait à Taïti et dans les îles environnantes, on doit citer, 1°. l'*huile de cocos*. Cette huile prend une odeur de rancidité insoutenable, due à l'imperfection des moyens qu'on emploie pour la fabriquer : on pourrait, en la purifiant, atténuer ce principe. 2°. *Fécule d'arrow-root*. Cette fécule est principalement utilisée par les Anglais, qui en font une consommation prodigieuse, et qui l'emploient dans toutes les maladies consomptives en place de salep. 3°. Racine d'*ava*. L'usage de cette racine n'est pas encore connu en France ; mais on s'en

---

(1) *Plantes usuelles inconnues: Piripiri*, graminée dont la paille sert à faire de jolies pagnes. *Oracaoua* : c'est un arbre dont l'écorce est textile ; les feuilles sont entières et lancéolées : peut-être l'*urtica argentea* de Forster ? *Apeoa*, sorte d'arum très grand, dont on mange les racines. *Aoutaraa*, fruit rouge, d'un bon goût, analogue à la prune, dont les feuilles sont coriaces, ovalaires et entières (mirobolan ?). *Moou*, graminée dont la paille est très fine, et sert à faire des chapeaux. *Roa* : on en fait d'excellentes cordes.

sert beaucoup en Angleterre comme remède stimulant. 4°. La *pêche des perles*. Objet lucratif et qui ne nécessiterait que des déboursés bien faibles, puisqu'on paie les plongeurs par échanges, et qu'il s'agit de passer dans diverses îles, indiquer le jour où l'on doit revenir, prendre le fruit des pêches auxquels les naturels se sont livrés dans l'intervalle. La nacre des huîtres a déjà par elle-même une valeur réelle. 5°. L'*écaille de tortue*. Ce reptile ovipare, nommé *ehonou*, est tellement commun dans les îles de la Société, qu'on pourrait tirer un parti avantageux de son écaille (1). 6°. Le *porc salé*. On pourrait ainsi compléter ses vivres de campagne, en même temps que les barils de réserve seraient avantageusement vendus au profit de l'armateur. Il faudrait apporter le sel d'Europe, et quelques barils excédant ceux de la campagne, en bottes. 7°. On pourrait tirer quelque peu de *sucre* et de *coton*; mais ces deux articles, encore insignifians, ne peuvent toutefois être mis en ligne de compte. 8°. Il est permis de spéculer sur l'économie qui résulterait, pendant le séjour, des vivres ou provisions de bord, parfaitement remplacés par les racines et les fruits du pays, et l'avantage qu'on aurait d'obtenir les belles fécules de *taro*, d'*arrow-root*, de *pya*, etc.

Enfin il serait utile de s'occuper d'une neuvième branche, ou de la pêche des *trépangs* ou holothuries. L'espèce nommée *priape marin*, et qui est si recherchée en Chine et dans les îles soumises aux habitudes malaises, où on la nomme *siala*, se trouve en grande abondance sur les récifs de l'île d'O-taïti. La préparation des trépangs est peu connue en France ; elle est cependant peu difficile à pratiquer, puisqu'il s'agit simplement de faire dégorger les holothuries dans de l'alun en poudre ou dans de la chaux, d'en enlever l'épiderme, et de soumettre ce zoophyte ainsi préparé à une légère ébullition, puis de le dessécher sur des claies à la chaleur solaire. Lorsqu'il est bien sec on le tasse régulièrement dans des barils. Le *pikoul* de cette substance se vend jusqu'à 45 piastres.

Le climat d'O-taïti a été regardé, par quelques voyageurs, comme très salubre et exempt de maladies endémiques ou pro-

---

(1) L'écaille se vend quinze piastres la livre aux Moluques.

près au sol. Cet énoncé n'a pu être établi que d'après des observations superficielles et peu rigoureuses, et nous pouvons affirmer que cette île, sans être malsaine, n'offrirait point un séjour exempt de dangers pour la santé des Européens qui s'y fixeraient, de même que les influences du climat ne ménagent point la race qui l'habite. Comment en serait-il autrement d'ailleurs, sous un ciel dont la température est chaude et humide, le sol frais et constamment humecté, dans des maisons sans parois latérales closes, et dont le sol n'est recouvert que d'un peu de paille? L'abondance des fruits et des racines alimentaires rendent la vie facile et abondante, mais l'ichthyophagie serait-elle sans inconvéniens?

La première preuve d'ailleurs qu'on puisse citer, comme corroborant cette opinion, est le petit nombre de vieillards qui atteignent une carrière avancée. En général les exemples de longévité sont très rares.

Les Taïtiens, avant l'arrivée des Européens, connaissaient une sorte de médecine qu'ils appelaient *erapao maï* (qui guérit). Leurs médecins appartenaient à la classe inférieure des prêtres et se nommaient *Erao*. Souvent aussi c'étaient des guerriers qui faisaient marcher de front l'art de faire des blessures et l'art de les guérir. Quelques uns de ces nouveaux machaons jouissaient d'une grande réputation. Cependant la plupart des chefs de famille exerçaient eux-mêmes ce pieux ministère, et ils connaissaient un grand nombre de plantes qu'ils allaient recueillir dans les montagnes et dont ils exprimaient le suc pour en faire des remèdes. Toutefois leurs connaissances ne furent jamais très étendues ni bien positives, et ils avaient fréquemment recours à des superstitions ou à l'invocation des idoles du *Moraï*.

La chirurgie était simple chez ces insulaires. Ils abandonnaient aux seuls soins de la nature, les plaies qui résultaient de leurs combats fréquens avec leurs voisins. Rapprocher les bords d'une plaie, la préserver du contact de l'air, était toute leur science; et, par ce moyen, sur lequel est fondée aujourd'hui la saine théorie des Européens, ils obtenaient du temps une guérison durable. Nous vîmes quelques naturels, un peu âgés, porteurs de larges cicatrices, résultat des profondes blessures que produisait le choc des javelines, des massues ou des haches de pierre. Mais il est probable que le plus grand nombre des blessés périssait, soit par les hémorrhagies subséquentes, soit par la suppuration énorme qui venait à les épuiser. On nous indiqua, dans l'île de Borabora, voisine de Taïti, un naturel qui jouissait d'une grande réputation comme guerrier et comme habile dans l'opération du trépan. Nous eûmes le regret de ne pouvoir converser avec ce naturel qui habitait l'autre côté de l'île. Il nous avait fait promettre une collection des instrumens qu'il s'était fabriqué lui-même ; mais il ne tint pas parole. Il se vantait d'avoir trépané plus de deux cents hommes dans le cours entier de sa vie. Il paraît qu'il pratiquait cette opération lorsque quelques coups avaient intéressé le crâne ; et, d'après l'ancienne manière de se battre des insulaires, c'était la partie le plus ordinairement affectée. Aurait-on pensé trouver, au milieu des peuplades peu civilisées de la mer du Sud, la pratique (sans doute grossière) d'une opération si souvent infructueuse dans les mains des plus habiles chirurgiens d'Europe ?

La race qui habite Taïti est composée d'hommes bien faits, dont les formes sont dessinées avec régularité, et cependant on trouve parmi eux un grand nombre de bossus. En assistant à la grande assemblée qui se tient annuellement à Papaoa, dans le district de Pari, nous y observâmes plusieurs Albinos dont la teinte d'un blanc fade, les cheveux blonds-rouges, relevaient mal des traits empreints d'idiotisme.

Presque tous les jeunes gens ont la figure et le corps couverts de boutons, signe le moins infaillible de l'effervescence de leur sang. Il en était de même des filles, et les deux sexes présentaient fréquemment des furoncles ou de larges plaques dartreuses sur le corps. Beaucoup d'enfans ont des scrophules, ou les adolescens en portent les stigmates.

Parmi les maladies internes, la dysenterie tient le premier rang ; mais ses symptômes ne revêtent point une forme alarmante. Elle paraît due à l'abus des fruits mucilagineux ou acidules, que ne manquent point de commettre les marins arrivant de la mer. On observe aussi diverses fièvres, quelques vomissemens cholériques et des obstructions viscérales que présentent surtout les jeunes enfans.

La maladie la plus ordinaire et qui mérite le plus de fixer un instant notre attention, est l'éléphantiasis. Il est étonnant que les premiers navigateurs ne l'aient point mentionnée. Il est peu probable, sans doute, que son développement soit récent ou ait été précédé de la syphilis, d'après une opinion reçue. Quoi qu'il en soit, un grand nombre d'habitans en sont atteints, et on ne peut se dispenser de considérer l'origine de cette maladie comme découlant de plusieurs sources que nous croyons devoir attribuer à diverses causes :

1°. L'ichthyophagie : cette nourriture porte son action sur la peau; d'après des faits positifs, on est autorisé à regarder la lèpre comme plus fréquente chez les peuples pêcheurs. L'éléphantiasis n'est qu'une modification de la lèpre, et il n'est pas étonnant d'ailleurs que l'habitude de manger des poissons crus n'ait une action nuisible sur le système cutané.

2°. L'habitude de coucher sur des nattes simplement jetées sur le sol, dans des cabanes non garanties des injures du temps par des murailles latérales. On s'accorde, en effet, à regarder l'humidité comme suffisante pour procurer aux nouveau-nés un endurcissement du tissu cellulaire, appelé plus particulièrement *scleréme*, et cette affection n'est pas sans analogie avec celle qui nous occupe. Le corps des naturels, par une atmosphère échauffée, est dans un état de moiteur habituelle que refroidit la fraîcheur du sol, pendant le sommeil, ou les averses de la saison pluvieuse; et les chefs, pour s'en garantir, sont les seuls qui possèdent des lits élevés au-dessus du sol.

3°. Le genre de nourriture, l'usage ordinaire des fruits farineux, et pour boisson le lait de coco, finissent par débiliter l'estomac.

4°. Enfin, l'espèce de connexion qui existe entre cette affection, les scrophules et les maladies vénériennes intenses et invétérées. En effet, que la syphilis ait été importée ou non, anciennement ou à une époque moderne, toujours est-il vrai qu'elle paraît y avoir fait de grands ravages et qu'elle y a laissé des traces profondes. Il n'y aurait rien d'impossible que l'éléphantiasis, encore mal connu, ne dût sa fréquence ou ses progrès à une dégénérescence des individus issus de parens vénériens. Cependant, il faut avouer que peu de probabilités ne légitiment essentiellement cette quatrième assertion.

L'éléphantiasis est tantôt général ou plus communément partiel. Il atteint également les membres supérieurs ou les inférieurs, un seul ou plusieurs. Aucun âge n'en est exempt ; et, quoique les hommes un peu âgés présentent cet état morbide le plus ordinairement, on trouve des enfans en bas âge et des adolescens qui en sont atteints. Des Européens résidant depuis long-temps dans les pays l'ont également contracté ; mais nous ignorons si les femmes échappent à ce genre de maladie : seulement, nous n'en avons rencontré aucun exemple.

Le début de l'éléphantiasis n'offre rien de particulier. Le gonflement du tissu cellulaire est lent dans son accroissement et successif dans sa marche que rien n'arrête. Il n'y a point de changement dans la couleur de la peau. Les malades ne ressentent point de douleur, mais seulement de la rigidité dans la partie lésée. Les extrémités inférieures sont plus communément affectées ; alors, elles se déforment et finissent par offrir exactement l'aspect de la jambe grossière de l'éléphant. Le voisinage des articulations éprouve toujours, par la rigidité des tendons et des membranes qui les entourent, une plus grande tension. Aussi le tissu cellulaire supérieur, plus lâche, retombe en bourrelets saillans sur ces mêmes articulations qui paraissent alors étranglées. Le pied, par l'endurcissement du tissu qui forme une gaîne aux tendons, prend plus de largeur qu'il n'a de longueur, et il semble que les doigts du pied n'existent plus, parce qu'ils sont empâtés dans cette masse déformée. Nous avons rencontré plusieurs Taïtiens ayant un seul bras éléphantiasé. Ils jouissaient des mouvemens de préhension avec une liberté aussi grande que celle du membre sain. Un grand nombre en étaient atteints aux deux jambes, ou à une seule. Ils marchaient avec aisance et grimpaient à bord aussi-bien que les autres naturels. Le plus grand développement du gonflement se trouvait au pied et diminuait successivement jusqu'aux genoux, ou un peu au-dessus. De nombreux bourrelets couvraient seulement leur surface dans l'état ordinaire, et la circonférence du membre avait de 18 à 20 pouces. La peau, dans les premiers temps, est lisse ou seulement écailleuse ;

mais lorsque l'éléphantiasis est parvenu à un état avancé, la surface se couvre de végétations charnues plus abondantes vers les orteils, où ils imitent des paquets de verrues; souvent de larges ulcérations en couvraient divers points.

Nous avons vu, à Borabora, un jeune homme de seize ans, présentant l'éléphantiasis au *summùm*. Il avait les jambes et les cuisses prises, et le gonflement du tissu cellulaire s'étendait jusqu'à l'abdomen. Les bras, jusqu'aux doigts, étaient également affectés; sa figure était boursouflée, son regard fixe était empreint d'idiotisme; jouissant et exerçant ses fonctions habituelles, ce sujet avait un grand appétit.

Nous avons eu également occasion de voir des enfans à la mamelle atteints d'endurcissement du tissu cellulaire, analogue à l'éléphantiasis, dont il est peut-être le premier symptôme. Cet état est généralement mortel, parce qu'il se complique d'obstructions des viscères. Un, entre autres, dévoré par le marasme, offrait ces divers états pathologiques parfaitement caractérisés.

Peut-être que cette maladie, prise au début, serait susceptible d'être guérie par une médication tonique et ïatraleptique, c'est-à-dire principalement par l'usage de fomentations diverses, aidées en même temps par des bandages roulés, bien faits. Les Taïtiens ont une sorte de vénération pour ceux qui sont atteints de cette maladie, qu'ils nomment *févée*. Ils semblent avoir une pitié raisonnée sur cet état que tous redoutent beaucoup et qu'ils ne cherchent point à combattre. Le seul moyen prophylactique que les vieillards emploient consiste à se *ficeler* la jambe, en l'entourant de cordes, qui prennent aux chevilles et vont jusqu'au genou, en faisant une douzaine de circonvolutions. Ce procédé ne paraît pas devoir être très efficace; car rien n'empêche que les espaces libres ne puissent s'engorger.

Une autre maladie trop commune, relativement à sa gravité et aux infirmités qu'elle amène avec elle et qui tient de bien près à l'éléphantiasis, dont elle paraît descendre, est l'engorgement squirrheux des testicules, qui prennent un volume énorme et offrent toutes les apparences, sinon la réalité, d'un hydro-sarcocèle démesuré.

M. Crook, missionnaire à Taïti, dans le district de Papiti, nous montra un cas de ce genre, très curieux par l'immense développement que la tumeur avait pris. Depuis, nous en avons vu plusieurs cas, un, entre autres, sur la personne d'un Espagnol, nommé Antonio Pantoya, qui, prisonnier à bord d'un navire anglais, fut laissé dans l'île il y a une trentaine d'années. Sa maladie avait fait de rapides progrès, et le scrotum touchait presque le sol lorsqu'il marchait, ce qu'il faisait avec assez de facilité. M. Garnot devait donner l'observation relative à cet homme. Celui que nous avons visité présentait un état encore plus pitoyable : il se nommait *Ha-u-rao*, naturel de l'île, habitant le voisinage de la pointe de Taoni.

Sa maladie datait de quatre années; le scrotum était distendu outre mesure; le pénis était enseveli dans la masse de la tumeur, et l'ouverture sinueuse du canal de l'urèthre aboutissait à sa portion centrale. Le diamètre transversal, mesuré exactement, donna 5 pieds 6 pouces dans la circonférence, et la tumeur avait, de sa base au pubis jusqu'au sommet, une longueur de 2 pieds 8 pouces 6 lignes, tandis que sa circonférence, à son pédicule, était de 2 pieds et demi. Cette tuméfaction gigantesque était saine dans la plupart de ses points; seulement des ulcérations couvraient le rebord inférieur; des veines très grosses sillonnaient la masse qui exhalait une odeur fétide. L'homme atteint de cette maladie était d'une constitution athlétique, et l'appareil gastrique jouissant de la plénitude de ses fonctions; seulement de temps à autre, il avait des mouvemens fébriles légers, annoncés par des frissons. La maladie, lente dans sa marche, lors de son développement, faisait depuis des progrès rapides. Le sujet ne pouvait plus se lever de dessus sa natte; et, pour montrer sa tumeur, il la soulevait en grand avec ses bras. Du reste, indifférent sur son état, attendant la mort comme le terme de ses souffrances, il plaisantait sur sa triste position.

Nous avons dessiné cet état morbide, que les Taïtiens nomment *eoua*; mais ces cas remarquables ne sont pas rares dans cette île; et l'oncle du roi, *Méoré Fara Pomaré*, qui vint nous visiter dans sa pirogue, ne put en sortir, et y était placé par ses serviteurs, parce qu'il portait une tumeur de ce genre.

La petite-vérole règne parfois à O-taïti : MM. Wilson et Crook nous demandèrent du vaccin; mais nous eûmes le regret de ne pouvoir leur communiquer ce bienfaisant préservatif.

Une remarque que nous avons eu occasion de faire, montre combien le climat de Taïti est peu propre à la guérison des plaies. Un grand nombre de matelots, en marchant sur les coraux les pieds nus, se firent de légères blessures; d'autres, et surtout des officiers, en allant à la chasse, eurent les parties nues coupées par une herbe très tranchante, analogue à nos carex, appelée *piripiri*. Toutes ces petites plaies qui intéressaient à peine le derme, et qui n'étaient que des égratignures, s'enflammèrent et suppurèrent, et n'étaient point encore guéries un mois après notre départ par des latitudes plus sud.

La maladie dont il nous reste à parler est la syphilis, nommée *etouna* par les Taïtiens. Il nous sera permis d'entrer dans quelques détails pour réfuter les assertions hasardées consignées dans les voyages anglais, qui souillent trop fréquemment leurs pages par des calomnies grossières, dont le silence ne doit pas toujours faire justice.

Ce terrible fléau, dont on attribue l'importation en Europe lors de la découverte de l'Amérique, a été l'objet de scandaleux litiges entre les navigateurs anglais et français, qui se reprochèrent, dans les ouvrages écrits, d'en avoir empoisonné les heureux insulaires des îles de la Société. Cook, plein de ces aveugles préventions nationales qui ternissent les plus beaux caractères, n'a pas craint d'attribuer au voyageur *Bougainville*, et par suite à la France, l'introduction à Taïti de la syphilis. Il est fort heureusement loin de nous le temps des ténèbres et de l'ignorance qui firent nommer et consacrer, par des nations rivales et haineuses, le nom de *morbus gallicus* à une infirmité nouvelle et terrible que l'armée française contracta, il est vrai, au siége de Naples, mais lorsque tout le Midi en était déjà infecté!

Voici au reste ce qu'on lit dans le *Voyage autour du Monde* du capitaine Wallis (t. II, p. 162 et suiv., Coll. d'Hawkesworth).

« Il est certain qu'aucun de nos gens n'y contracta la ma-
« ladie vénérienne ; comme ils eurent commerce avec un grand
« nombre de femmes, il est extrêmement probable qu'elle n'était

« pas répandue dans l'île. Cependant le capitaine Cook, dans
« son voyage sur *l'Endeavour*, l'y trouva établie. *Le Dauphin*,
« *l'Étoile* et *la Boudeuse*, commandés par M. de Bougainville,
« sont les seuls vaisseaux connus qui aient abordé à O-taïti.
« C'est à M. de *Bougainville ou à moi*, *à l'Angleterre ou à la*
« *France* qu'il faut reprocher d'avoir infecté, de cette peste
« terrible, une race de peuples heureux. Mais j'ai la consola-
« tion de pouvoir disculper, sur cet article, d'une manière évi-
« dente, et ma patrie et moi. »

Voilà une accusation qui est positive, et, pour se défendre,
M. Wallis ne craint pas d'étaler toutes les précautions qu'il a
prises pour s'enquérir de ceux qui étaient atteints de syphilis. Il
affirme que nul vénérien n'existait à bord; nous voulons bien l'en
croire sur parole, mais il nous est permis de douter, connaissant
parfaitement combien les marins sont philanthropes dans leurs
écrits, mais très peu dans la pratique. Le certificat que M. Wallis
remit si pompeusement à l'amirauté aurait bien pu être dressé
au retour du capitaine Cook, qui dit dans son premier voyage,
t. II, p. 510, édit. in-4° :

« Il est certain que *le Dauphin* (capitaine Wallis) et *l'En-*
« *deavour*, et les deux vaisseaux commandés par M. de Bou-
« gainville, sont les seuls bâtimens européens qui avaient *abordé*
« à O-taïti, et ce sont les Anglais ou les Français qui y ont
« apporté cette maladie. Le capitaine Wallis s'est *justifié* sur cet
« article, dans la relation de son voyage, et *il est sûr* que
« lorsque nous arrivâmes dans l'île elle y avait déjà fait les
« ravages les plus effrayans. Un de nos gens l'y contracta cinq
« jours après notre débarquement, et nos recherches à cet
« égard, lorsque nous *entendîmes* la langue d'O-taïti, nous
« firent *connaître* que les insulaires en étaient redevables aux
« vaisseaux qui avaient mouillé sur la côte orientale de l'île
« *quinze mois* avant notre arrivée. »

Plus bas Cook dit : « Nous avons cependant lieu de croire
« qu'ils ont trouvé un spécifique contre ce mal; pendant notre
« séjour dans l'île, nous n'avons vu aucun O-taïtien chez qui
« elle eût fait de grands progrès. »

D'après cet énoncé, si positif en apparence, ne serait-on
pas porté à croire que les faits avancés par les deux marins

anglais sont hors de doute ? Cependant sur quoi reposent-ils ?

1°. Sur ce que Wallis et de Bougainville sont les premiers qui aient abordé à Taïti?

Ce fait est inexact. Plusieurs marins espagnols partis de Lima même après Quiros, qui, le premier, découvrit Taïti, relâchèrent dans cette île; et quoique l'opinion universelle considère l'Amérique comme le berceau de la syphilis, on doit bien se garder d'en attribuer l'importation aux navigateurs espagnols.

2°. Faudra-t-il croire sur parole le capitaine Wallis, et le récit de M. de Bougainville n'est-il pas aussi digne d'être cru lorsqu'il y dit, t. II, p. 16, 2ᵉ édit. :

« C'est avec tout aussi peu de fondement qu'ils nous accusent « (les Anglais) d'avoir porté aux malheureux Taïtiens la ma- « ladie que nous pourrions peut-être plus justement soupçonner « leur avoir été communiquée par l'équipage de M. Wallis. »

Plus loin, le navigateur français dit, p. 134 : « Dans le « même temps il se déclara, sur les deux navires, plusieurs « maladies vénériennes prises à Taïti. Elles portaient tous les « symptômes connus en Europe. Je fis visiter Aotourou, il en « était perdu ; mais il paraît que dans ce pays on s'inquiète « peu de ce mal. »

3°. Depuis la sortie du détroit de Magellan, des frégates françaises, en janvier 1768, jusqu'au 6 avril, qu'elles abordèrent à Taïti, les maladies vénériennes qui auraient existé à bord se seraient guéries d'elles-mêmes, par l'influence seule du temps et de la chaleur, à moins de complications graves, et il n'est pas probable qu'on n'y eût pas remédié immédiatement. Bougainville ne s'est jamais plaint, dans cette traversée, que de quatre scorbutiques qu'il eut en février.

4°. L'assertion du capitaine Cook ne tombe-t-elle pas d'elle-même lorsqu'il dit n'avoir vu aucun Taïtien chez qui elle ait fait de grands progrès, et qu'il pensait qu'ils avaient trouvé un spécifique ? Comment concilier ce que l'on trouve dans le journal du lieutenant Walts du navire *Lady Penrhym*, qui avait fait partie de la troisième expédition de Cook, et retourna à Taïti en 1788? il s'exprime ainsi : « Un grand nombre de « naturels avaient été emportés par la maladie vénérienne, fruit

« de leur commerce avec les équipages de la *Résolution* et de la
« *Découverte* : les femmes, surtout celles de la troisième classe,
« n'étaient pas encore guéries, etc., etc. »

5°. Le rapport des naturels qui dirent l'avoir reçue des navires mouillés dans l'Est, ne dit point que c'est de telle ou
telle nation. Les naturels sont aussi portés à attribuer aux Européens les épidémies qui les moissonnent de temps à autre,
et M. Wilson nous a plusieurs fois dit qu'ils attribuaient à Vancouver l'importation de la dysenterie qui y fit de grands ravages quelque temps après le passage de ce navigateur.

6°. Enfin en laissant au lecteur à asseoir son jugement, en
ne mettant sous ses yeux que des faits, nous ne pouvons nous
empêcher de blâmer la légèreté des rapports des voyageurs
qui ne devraient pas adopter sans examen ces opinions ex-
trêmes qu'on peut tolérer chez de vulgaires matelots, mais
jamais chez des chefs d'expédition. Quelques voyageurs anglais (1) paraissent oublier que le premier devoir de l'historien
est l'impartialité et la décence qu'on doit surtout conserver
envers les nations et même envers les hommes. Aux yeux de
l'humanité d'ailleurs, Cook, Wallis et autres se croyaient-ils
exempts de tout reproche?

Nous reviendrons sur ces allégations d'un patriotisme aveugle, en parlant de la petite-vérole, dont l'importation à la
Nouvelle-Galles est attribuée à La Pérouse, etc., etc.

On serait tenté de considérer la maladie vénérienne comme
indigène chez les Taïtiens, et comme le résultat de l'abus des
jouissances chez un peuple sensuel et libidineux ; ce qui sem-
blerait l'indiquer est le remède qu'ils ont trouvé immédiatement, remède fourni par une espèce de poivrier ; l'on sait que
plusieurs plantes de ce genre sont usitées comme sudorifiques
en Amérique, aux Indes, et dans plusieurs autres îles de la
Polynésie.

Les missionnaires attribuent l'abâtardissement de la race
taïtienne à la syphilis, qu'ils assurent avoir été apportée par
des navires européens. Les hommes sont encore cependant
remarquables par la beauté de leurs formes et de leur physio-

---

(1) Barrow entre autres, le plus acharné ennemi du nom français.

nomie. Les femmes seules perdent à avoir été trop flattées daus leur portrait ; mais l'abus des jouissances, une maternité précoce, peuvent bien enlaidir leurs traits. Quant à l'éléphantiasis et aux scrophules, que les premiers voyageurs ne mentionnent point, ces deux infirmités ne nous paraissent pas dues à la dégénérescence vénérienne, et il est probable qu'on sacrifiait autrefois, sur les autels des Moraïs, les hommes qui en étaient atteints.

Malgré que la syphilis soit aujourd'hui commune à Taïti, personne à bord ne l'y contracta. Nous vîmes seulement quelques naturels qui en étaient atteints, et il est juste de dire que les craintes que leur inspirent les missionnaires ont mis un frein salutaire à la débauche qui caractérisait ce peuple. Les femmes converties au christianisme n'en sont pas plus chastes toutefois, car malgré une surveillance active des agens des missionnaires, elles se rendaient à bord pendant la nuit, en joignant la ruse et la dissimulation à leurs intrigues, et faisaient des lieues à la nage pour mieux voiler leurs amoureux projets.

Comme on a des preuves assez probantes de l'importation de la syphilis aux îles des Amis, Sandwich, Marquises, à la Nouvelle-Zélande, etc., etc., et qu'elle est due aux Européens, on doit être tenté alors de regarder cette maladie comme introduite à Taïti par la même voie. Ce n'est pas d'ailleurs l'unique fléau que ces peuplades, heureuses à leur manière, auront reçu des peuples civilisés. Incapables d'apprécier les bienfaits d'une haute civilisation, elles n'en ont pris jusqu'à ce jour que des vices et des habitudes pernicieuses.

Aujourd'hui la syphilis ne fait point de ravages dans les îles de la Société, et notamment à Taïti. Le régime essentiellement doux des habitans qui ne vivent que de fruits et ne boivent que des émulsions de coco (1); la fréquence des bains, la température également élevée du climat; l'indolence qui,

(1) Nous avons cependant remarqué depuis que le lait de coco, dans les gonorrhées, occasionnait de vives cuissons dans le canal de l'urèthre, lorsque l'écoulement n'en procurait plus depuis long-temps, et que celui-ci devenant plus abondant, acquérait la propriété de tacher fortement le linge en noir.

chez eux, s'oppose à la fatigue, ajoutez à cela la possession d'un remède actif, en sont la médication la plus active et la plus efficace.

Les Taïtiens font en effet facilement disparaître les affections vénériennes, en employant une boisson aqueuse de racine d'ava, qui les enivre pendant vingt-quatre heures. A cette ivresse succèdent des sueurs abondantes et continues pendant trois jours. Pendant ce temps le malade borne ses soins à ne pas sortir de la cabane et à essuyer la transpiration qui ruisselle de son corps; quelques jours après cette première administration, il renouvelle ce moyen thérapeutique, et il est rare qu'il ne déracine pas le mal.

L'ava agit aussi puissamment que le gayac, la squine, la salsepareille, dans les climats qui les produisent, et qui aident leur effet, tandis que ces substances perdent de leur efficacité dans ceux que nous habitons. L'ava sert encore à purifier les Taïtiennes de leurs relations journalières avec les navires qui y relâchent.

Par une analogie expérimentale fort remarquable, l'ava se retire à Taïti du *piper methysticum*, et on sait que des boissons usitées dans des cas analogues sont faites avec le *siriboa*, à Amboine; les *piper amalago* et *inæquale*, au Mexique; le *cubèbe*, à Java; le *piper nhandi* à Cayenne, etc., etc., etc.

Pour obtenir l'ava on emploie seulement la racine de poivrier. Elle est d'un volume prononcé, ligneuse, grise à l'extérieur et très blanche intérieurement, où les fibres forment un rayonnement du centre médullaire à la circonférence. Sa saveur est âcre, aromatique, se dissipant un peu par la vétusté. Les Taïtiens la font infuser dans l'eau, puis subir une légère fermentation avant de l'employer. Les Anglais, qui l'ont introduite dans leurs officines, la recherchent pour en faire des teintures alcooliques qu'ils estiment beaucoup pour la guérison des rhumatismes chroniques.

La fécule d'arrow-root se retire à Taïti du *pya* ou *tacca pinnatifida*. On lui reconnaît la propriété de substanter les organes affaiblis des personnes en convalescence, à la suite de maladies graves. Les Anglais estiment singulièrement la fécule de cette racine tubéreuse et la préfèrent au salep et au sagou;

aussi les missionnaires ont-ils imposé pour tribut aux naturels une certaine quantité de cette matière, qu'on retire aux Indes et aux Antilles de la racine d'un *maranta;* tandis qu'à Taïti c'est une plante d'un autre genre, mais commune d'ailleurs dans toutes les îles de la mer du Sud et aux Moluques. La fécule de pya est très blanche, onctueuse au toucher, et sert à faire des bouillies qu'on emploie surtout à la fin des dysenteries chroniques.

Le *pouai* ou *convolvulus pes capræ* donne une résine purgative assez analogue au jalap. Cette plante est très commune dans l'île, ainsi que le ricin (*ricinus palma-christi*) et l'*aleurites triloba*, susceptibles d'être utilisés en médecine.

1. Fièvre éphémère 4. Blessures. 1. Panaris. 13. Furoncles. 1. Plaie contuse sur la tête.

Observations. On remarquera la multiplicité des furoncles qui se développèrent parmi l'équipage pendant cette relâche.

§. XIII.

SÉJOUR A BORABORA (ARCHIPEL DE LA SOCIÉTÉ).

Du 25 mai 1823 au 9 juin suivant.

L'île de Borabora (1) ressemble complétement à O-taïti. Ce sont les mêmes productions, les mêmes habitans, les mêmes circonstances atmosphériques. Tout le système d'îles qui constitue ce que nous nommons archipel de la Société présente en effet une parfaite identité de création. Les détails que nous venons de donner plus haut sur O-taïti sont applicables à l'île qui nous occupe.

Borabora, mal à propos nommée *Bolabola* par d'anciens navigateurs, est, malgré sa petite étendue, extraordinairement pittoresque. Ses sites, très accidentés, sont remarquables par leur variété et par la richesse de la végétation, le luxe et le développement du feuillage, la teinte diversement foncée de la

_____

(1) Cette île gît par 16° 30' de lat. S., et 154° 5' 56" de long. O.

verdure. Elle n'est distante d'O-taïti que d'environ quarante
lieues. Un immense récif qui peut avoir sept lieues de tour
l'enceint d'une barrière de corail, sur laquelle s'élèvent quelques motous verdoyans, tels que *Toubouai*, *Toubouai-iti*,
Motou-iti, et *Tenahiroa*. Les rivages en dedans de la chaîne
extérieure des bancs de polypiers sont morcelés par de nombreuses baies, rétrécissant et découpant profondément la surface de l'île, qui ne se compose, à bien dire, que d'une montagne solitaire et conique, dont les flancs se prolongent sur les
côtés en arêtes déclives et sinueuses. Cette haute montagne est
un volcan éteint, dont le cratère est en partie affaissé vers le
rivage, et a formé une portion de la baie de *Beula*, seul lieu
où les naturels aient réuni leurs cabanes pour en composer un
village.

Pendant la durée de notre séjour (du 25 mai au 9 juin) les
vents soufflèrent de l'est en variant au nord-est et à l'est-sud-
est. Un seul jour nous eûmes une brise très violente du sud-
ouest. Les vents les plus ordinaires étaient entremêlés de
calmes, et venaient du nord-ouest, de l'ouest-nord-ouest ou
du sud-ouest, et n'avaient qu'une courte durée. Les brises de
l'est-sud-est descendaient fréquemment par raffales des flancs
du mont Paya. Le médium du thermomètre fut de 28 pieds
1 pouce 6 lignes, et celui du baromètre de 29° centigrades à midi, et 28° à minuit. Une seule fois, il marqua 24°
et deux fois 25°. La température de l'eau était, à midi, de
27 à 28° et baissait dans la nuit suivant la force de la
brise. L'hygromètre à cheveu ne marqua qu'une fois 95°
et indiqua communément 101°, et jusqu'à 106 et 110° à deux
fois différentes.

La baie de Borabora, nommé *Beula* par les habitans, est
vaste et bien abritée de toutes parts, excepté peut-être aux
vents du sud, qui soufflent avec force dans l'hivernage, et qui
passent au-dessus des pointes de Daïly et de la petite île de
Toubouai-iti. Un canal étroit, bordé de récifs à fleur d'eau,
y conduit en venant du large, et est traversé par des courans
d'autant plus forts que son étendue est plus étroite. Le mouillage se trouve être à une demi-encablure du village, sur un
fond de corail recouvert de sables madréporiques; il est abrité

par la montagne centrale, ou *Paya*, dont les flancs s'élèvent si perpendiculairement, que, vus de cette partie, ils semblent être taillés à pic. A ses pieds, et sur le rivage bas et au niveau de la mer du pourtour de la baie, sont de loin en loin établies les cabanes des naturels, séparées chacune par des plantations d'arbres à pain, et entourées de bosquets d'autant plus gracieux, que la nature en a fait tous les frais. Ce village peut contenir environ mille cinquante habitans, et son étendue n'a pas moins d'un mille : il est composé de deux districts nommés *Wuatéi* et *Taamoutou*, et gouvernés chacun par un roi : Téfaora possède le premier, et Mai le second..

Ainsi Borabora se compose d'une montagne volcanique centrale, d'un terrain plat qui y est adossé, d'îles basses ou *motous*, et de récifs à peine recouverts par la surface de la mer. Le paysage, vu de la rade, est un des plus gracieux qu'on puisse imaginer ; et, pour peu qu'on soit favorisé par un de ces beaux jours des tropiques, son aspect, résultant d'un mélange de pitons volcaniques nus et décharnés et de sites verdoyans, est enchanteur. Des forêts de cocotiers, dont les parasols de verdure, balancés par les brises du large, servent de dôme impénétrable au soleil, couvrent les îles basses ou motons ; des bancs de récifs forment sous l'eau des labyrinthes peuplés de madrépores et de zoophytes qu'ornent les plus riches couleurs. La mer contribue elle-même à l'embellissement de ce tableau, lorsque le calme règne sur sa surface légèrement onduleuse, ou lors même qu'agitées, ses vagues viennent heurter contre les roches animalisées, et jaillir au loin en gerbes écumeuses. La blancheur du sable qui couvre les grèves, la verdure sombre des baringtonia qui croissent seulement sur les rivages, les feuilles larges et découpées des arbres à pain achèvent d'embellir cette scène d'une nature vierge et imposante. La montagne centrale de Borabora donne naissance à de petites chaines de collines qui s'irradient sur divers points, et notamment la première au nord-nord-est ; la seconde court du sud au sud-ouest, et la troisième se dirige de l'ouest à l'ouest-nord-ouest, en se terminant à la baie de Fanoüi. Son élévation est d'environ six cent dix-sept toises ; ses flancs, très abruptes, sont composés d'assises épaisses, d'une belle dolérite, formant des murailles hautes de près de cinquante pieds, et qui sont çà et là complétement nues et le plus souvent à l'endroit où les assises reposent l'une sur l'autre, recouvertes d'une abondante végétation. Son sommet déchiré est couronné par deux pitons, dont l'un, d'une nudité repoussante, a plus de deux cents pieds d'élévation. La pyramide qu'il forme repose sur une base étroite, et sa surface noircie et fendillée présente partout le trachyte à nu.

Nous terminerons le tableau physique de Borabora par une esquisse historique sur le cocotier. Ce palmier, si abondant sur les îles océaniennes, paraît être directement lié à l'existence de l'homme : partout où il existe sur les îles basses, on est assuré que l'espèce humaine s'y est établie, et qu'elle a bâti sa cabane sous la protection de son parasol de verdure. Le cocotier est le végétal océanien par excellence, et bien qu'il semble former une écharpe autour du globe dont les limites se trouvent être les deux tropiques, il ne se montre que d'une manière secondaire dans l'ancien monde et dans le nouveau. Il ne croît jamais que sur le littoral des contrées situées entre les tropiques : il a besoin, pour vivre, d'une atmosphère marine et chaude; partout ailleurs, il végète sans vigueur et sans grâce. Mais dans les îles innombrables de la Polynésie et de l'Océanie, dans celles surtout qui s'élèvent à peine au-dessus des vagues, il paraît être dans sa patrie de prédilection, et forme des forêts délicieuses que l'œil du navigateur contemple de loin avec une satisfaction que rien n'égale.

Décrit dans presque toutes les relations des voyages nautiques, le cocotier a reçu des marins le titre de *roi des végétaux*. Son utilité est immense, et tout en lui est formé pour les premiers besoins de l'homme. Ses immenses stipes, composés de fibres longs et tenaces, servent, aux Indes, de ponts sur les ravines et sur les petites rivières : ailleurs, on en fait quelques meubles domestiques; en Chine, ils servent à la charpente des cabanes des gens pauvres des provinces du Sud. Ses immenses feuilles composées sont utilisées pour faire des toitures, des paniers, des ouvrages variés de vannerie; parfois même elles servent de papier, en recevant des Indiens les lettres qu'ils y incrustent avec un poinçon. Ces feuilles, tissées avec art aux

Mariannes, servent à faire des corbeilles gracieuses réservées pour les femmes. Les nervures sont réunies en balais; enfin, tissées, modifiées de mille manières, on les transforme en parasols, en éventails, en voiles de pirogues, etc. Il est rare qu'on cherche à obtenir du cocotier la sève, qui fournit, dans plusieurs autres espèces de palmiers, le vin dit de palme ou *souva, tari, touba,* etc.; sève que l'on peut concentrer en un sirop, puis en une sorte de sucre noir hydruré, que les Malais appellent *jagra, jiaggari* et *goula itan.* Avec cette matière sucrée, les habitans des Mariannes font des *sapa,* ou sortes de confitures fort agréables; et, unie à de la chaux et du blanc d'œuf, on s'en sert à Madras pour en composer un stuc, ou mastic tenace, qui résiste à l'action du soleil et de la pluie, et qui, dit-on, acquiert un beau poli.

La toile naturelle, disposée en filamens entrecroisés à la base des pétioles, est fréquemment utilisée pour servir de filtre ou de tamis grossier. Les fibres longitudinales des stipes, nommées *dock* à Java, font des cordages excellens pour la marine. Le bourgeon terminal fournirait un chou d'un excellent goût, si l'on pouvait se décider à détruire, pour un si frêle avantage, les ressources infinies et importantes que le cocotier donne dans le cours de sa vie. Parfois cependant, dans les colonies, on prépare, par luxe de table, des tiges de jeunes cocotiers encore herbacées et n'ayant pas dépassé trois ou quatre ans, remplies, dans leur intérieur, d'une molle saccharine muqueuse, très agréable au goût.

Mais les ressources les plus importantes fournies par ce palmier sont ses noix, qui, suspendues par grappes sous le feuillage, se succèdent pendant long-temps sans interruption, et offrent des fruits naissans à côté de ceux complétement mûrs, et d'autres dans un état intermédiaire. L'enveloppe filamenteuse, ou le brou qui enveloppe chaque noix, est connu dans l'Inde sous le nom de *Caire* ou de *Bastin* (1), et au Brésil sous

(1) On obtient les filamens du *Caire* ou *Kair* en les macérant, et en les séparant par le battage. Leur adhérence est rompue à coups de maillet, de manière que l'eau dans laquelle on les immerge a plus d'action pour dissoudre les matières gommeuses et solubles qui les invisquent. Ces filamens

celui de *Caïro*. On en retire, dans les ports de l'Inde, une bourre avantageuse pour calfater les vaisseaux ; car on dit qu'elle résiste beaucoup plus long-temps que l'étoupe de chanvre à une immersion dans l'eau. Les câbles, tous les cordages employés dans les ports de l'Inde et du Brésil sont faits de cette matière textile ; ils n'ont point la force de ceux du chanvre ; mais ils l'emportent sur eux par l'avantage de pouvoir surnager, étant très légers. Quoique leur durée ne soit point inférieure aux cordages d'Europe, ils ont le désavantage d'être hérissés de barbes rudes sur leur surface, qui les rendent peu maniables. (1)

La coque ligneuse située sous le brou qui enveloppe l'amande, est, par sa dureté et par sa forme, en possession de servir de vase et de vaisselle à tous les insulaires dans l'enfance de la civilisation. Lorsque ces noix n'ont pas encore acquis leur maturité parfaite, elles contiennent un liquide aqueux, d'abord limpide, d'une saveur sucrée, aigrelette, dont les propriétés rafraîchissantes et tempérantes ne sont point équivoques. Ce liquide, dont les cocos contiennent jusqu'à près d'un litre, est la boisson ordinaire de tous les peuples répandus dans la mer du Sud. Les dames créoles s'en servent, aux Antilles, pour faire disparaître les taches du visage, et dans l'espérance de rendre la peau vermeille et satinée. Nous avons remarqué que l'usage de cette boisson, dans les blennhorrées, occasionnait une vive cuisson, et que les écoulemens en recevaient la propriété de tacher le linge en noir ; ce qu'on doit attribuer, sans doute, aux acides carbonique et malique qui y sont contenus, ou au sel à base de chaux et de potasse que M. Trommsdorff y a trouvé. Par l'analyse chimique, en effet, on trouve que le lait émulsif de coco est composé de beaucoup d'eau, de sucre, d'un peu de gomme et de sels végétaux ; dans la maturité du fruit, ce liquide acquiert de la densité ; ressemble à une crême onctueuse, et finit par se transformer en

---

sont séchés, battus de nouveau, et mis dans le commerce lorsqu'ils sont nets. Quarante cocos donnent environ six livres de ce *Caire*.

(1) Trois tourons de neuf fils de caret se brisent sous un poids de 162,000 liv.

une substance tenace, d'une saveur douceâtre, dure, d'une blancheur éblouissante, et qu'on nomme chair ou lard de coco (1). Au centre de cette chair séjourne quelque peu du liquide primitif qui n'a point changé de nature, et au milieu duquel se trouve parfois une petite concrétion oviforme, d'un blanc de porcelaine, qui paraît être déposée pas couches dues à la précipitation du carbonate de chaux. Ce corps jouit d'une réputation d'autant plus grande chez les Malais, qu'il ne se trouve que dans des circonstances très rares et encore inappréciées : ils l'ont doté d'ailleurs des propriétés les plus miraculeuses, et ce n'est qu'en le payant fort cher qu'il est possible de se le procurer.

L'usage de la chair de coco fournit une nourriture agréable, soit qu'on la mange lorsqu'elle n'a encore que la consistance de crème, ou soit qu'étant mûre, elle serve avec beaucoup d'autres substances à composer des mets qui varient suivant le goût des tribus. Sous le rapport commercial, le cocotier peut encore fournir de grands produits : on retire de la chair de coco râpée, une huile grasse d'une saveur très douce lorsqu'elle est épurée, brûlant avec une belle flamme, se figeant aisément et propre à faire un savon amygdalin ; trente-deux cocos donnent à peu près dix-sept livres de pulpe, dont on peut retirer trois livres d'huile.

Nous n'étendrons pas plus loin ces recherches, bien qu'il soit possible de les compléter par une foule de détails sur l'utilité dont est ce précieux palmier chez tous les peuples disséminés sur les rivages des régions équatoriales. Nous nous bornerons à dire que la mythologie indienne l'a divinisé en le faisant naître du sang de *Ceuxy*, immolé dans un accès de jalousie par son père *Ixora*. Aussi les pauvres Malabares ont

(1) Cette chair est ainsi composée, d'après M. Trommsdorff (*Journ.*, t. XXIV, et *Journ. de Pharmacie*, 1816, t. II, pag. 97): 1°. d'huile butireuse, surnageant le suc laiteux qu'on en retire par expression, se figeant aisément, et qu'on pourrait nommer beurre végétal ; 2°. de liquide aqueux : 3°. d'albumine ; 4°. de sucre liquide, ou mucoso-sucré, remplaçant la partie caséeuse du lait des animaux, tandis que le beurre est l'analogue de l'huile grasse.

l'usage, **dans leurs** cérémonies nuptiales, pour mettre le sceau à leur union, d'échanger chacun une de ces noix.

Nous avons eu occasion, pendant notre séjour, d'observer les mêmes affections que celles qu'on trouve mentionnées à O-taïti. Borabora ne diffère en rien en effet de cette île, ce sont les mêmes mœurs chez les habitans, les mêmes coutumes et la même climature.

M. Garnot, dysentérique, étoit à peu près dans le même état qu'à Taïti ; mais un de nos matelots contracta à Borabora cette affection. Cet homme (le nommé Le Bayon) dont la maladie persista quelques mois, fut débarqué à la Nouvelle-Galles du sud comme incapable de continuer la campagne. On remarquera que jamais un plus grand nombre de furoncles ne se développèrent à la fois sur les hommes de l'équipage.

13. Furoncles. 5. Panaris. 2. Blessures. 2. Ulcérations. 1. Brûlure. 1. Pustules vénériennes. 1. Fièvre inflammatoire.

§. XIV.

TRAVERSÉE DE BORABORA AU PORT PRASLIN (NOUVELLE-IRLANDE).

Du 9 juin 1823 au 12 août suivant.

Dans cette traversée, qui dura soixante-cinq jours, nous passâmes successivement de la zône inter-tropicale à des latitudes plus élevées dans l'hémisphère austral, pendant l'hiver de ces climats. Des contrariétés nombreuses nous forcèrent de renoncer à la relâche du port Jackson et de rentrer dans les tropiques pour contourner la nouvelle Hollande, par l'ouest et par le sud, après avoir traversé les Moluques.

Le 21 juillet nous eûmes occasion d'appliquer des sangsues sur une personne de l'état-major. A cet égard, il est intéressant pour la médecine navale de leur consacrer ici quelques lignes.

En partant de Toulon, nous avions trois cents sangsues, renfermées dans deux bocaux à large ouverture. Un orage qui survint, deux jours après notre mise en mer, en fit périr plus de cinquante. Il est probable aussi que le trop grand nombre de ces animaux, resserrés dans un petit espace, a été un obstacle à leur conservation. On changeait l'eau dans laquelle elles vivaient tous les deux jours. L'eau qu'on leur donnait, provenant des pièces en fer, et très chargée d'oxide, dut ne pas leur convenir dans les premiers jours. Nos pertes journalières se montaient à une douzaine de sangsues. Un orage que nous essuyâmes sur les côtes du Brésil en fit périr à la fois une cinquantaine. Enfin, en doublant le cap Horn, il ne nous en restait plus que soixante-six : de ce jour la mortalité fut presque insensible, jusqu'au Chili, où nous eûmes quelques occasions fréquentes d'en appliquer. De la Conception à Payta, sur la côte du Pérou, le nombre primitif se réduisit à douze ; nous avions alors neuf mois de mer. Cette perte aussi rapide n'a été due qu'à l'oubli de l'infirmier, qui ne changea point d'eau une vingtaine de ces annélides, qui avaient servi, et qu'on avait placés dans un vase particulier. Aussi après une année de mer ne nous restait-il que huit sangsues qui, par leur accouplement, en produisirent trois jeunes qui se développèrent parfaitement. Ces sangsues étaient vigoureuses et bien portantes, très habituées à l'eau ferrugineuse ; et si une aussi grande mortalité en a moissonné la presque totalité dans les premiers mois, on ne peut en attribuer la cause qu'à leur état de gêne, dans des vases étroits dont elles corrompaient rapidement l'eau, a la putréfaction qu'occasionnaient celles qui venaient à mourir, enfin à l'oubli que l'infirmier apportait souvent à les changer de liquide lorsque nous étions absens pour quelques courses d'histoire naturelle. Nous remarquâmes que celles qui avaient déjà servi se maintenaient bien plus long-temps que les autres. L'habitude de les faire dégorger sur la cendre est vicieuse et leur est funeste. Il est plus convenable de les mettre à part et de les faire dégorger dans l'eau commune renouvelée tous les jours.

A Amboine, nous augmentâmes le nombre de nos sangsues. Le pharmacien de l'hôpital voulut bien m'en donner une trentaine qui furent ajoutées à celles qui nous restaient de France. Ces annélides vécurent jusqu'au 7 mai 1824, après une longue traversée et un long séjour à la Nouvelle-Hollande et à la Nou-

velle-Zélande. Celles prises en France furent donc conservées
pendant vingt-deux mois, exposées à toute l'influence des climats divers et opposés sous lesquels nous avions navigué. Tout
ceci doit être aujourd'hui complétement modifié par les nouvelles recherches de MM. Réjou, Châtelain et de quelques
autres officiers de santé de la marine. Ces faits prouvent
toutefois la possibilité de les conserver à bord dans toutes les
campagnes ordinaires. Les sangsues étant un des moyens les plus
avantageux de la médecine, et surtout en mer à bord des vaisseaux, il est important que les bâtimens soient toujours appro-
visionnés de ce secours avantageux. Nous devons dire que nos
sangsues ne moururent que par l'oubli de l'infirmier, qui laissa
écouler une semaine sans renouveler leur eau. On ne saurait
trop répéter combien on éprouve de difficultés pour exercer
une surveillance, sans cesse active, pour faire remplir les fonctions d'infirmier au premier matelot venu qui, par ignorance,
par défaut d'habitude et souvent par paresse et par insou-
ciance, s'acquitte très mal, et au détriment des malades, de
cet emploi.

Pour conserver les sangsues à bord d'un navire, on ne doit
employer que les précautions suivantes, aussi simples que faciles :

1°. Placer un petit nombre de sangsues dans un bocal de
verre fort, quadrilatère, tenant trois litres, fermé avec un
morceau de linge seulement ;

2°. Placer ce bocal dans un lieu aéré, vis-à-vis une écoutille
par exemple ;

3°. Changer l'eau tous les deux jours régulièrement ;

4°. Placer à part dans un bocal plus petit les sangsues qui
ont servi jusqu'à ce qu'elles redeviennent affamées par l'abstinence.

Nous pouvons assurer que par ce moyen, peu difficile à
suivre, on conservera sûrement cet utile agent thérapeutique.

Nous retirâmes de bons effets, dans cette traversée, des
préparations d'Appert, surtout du lait et du suc de groseilles
dépuré ; mais il n'en fut pas de même de la gélatine de Gauthier.

Par le travers de l'île de Santa-Crux de Mendaña et de Bouca de Bougainville, nous éprouvâmes une élévation de température qui rendait le séjour de nos chambres insupportable. L'air y était tellement raréfié qu'il était impossible d'y séjourner quelques minutes sans éprouver des transpirations excessives et des défaillances. Le corps de la plupart des matelots était couvert de *bourbouilles*, affection exanthématique qui occasionne un prurit intolérable, et qui paraît dû à l'irritation du tissu cellulaire et aux transpirations cutanées énormes qui le débilitent.

Notre biscuit offrait le meilleur état de conservation dans les caisses en fer et en bois dans lesquelles la plus grande partie était renfermée. Ce procédé est tellement avantageux qu'on ne doit pas regarder à la dépense qu'occasionne la confection des caisses, et adopter, pour toutes les campagnes qui doivent durer une année au moins, une méthode qui contribue si efficacement à préserver de l'altération le principal aliment du matelot français. Nul doute que notre gouvernement, qui s'occupe d'améliorations importantes, ne négligera pas celle-ci. Le biscuit tassé pêle-mêle, dans la soute, ou comme on dit habituellement, en grenier, était au contraire dans un mauvais état, réduit en miettes et criblé d'insectes. On ne devrait jamais emporter que pour six mois de biscuit, ainsi logé dans les soutes.

La santé de M. Garnot s'améliora un peu dans cette traversée. L'état dysentérique du nommé Le Bayon fit au contraire des progrès, malgré la méthode de traitement reposant en partie sur les boissons adoucissantes gommées, les opiacés, aidés d'un régime aussi convenable qu'il est possible de le faire suivre à bord d'un navire privé d'une foule de ressources.

4. Fièvres inflammatoires. 1. Fièvre bilieuse. 1. Ophthalmie intense avec fièvre. 2. Bubons. 4. Panaris. 7. Furoncles. 3. Brûlures. 3. Ulcérations. 6. Blessures légères. 2. Dysenteries.

§. XV.

SÉJOUR AU PORT-PRASLIN (NOUVELLE-IRLANDE).

Du 12 août 1823 au 21 du même mois.

Le *Port-Praslin* est situé à l'extrémité méridionale de la *Nouvelle-Irlande*, à l'ouest du cap Saint-Georges, par 11° 49′ 48″ de latitude sud, et 150° 28′ 29″ de longitude est. Ce nom lui fut donné par Bougainville en l'honneur d'un ministre de la marine, qui ordonna le premier voyage autour du monde qu'aient exécuté les Français. Vers la même époque, Carteret, navigateur anglais, relâcha dans le havre placé plus à l'ouest et appartenant à la même baie, qu'il nomma *Anse aux Anglais*. Bougainville, en séjournant dans ce port, crut qu'il était situé au fond d'un golfe et qu'il dépendait de la *Nouvelle-Bretagne* découverte par Dampier. Tandis que Carteret, au contraire, ne craignit point de s'enfoncer au fond de ce prétendu golfe, qu'il trouva ouvert par un détroit assez long, et qu'il nomma *Canal de Saint-Georges*, en imposant le nom de Nouvelle-Irlande à la terre où le Port-Praslin offre une rade sûre et abritée. Pour atteindre ce mouillage, deux passes servent aux vaisseaux, qui laissent à droite ou à gauche l'*Ile-Verte* de Bougainville, nommée *Latao* par les naturels. Il est protégé au sud-ouest par un petit cap appelé *Tavuaolai*; et la baie, qui s'enfonce dans l'est au milieu des terres, se termine au pied de la montagne de *Cambatore* en prenant le nom d'*Abataros*. Au nord s'avance la pointe d'*Embrambia*, de sorte que le Port-Praslin se trouve parfaitement abrité de toutes parts, et protégé par une ceinture de montagnes nommées *Lanut*. Il se continue dans la portion nord par un bras de mer étroit avec l'*Anse aux Anglais* ou *Siourou*; car ces deux havres ne formeraient qu'une vaste baie, si l'*Ile aux marteaux*, ou *Lambonne*, n'était interposée entre eux. Cette île peut avoir environ deux milles de longueur, dans une direction de l'ouest-nord-ouest au nord-ouest, en présentant la forme d'un grand fer à cheval, due à ce que sa partie méridionale est découpée par une vaste baie. Son extrémité occidentale, nommée *Lamassa* par les habitans, a dû jadis être couverte de cocotiers, à en juger par son nom.

Le canal qui sépare le *Port-Praslin* de l'*Anse aux Anglais* a six milles marins; ce dernier est abrité par deux montagnes dont l'élévation paraît considérable, et qui, par leurs pitons, attirent sans cesse des nuages noirs et épais, de manière que, quand il fait un temps superbe au *Port-Praslin*, la pluie y tombe fréquemment par torrens. Les arbres qui couvrent ce point de côte sont constamment, même par les plus beaux jours, entourés d'abondantes et épaisses vapeurs. Les nègres papous, qui habitent cette partie du monde, paraissent nommer la *Nouvelle-Irlande*, *Enlourou*; mais ils appellent sans nul doute la *Nouvelle-Bretagne, Birare*, et sont dans un état perpétuel d'hostilité avec ses habitans.

L'ancrage du Port-Praslin est sûr et commode; la mer, pendant la durée de notre séjour, y a été constamment unie comme une glace, et le vent du large ne s'y faisait jamais sentir. Des grains violens nous amenèrent cependant une fois une légère raffale, dont les efforts brisés contre le sommet des montagnes descendaient sans force au fond de la baie. Quelle que pût être d'ailleurs leur intensité, elles ne seraient jamais redoutables, parce que la chaine qui protége les rivages est régulière à son sommet, et n'est point déchirée par les ravins. Les vents régnans, pendant notre relâche, furent de légères fraicheurs de l'est, de l'est-sud-est et du sud-est; mais plus souvent on éprouvait un calme tel, que la feuille la plus légère semblait immobile: en général, la brise ne se faisait sentir que dans l'après-midi. La mer, dans ce port, est partout également profonde; et, quoique mouillés très près de terre, nous n'avions pas moins de trente-trois brasses sur un fond de gros sables madréporiques mélangés à beaucoup de débris de coquilles.

La chaleur n'a pas été aussi considérable que nous devions le croire par notre position presque immédiate sous l'équateur. Les vastes forêts dont la *Nouvelle-Irlande* est couverte en totalité, sans cesse arrosée par des pluies abondantes qui permettent une vaporisation continuelle, résultat d'une chaleur intense, rafraichissent l'atmosphère. Ces forêts ombreuses, en effet, retiennent dans leur intérieur une humidité défendue

des rayons du soleil par des dômes épais de verdure : il en
résulte une chaleur humide dont les effets sont moins sensibles
sur le corps que ceux de la chaleur âcre et sèche que l'on res-
sent dans les déserts d'Afrique, par exemple. Le médium du
thermomètre à midi était de 26° 6', et, dans la nuit, il ne des-
cendait jamais plus bas que 25° 6'. La température de l'eau,
prise au milieu de la baie, ne différait de celle de l'air que d'un
degré. L'hygromètre varia de 103 à 108°, et le baromètre se
maintint à 28 pouces. Les orages se reproduisent avec une fréquence qui étonne; ils se forment en un clin-d'œil et se dissipent de même. Les nuages les plus inférieurs sont ceux qui
donnent de la pluie sur le Port–Praslin; tous les autres sont
attirés par les hautes montagnes du centre ou de l'intérieur de
l'île.

Les bords du havre qui nous occupe sont garnis de bancs
madréporiques nombreux; ils sont interrompus devant les
courans d'eau douce qui descendent du sommet des monta-
gues, en formant des sortes de petites rivières. Pour que les
embarcations puissent s'approcher de la terre, il faut les diriger dans ces canaux. En décrivant une de nos excursions sur le
pourtour de la baie, nous donnerons à nos lecteurs une idée
exacte et pittoresque des végétaux qui se pressent de toutes
parts sur ce sol fécond, et des animaux qui y vivent. Les alentours du *Port-Praslin* sont donc bordés de coralligènes que
la marée laisse presqu'à sec en se retirant; tandis que, à la
haute mer, les eaux s'avancent sur les grèves jusqu'aux pieds
des arbres qui en forment la lisière. Dès qu'on débarque sur la
grève, on observe une végétation tellement active et vigoureuse,
qu'on la voit envahir le littoral, et ne cesser que là où la mer
lui dispute la possession du sol. D'énormes troncs d'arbres ren-
versés encombrent les grèves, et leur vétusté, comme un terreau
fertile, nourrit encore des colonies de plantes charnues, qui
s'en disputent les moindres parcelles. Cette végétation n'y présente point d'éclairci; elle couvre toute cette portion de l'île
d'une seule forêt. Les arbres magnifiques qui la composent,
les Arecs qui les dominent, et une foule d'autres, se pressent et
croissent avec vigueur. Des lianes de toutes sortes s'entortil-
lent autour des troncs, grimpent jusqu'aux sommités des

branches, et semblent avoir pour but de tendre des filets impénétrables. Parmi ces lianes, il en est une dont les fleurs légumineuses, d'un beau jaune, flattent la vue, et dont les tiges volubiles se trouvent armées de crochets épineux qui déchirent impitoyablement le voyageur qui s'engage sans précaution sous leurs lacis. D'éclatans papillons se croisent en tous sens sous ces dômes de verdure; des coquilles terrestres variées en habitent le feuillage, et sur les branches se rencontrent fréquemment le tupinambis noir, ponctué de jaune. Des Baringtonia, qui prennent un développement énorme, des hibiscus à feuilles de tilleul, des *Kenéo* (*Guettarda speciosa*), et surtout des scœvola lobelia de Vahl, croissent le pied dans l'eau, et paraissent avoir besoin, pour l'entretien de leur vie, d'une exposition toute maritime. Ii en est de même d'un très beau *Pancratium* qu'on ne trouve que sur le rivage. Ce végétal (*Pancratium Amboinense ?*), remarquable par une hampe florale élevée, que couronnent des corolles blanches à étamines purpurines, a de larges feuilles roides, charnues, dans les aisselles desquelles nous trouvâmes en abondance la coquille terrestre, type du genre scarabe, que M. de Blainville a décrite comme nouvelle en la nommant SCARABE DE LESSON, *Scarabus Lessonii* (*Dict. Sc. nat.*, t. XLVIII, p. 32). Une cicindèle bleue à tête dorée volait sur ses branches, et annonçait son passage par une odeur de rose fragrante qu'elle laissait derrière elle. Çà et là s'élevaient les tiges droites des rotangs, si estimés en Europe pour faire des cannes; et sur la plupart des troncs d'arbres s'enlaçaient les tiges grimpantes des poivres cubèbes; le faux sagou (*cycas circynalis*), par ses stipes droits et son port de palmier, était alors chargé de fruits. Les papous de la Nouvelle-Irlande les recherchent, et font, avec la moelle intérieure, des pains analogues à ceux qu'ils retirent des vrais sagoutiers. Les plantes nourricières de ces profondes forêts se trouvent être le *laha*, si commun sur toutes les îles de la mer du Sud (*inocarpus edulis*); le *sohest*, qui est le *pya* des O-taitiens (*tacca pinnatifida*); le chou caraïbe (*arum esculentum*). Les arecs (*areca oleracea*), dont nous abattîmes un grand nombre pour en obtenir le bourgeon terminal ou le chou, formaient des groupes épais dans certains emplacemens en s'unissant aux tiges épineuses du *caryota urens*, des lataniers et des *pandanus*. On doit observer que les forêts équatoriales des Moluques de la Nouvelle-Guinée et de la Nouvelle-Irlande, remarquables par les gigantesques proportions des arbres de toutes sortes qui les composent, ont très peu d'arbustes et de plantes herbacées. La chaleur solaire pénètre à peine sous l'épaisse et haute verdure qui couvre le sol, sans cesse humide, toujours ombragé, et où règne une fraîcheur qui fait place, aussitôt qu'on a franchi quelques espaces dénudés, à l'action d'une chaleur insupportable. La vapeur qui s'exhale du sol, lorsque le soleil s'élève, se condense en nuages au-dessus des arbres, et n'imite pas mal la fumée qui s'éleverait de dessus un village. Toute l'épaisseur de ces vastes forêts vierges est jonchée de troncs énormes, déracinés par leur mort naturelle, et couchés sur la terre qu'ils embarrassent, et à laquelle leur décomposition lente rend les principes qu'ils en reçurent, en se réduisant en humus. Sous leurs écorces crevassées, se logent de froids reptiles; mais cependant la nature, qui aime à présenter le contraste de la vie et de la mort, voile encore ces traces de destruction en les couvrant de fougères au feuillage découpé et grêle, d'*epidendrum*, parasites à corolles bizarres et vivement peintes, de lichens et de bolets de formes et de couleurs diverses. De tous les végétaux arborescens, l'inocarpe est sans contredit un de ceux qui attirèrent le plus notre attention. Sa taille, à Taïti, n'avait rien d'extraordinaire; tandis qu'à la Nouvelle-Irlande il acquiert des proportions considérables, élève sa cime à de grandes hauteurs, et envoie au loin ses racines, qui rampent à la surface du sol, en présentant des parois minces et en même temps élevées de plusieurs pieds, de manière à former des sortes de cabanes naturelles, séparées par de légères cloisons, et capables de contenir sept ou huit personnes. Tel est l'ensemble bien imparfait du paysage aux alentours de Port-Praslin. Par cette esquisse grossière, on doit penser quel effet imposant il imprime dans l'âme du voyageur européen. Le silence de ces lieux profonds et inhabités, où les nègres indigènes ne se présentent qu'accidentellement, n'est interrompu que par le bruissement des jeunes tiges des arbres sur les pas de l'explorateur, par les cris rauques et discordans du lori vert, ou par le bruissement des élytres des grosses cigales. Tout porte l'âme, même du naturaliste le plus exclusivement porté vers les collections, à un sentiment indéfini, à une des émotions profondes, à un plaisir mêlé de quelque chose de vague et de triste que rien ne peut rendre, et qu'aujourd'hui même nous ne nous rappellerions point, si nous n'en trouvions l'expression dans notre journal écrit sous l'inspiration des sensations du moment.

Les insulaires avec lesquels nous communiquâmes sont de race papoue. Leurs formes sont peu athlétiques, et même grêles, quoique assez régulières. Ils avaient un embonpoint raisonnable. Peu de ceux que nous vîmes présentaient des vices de conformation. Un vieillard avait des cicatrices étendues et calleuses sur les deux jambes, qui attestaient les fractures de ces parties. Nous n'avons point vu de trace d'éléphantiasis, ni de gonflemens squirrheux des testicules. Plusieurs portaient de larges cicatrices des blessures qu'ils avaient reçues en combattant contre leurs ennemis nés, les naturels de *Birare* ou de la Nouvelle-Bretagne. Un chef, déjà âgé, avait un œil extirpé par un coup de sagaie. Bien que nous variâmes nos questions de plusieurs manières, nous n'avons jamais pu pénétrer les idées qu'ils se font des ressources de la médecine. Ils nomment les plaies *alot*. La maladie qui règne endémiquement, et qui se propage sans doute par le contact, est cette dartre lépreuse qui s'étend sur tout le corps, sous forme de larges taches furfuracées, qu'ils nomment *limnimole*. Bien peu de naturels en sont exempts, et ceux qui n'ont point encore cette maladie cutanée ont la peau lisse et douce au toucher. Cette lèpre occasionne à ceux qui en sont atteints de vives cuissons, et on les voit sans cesse occupés à se gratter la peau, d'où le frottement fait s'échapper une poussière blanche épaisse. Les vieillards comme les jeunes gens en sont couverts, ce qui ne contribue pas peu à les rendre dégoûtans : ils semblent ignorer d'ailleurs les moyens de s'en débarrasser. On ne peut attribuer à une insolation continuelle l'origine de cette désorganisation de l'épiderme; car toutes ces tribus indistinctement ont le corps nu et sont soumises aux mêmes effets de la chaleur. Le régime seul paraît en être la cause première, et les rapports physiques l'auront propagée.

Ces insulaires font généralement usage du bétel, qui détruit l'émail des dents et donne à la bouche une coloration vive et sanguinolente. Le poivre *siriboa* croît abondamment dans l'île, et ils lui adjoignent des noix d'arec et de la chaux, qu'ils retirent des coraux. Ce sialogue puissant, usité dans toutes les îles Malaies, ne fait que chatouiller l'appareil salivaire des peuples qui en font usage. Nous avons remarqué, après nous en être servi, que cette composition excitait une vive sensation de plaisir, procurait une légère ébriété, lors même qu'on la mâchait pour la première fois, et remplaçait, mais sans la moindre utilité directe, les substances que l'on *chique* en Europe par sensualité ou par désœuvrement. La saveur des substances réunies pour former le *bétel* est très agréable au bout de quelque temps d'habitude, et quoique son astringence soit assez énergique pour corroder et noircir instantanément l'émail des dents, elle est nulle pour les membranes buccales, qu'elle ne fait que chatouiller avec légèreté. Les naturels opéraient le mélange de bétel en mordant dans une noix d'arec, en plaçant une pincée de chaux sur leurs lèvres, qu'ils faisaient suivre d'un morceau du chaton vert, du poivre *siriboa*, ou de sa feuille aromatique.

Parmi quelques légères affections qui vinrent à éclore pendant notre relâche, on doit citer la fièvre inflammatoire qui atteignit les nommés Durand et Delbret. Un matelot, cherchant des coquilles sur les récifs, fut blessé par les épines acérées d'une scorpène : les douleurs devinrent très aiguës et le gonflement se propagea jusqu'à la partie supérieure du bras. Une grosse fourmi, commune dans les bois, mordit plusieurs d'entre nous, et les suites de sa morsure persistèrent pendant plusieurs jours. Nos vénériens étaient guéris, ainsi que le nommé Le Bayon, dysentérique. L'état de M. Garnot s'était amélioré.

2. Fièvres inflammatoires. 1. Fièvre catarrhale. 1. Angine. 1. Dartres. 1. Luxation du poignet. 6. Blessures légères. 3. Furoncles.

§. XVI.

TRAVERSÉE DU PORT-PRASLIN (NOUVELLE-IRLANDE) A L'ÎLE DE WAIGIOU.

Du 21 août 1823 au 6 septembre suivant.

Dans cette traversée, la corvette longea les côtes de la Nou-velle-Guinée, et fut accompagnée de calmes, de grains et d'orages : la chaleur était intense et exigea qu'on fît baigner très souvent les matelots; mais, du reste, rien de particulier ne mérite d'être mentionné.

1. Ophthalmie avec engorgement inflammatoire des voiles palpébraux. 1. Ulcère atonique. 1. Blessure. 1. Furoncles.

§. XVII.

SÉJOUR A OFFACK (ÎLE DE WAIGIOU , TERRE DES PAPOUS).

Du 6 septembre 1823 au 16 du même mois.

Montueuse au centre, couverte de vastes marécages sur ses bords, l'île de Waigiou, placée directement sous l'équateur, éprouve des chaleurs énormes qui ne sont tempérées dans leurs effets que par des pluies abondantes, condensées par les som-mets des montagnes sans cesse enveloppés de nuages. Ces averses se renouvellent plusieurs fois dans le jour, avec une force dont il est difficile de se former une idée dans les régions tempérées, et cessent avec la même rapidité qu'elles sont ve-nues. Il paraît que la plus grande partie de la population réside non loin de l'île Rawack; mais à peine existe-t-il trois ou quatre cabanes sur les bords de la baie d'Offack, baie qui se divise en plusieurs bras de mer considérables, présentant eux-mêmes un grand nombre de petits havres. Les vents qui régnèrent pendant notre séjour soufflèrent le plus ordinaire-ment de l'ouest, et plus spécialement du sud-ouest, du sud-sud-ouest et du ouest-sud-ouest. Le milieu de la journée était ordinairement marqué par des calmes parfaits. Un seul jour, nous ressentîmes une forte brise du nord, qui ne dura que quelques instans : la surface de la baie fut toujours unie. Le baromètre se maintint ordinairement à vingt-huit pouces 0,4, et monta une seule fois à 28 pouces 1,2 ; le thermomètre centigrade donna pour maximum 31°, et ne descendit jamais plus bas que 27 à midi et à l'ombre. La température de l'eau ne variait de celle du jour à midi que d'un degré en moins à minuit, et était de 29 à 28°. L'hygromètre à cheveu varia de 104 à 106, et ne donna 96 qu'une fois. Nous n'eûmes que quelques jours exempts de pluie ; le plus ordinairement les grains, en passant sur quelques parties de l'île, tombaient avec violence l'espace de deux ou trois heures ; puis le ciel paraissait de l'azur le plus pur. Toutefois le sommet de la montagne, nommée la *Corne de Buffle*, était presque toujours enveloppé de masses épaisses de nuages ; et les vapeurs qui s'élevaient des gorges de ce mont tourbillonnaient au-dessus des arbres comme de la fumée.

Les rivages du port d'Offack reçoivent un grand nombre de petites rivières qui sont alimentées par d'abondantes sources ; quelques unes de celles-ci descendent des cimes des montagnes ou des ravines, en formant des cascades très élevées. La mer remonte assez loin dans quelques unes de ces rivières, dont les bords sont très limoneux. Les Papous bâtissent leurs cabanes sur leur cours sans redouter les crocodiles qui les habitent ; ils se servent de leurs canaux divers pour communiquer entre eux à l'aide de leurs pirogues. Tout le littoral de Waigiou, malgré l'épaisse végétation qui le recouvre, n'est qu'un marécage fangeux où croissent de hauts palétuviers ; la profonde humidité et les miasmes délétères qui règnent dans ces lieux y font éclore de nombreuses maladies, qui ne manquent point de sévir sur les Européens, et qui portent aussi leurs ravages sur les naturels.

Des marécages étendus, couverts d'un limon infect, imprégnés d'eau saumâtre, forment donc le littoral de la baie d'Offack, et leur surface pestilentielle est abritée par de hauts palétuviers qui la préservent de l'action directe des rayons solaires ; car Waigiou, sur ses bords, serait certainement inhabitable sans cet utile correctif. La santé de quelques Papous rabougris qui habitent çà et là divers points de cette baie, est chancelante. Ces naturels avaient tous un organisme appauvri; ils étaient affectés de diverses infirmités, et nous rencontrâmes parmi eux un grand nombre de bossus et de borgnes; quelques uns avaient de larges cicatrices de brûlures ou des dartres rongeantes, et presque tous avaient le corps recouvert de cette lèpre squameuse dont nous avons déjà parlé.

Pendant notre séjour, deux matelots y contractèrent des flux dysentériques qui, combattus à leur début, cédèrent aisément.

L'habitude de dormir pendant la nuit sur le pont ne présenta qu'une fois des inconvéniens; celui d'occasionner une inflammation très vive des vaisseaux de la conjonctive et des voiles palpébraux. L'application des sangsues, les dérivatifs, firent disparaître cette affection qui menaçait de devenir grave.

Nous eûmes à traiter deux fiévreux. Blessé aux doigts par les épines acérées et barbelées d'un très petit pimelode, nous avons été pendant plus de six jours privé de l'usage de la main, privation très grande sur un sol riche en objets d'histoire naturelle neufs et curieux.

Les productions de Waigiou, susceptibles d'être employées en médecine, sont : le sagou, article de nourriture première pour les naturels, qui le retirent du vrai palmier à sagou (*sagus farinifera*), et aussi du *cycas circinalis*; le muscadier, qui croît à l'état sauvage, et qui se couvre de fruits; le bétel, dont l'usage est universel.

2. Fièvres éphémères. 3. Blessures légères. 2. Flux dysenteriques. 1. Ophthalmie.

§. XVIII.

TRAVERSÉE DE WAIGIOU A CAJÉLI (ÎLE DE BOUROU).

Du 16 septembre 1823 au 23 dudit.

Nous essuyâmes dans cette traversée de la pluie, des calmes et des orages, phénomènes assez fréquens dans la climature

6

des Moluques qu'ils nous annonçaient, et dans laquelle nous allions entrer.

1. Furoncles. 3. Blessures légères. 1. Épilepsie. 1. Embarras gastrique. 1. Diarrhée dysenterique avec fièvre.

§. XIX.

SÉJOUR A CAJÉLI (ÎLE DE BOUROU, MOLUQUES).

Du 23 septembre 1823 au 1er octobre suivant.

Plusieurs navigateurs français ont visité l'île de Bourou, ou *Boero*, ainsi que l'écrivent les Hollandais qui y ont formé un établissement colonial; et cependant nous ne connaissons de ce pays qu'une légère écorce, ou plutôt ce que nous en savons se réduit à des aperçus si vagues, qu'ils nous font davantage regretter d'être privés de lumières sur les productions naturelles de ce beau pays, que les Malais, en raison des oiseaux variés et rares qui le peuplent, ont nommé *Bourou*, ou l'*Ile des Oiseaux*. La plupart des êtres qui portent dans nos *species* le nom trivial d'*amboinensis*, proviennent de Céram et de Bourou, les deux îles de l'archipel des Moluques les moins déshéritées des animaux indigènes de ces terres, placées directement sous l'équateur et couvertes de profondes forêts inhabitées.

Les Hollandais, en prenant possession d'un seul point de l'île de Bourou, n'ont point étendu leur influence hors d'un cercle assez étroit. La population malaise, qui a jeté les fondemens du lieu de sa résidence au fond de la baie de Cajéli, leur est soumise; mais les habitans primitifs, nommés *Alfourous*, retirés dans les forêts de l'intérieur, méconnaissent leur autorité. La baie de Cajéli, nom qu'on doit prononcer *Caïéli*, est vaste et profonde. Un immense banc de corail, s'élevant à peine au-dessus des flots à mer basse, occupe un point de sa surface assez étendue à l'extrémité de la pointe Rouba. Dans sa partie sud-ouest est bâtie la bourgade à laquelle elle a donné son nom. Vu de la rade, le panorama du paysage qui se déroule aux yeux de l'observateur offre les plus grands charmes. L'œil se repose avec plaisir sur la riche verdure qui en recouvre les bords : dans les éclaircis que laissent les arbres entre eux, s'élèvent les sommets pointus des mosquées de Cajéli, où, à travers les formes variées des rameaux et entre les tiges droites des papayers, ou les longues feuilles tombantes des bananiers, apparaissent les cabanes des habitans, dont les murailles sont en bambou. En arrière de ce premier rideau se développent les hautes montagnes de l'intérieur, partout également boisées. Sur le côté oriental de la baie, des coteaux élevés présentent une verdure triste et glauque, et laissent exhaler au loin les odeurs fragrantes et vives des mélaleuques qui y sont plantés, et qu'on y cultive pour en retirer le baume si estimé des Malais, et connu sous le nom de *caïou-pouti*. Toute la partie nord-ouest, au contraire, est basse et à peine au niveau de la mer, et ne présente sur toute sa surface que de vastes marécages en partie submergés, où vivent des crocodiles. Rien ne flatte plus la vue, peut-être, que ce mélange heureux de sites opposés, et réunissant tous les genres de beauté des paysages de la zone torride. Ici le cocotier élève dans l'air ses parasols de verdure ; là le sagoutier à moelle nutritive couronne son tronc grossier de palmes rigides ; le bananier herbacé, entouré de ses nombreux rejetons, croît au pied du robuste canari, dont les amandes ont une saveur si exquise et si douce. A ces végétaux utiles des forêts équatoriales s'en joignent une foule d'autres, dont les rameaux toujours verts, chargés à la fois de fleurs et de fruits, sont animés par les bruyans loris, et divers perroquets à plumage cramoisi, et par un grand nombre d'autres espèces dont les noms ne formeraient ici qu'une stérile nomenclature. La mer, dans la baie, est rarement agitée; presque toujours paisible, de légères pirogues malaises, à voiles en feuilles de vaquois, en sillonnent la surface. Pendant notre séjour, le ciel était ordinairement pur et serein ; et cependant il arrivait chaque jour que d'épais nuages condensés sur les hautes montagnes de la partie orientale amenaient des orages de courte durée, mais qui se résolvaient en pluies abondantes pendant deux ou trois heures : un instant après, le ciel reprenait sa sérénité première.

Le village de Cajéli n'a rien de remarquable; toutefois la physionomie étrangère qu'il présente a sur le voyageur le charme tout puissant de la nouveauté. C'est un mélange agreste de cabanes construites avec art, et semées çà et là de massifs d'arbres à fruit. Ses allées régulières et ses nombreuses mosquées, son aspect pittoresque, les hommes qui l'habitent, tout retrace un site oriental. Une course que nous fîmes derrière ce village donnera une idée assez complète de sa position. En arrière de Cajéli, on trouve une allée d'arbres de teck, dont la longueur n'est pas moins de deux milles. Cette allée aboutit à une rivière qui prend naissance dans les montagnes centrales, et dont le lit sillonne le terrain plat qui occupe cette partie de l'île. D'étroits et tortueux sentiers se partagent ensuite toute l'étendue des marécages à demi desséchés, où les habitans ont établi leurs plantations de *sagoutiers* et de *saguerus* (1). De nombreux ruisseaux, d'une eau fraîche et le plus souvent limpide, se perdent, après mille détours, au milieu d'une végétation vigoureuse. La jolie *Jussiæa tenella* couvre de ses pelouses fleuries des lieux frais et humides; le jaquier à feuilles entières avait son tronc chargé d'énormes fruits à épidermes aréolés, fruits que les Malais préfèrent au rima que produit l'arbre à pain à feuilles incisées. De nombreux pothos grimpent le long des arbres, et sur les fleurs se reposaient des papillons vivement colorés; tandis que souvent se confondaient avec le vert des feuilles un petit agame à queue très longue. Dans tous les sentiers courait le scinque gracieux, si commun sur toutes les terres de l'Océanie, et que rendent si remarquable les trois raies dorées qu'il porte sur le corps, et l'azur de sa queue. Les enfans nous suivaient avec ardeur dans cette excursion; leur vue perçante nous indiquait des oiseaux là où nos yeux se refusaient à les voir. Suivant la mode de leur pays, ils étaient nus, ou du moins n'avaient que le corps ceint d'un étroit maro, et la tête entourée d'une mince bandelette d'écorce, dont les extrémités retombaient avec grâce sur le front; leur gaîté était naïve, et il ne nous fut pas difficile de nous apercevoir que leur hilarité trouvait une ample matière

---

(1) Ce palmier paraît être le *saguerus* de Rumphius, et très probablement celui que M. de La Billardière a décrit dans les Mémoires de l'Institut, t. IV, p. 215, sous le nom d'*arenga saccharifera*.

à de joyeux propos dans le soin que nous prenions de conserver des objets auxquels ils étaient bien loin d'attacher le même prix que nous. Dans ces lieux on trouvait en abondance la jolie perruche dite d'Amboine (*Psittacus ornatus*), la perruche cramoisie, le petit perroquet vert à tête rouge, le petit cacatoës à huppe, le philédon corbi-calao, etc., et des coléoptères de plusieurs genres, tels que coccinelles, cétoines vertes.

Les principaux végétaux alimentaires se trouvent être : les pissangs ou bananiers, les choux-palmistes, les aréquiers, les canaris, les papayers, les Eugenia jamroses, les arbres à pain à fruit sans noyau, les jaquiers, les orangers pamplemousses, les citronniers, les grenadiers, etc. Aux fruits de ces arbres s'en adjoignent un grand nombre d'autres espèces qui nous sont complétement inconnues, et que nous n'avons pas eu le loisir d'étudier. Nous rencontrâmes fréquemment, toutefois, dans les lieux humides, un arbre dont le port n'est pas éloigné de celui de nos cerisiers, et qui produit une petite drupe d'un rouge vif lorsqu'elle n'a pas encore atteint sa maturité, mais dont le goût est toujours âpre. Ce fruit est assez analogue à celui du diospyros kaki. Les habitans lui donnent le nom de *tomoutomou*, et en font des confitures.

Le *nyctantes sambac* est cultivé avec le plus grand soin par les Malaises, qui chérissent l'odeur suave de ses corolles virginales, et qui les enlacent, en les unissant à celles du *gardenia* et du *malaty*, dans leur noire chevelure, ou en parfument l'huile de Ben, destinée aux frictions de toilette. On estime encore les fleurs globuleuses et odorantes du *mancassar*, qui nous parurent être celles de l'acacie de Farnèse. Le gombo, dont le suc gluant donne dans nos Antilles le mets si estimé des créoles sous le nom de *calalou* (*hibiscus esculentus*), croît très abondamment, et partout se rencontrent les ananas, les *pouches* ou choux-caraïbes (*arum esculentem*), plusieurs sortes de pimens ; car les Malais prodiguent ce condiment énergique dans tous leurs alimens ; le ricin, dont l'huile vermifuge est si salutaire en médecine ; enfin le tabac, dont les propriétaires font une grande consommation. Les légumes d'Europe, portés par les Hollandais, n'y ont point prospéré, ou, si l'on en cultive quelques espèces, c'est fort négligemment.

Parmi les plantes essentiellement utiles, deux palmiers tiennent le premier rang sans contredit. Ce sont le *sagoutier* et le *saguerus*. Le sagoutier (*sagus Rumphii*, W.) croît dans les marécages, où on en a établi des plantations nombreuses, et d'autant plus importantes, que ce végétal remplace aux Moluques, comme dans la plupart des îles à l'est de la Nouvelle-Guinée, le riz de l'Inde et les céréales d'Europe. Son stipe est gros, rugueux, recouvert de cicatrices dues à la chute des anciennes feuilles ; avec l'âge il prend un grand accroissement. Ses palmes sont dressées, et, dans les premières années, elles ont leur rachis hérissé de rangées de fortes épines, qui disparaissent à l'époque où le végétal est parvenu au point de renfermer une grande quantité de farine ; c'est alors qu'on l'abat et qu'on dépèce l'enveloppe, et que la moelle fibreuse qui remplit l'intérieur laisse échapper, par le lavage, les grains de fécule abondamment contenus dans ses interstices. Cette farine est d'un blanc jaunâtre et grumeleuse, et se conserve dans des bambous. Les papous la retirent plus généralement d'un *cycas*, et en fabriquent des galettes aplaties, assez analogues par la forme aux biscuits de mer. A Bourou, on délaie cette farine avec de l'eau, et on la mange avec les doigts, ou bien on la place dans des sortes de mets très épicés. Cette fécule a une saveur fade et douceâtre. Quelques autres palmiers en fournissent, tels qu'un dattier, un *arenga*, etc.

Le sagoutier forme des massifs très épais derrière le village de Cajéli, ainsi que dans les ravines qui sont à l'extrémité sud. Les habitans font avec ses fibres intérieures et sèches des planches très légères, et c'est principalement à Amboine qu'on façonne les boîtes qui servent à contenir des coquillages, que les Malais se plaisent à y ranger avec une symétrie parfaite, et dont les dessins de Séba peuvent donner une idée.

Le saguerus de Rumphius (*arenga saccharifera*, Labill. ?) est peu connu ; il fournit le *saguero*, ou vin de saguère, très usité dans les Moluques, et plus particulièrement à Bourou et à Amboine. Ce végétal, de même que le sagoutier, a un diamètre bien plus développé que les cocotiers ou les aréquiers. Son stipe est droit, haut de vingt-cinq à trente pieds, marqué de sillons circulaires, qui ont persisté après la chute des feuilles. Sa couleur est noirâtre. Ses palmes se composent de folioles plissées, larges et serrées, qui se redressent un peu. Il est monoïque. Une large panicule de fleurs mâles sort d'une spathe inférieure. Les fruits sont ordinairement supérieurs, et placés sur des pédoncules, sinnolés en très grande quantité. Ce palmier était en fleur à l'époque de notre passage, et il porte des milliers de fruits qui ne sont d'aucun usage. La base ou la naissance de toutes les feuilles est enveloppée par une bourre épaisse, ou sorte de bastin, d'une ressemblance très grande avec le crin par son aspect noir, ses fibres ténues, flexueuses et entortillées par gros flocons. Les habitans en font des cordes d'embarcations, qui sont estimées par leur ténacité; et à Amboine on en fait des câbles assez gros pour le service des navires du gouvernement. Ce crin végétal se file aisément, et souvent nous avons vu les habitans occupés à cette préparation, en se servant d'une roue à la manière de nos cordiers.

Le vin de saguère n'est autre chose que la sève de ce palmier, qu'on retire par le moyen d'une coupure qu'on pratique au rameau floral. Les habitans la recueillent tous les soirs, en plaçant au-dessous de la plaie un vase fait avec une écorce solide et flexible, capable de contenir le liquide à mesure que l'ascension vitale le fait monter. Ils enveloppent avec soin l'ouverture du vase, pour que les rayons du soleil n'y pénètrent point; car ce suc, de doux et de sucré qu'il est à sa sortie, ne tarde pas à passer à la fermentation alcoholique. L'usage de cette sorte de vin est très répandu parmi les Malais des Moluques; mais, quoique délicieux au goût des habitans, on a besoin d'éducation pour ne pas être repoussé par son amertume et son odeur. Le vin de saguère est assez analogue au *tari*, qu'on retire du cocotier dans l'Inde; mais il s'altère avec une telle rapidité, qu'il a été nécessaire de lui faire subir une fermentation spiritueuse, propre à assurer sa conservation. On y est parvenu en plaçant dans ce suc, blanchâtre, un peu épais, très écumeux, un morceau de bois excessivement amer, qui ne tarde pas, en quelques minutes, à communiquer sa saveur au liquide. L'amertume, de supportable qu'elle est d'abord, finit par être tellement forte, qu'elle devient repoussante. Le bois qui fournit cette racine, douée d'une amertume si prononcée, nous paraît appartenir au calac (*carissa xylopicron*, Aub.), auquel il ressemble par sa compacité, sa couleur orangée, et son amarescence si diffusible. Le vin de saguère, ainsi préparé, peut aisément se conserver dans des vases. Il est alors très fort et susceptible de procurer des ivresses tumultueuses. Les habitans en font une grande consommation. Souvent lorsque, fatigués dans nos courses, nous cherchions un refuge dans quelques cabanes, ils s'empressaient de nous en offrir.

Une des productions les plus estimées de l'île de Bourou est l'huile de *caiou-pouti*, ou, comme nous l'écrivons, *cajéput*. Cette huile jouit, dans l'esprit des Malais, des propriétés les plus miraculeuses, propriétés que les Européens établis aux Moluques ont par suite adoptées aveuglément. On l'emploie comme un remède excellent contre les douleurs rhumatismales et les paralysies, en l'appliquant en frictions. Dans les maladies désespérées, on en exprime quelques gouttes jetées dans de l'eau, et ce mélange fait naître les plus grandes espérances dans l'âme du moribond, et console sa famille. Cette panacée n'est pas sans posséder une action énergique assez analogue, par la diffusibilité de ses principes, à la manière d'agir de l'éther, et n'ayant rien de supérieur à l'essence de térébenthine, dont elle se rapproche singulièrement par ses qualités physiques et chimiques. Cette huile essentielle a été vantée en Europe par le docteur Thunberg, pour ses avantages, comme moyen conservateur des collections d'insectes, sans que l'expérience soit venue justifier ces nouvelles propriétés. Toutefois la célébrité dont jouit cette huile exige que nous rapportions les procédés que les Malais mettent en usage pour la préparer. L'huile de cajéput ne s'obtient que dans les Moluques, et dans deux ou trois îles au plus. Sa fabrication n'est dans les mains que d'un petit nombre d'individus; et à Bourou, elle appartient au résident hollandais et aux radja malais. Les deux alambics dont on se sert pour l'obtenir sont grossièrement montés; ils consistent en une chaudière de cuivre, surmontée d'un chapiteau en boule. L'huile essentielle, se dégageant de l'eau dans laquelle trempent les feuilles de mélaleuque au fond de l'appareil, s'élève dans le chapiteau, passe dans un tube en bambou, qui la conduit dans une petite barrique qui sert de réfrigérant et sort dans des vases destinés à la recueillir. Le caïou-pouti apparait sous forme d'un liquide très léger, qui est coloré en un vert-pré très agréable, teinte due à la chlorophile. Son odeur est vive, fragrante, très expansible, et assez analogue à celle de l'essence de térébenthine, bien qu'elle en diffère par le camphre qu'elle contient. En la rectifiant par plusieurs distillations, cette huile perd sa couleur verte.

Le *melaleuca leucodendron*, qui produit le *caïou-pouti* (ce mot signifiant en malais *bois blanc*), est cultivé en grand sur les collines de la partie orientale de Cajéli. C'est un arbre assez élevé, semblable par le port aux vieux oliviers de la France méridionale, et se couronnant de fleurs blanches, disposées par petits bouquets. On en distingue deux variétés, remarquables l'une par des feuilles étroites, et l'autre par des folioles beaucoup plus larges. Cette dernière espèce se trouve particulièrement à Amboine, tandis que la première croît presque exclusivement à Bourou. Le tronc des mélaleuques est revêtu d'une écorce épaisse, composée d'une masse de feuillets minces, soyeux, et imitant des lanières de satin. A quelques distances, ces arbres semblent argentins. Les rameaux sont souvent brisés par le peu de soin que les enfans chargés d'en cueillir les feuilles apportent à cette opération. Le feuillage, glauque et triste, a besoin de la vive chaleur du soleil des Moluques pour acquérir l'arome fragrant qui le caractérise, et les soins de culture qu'on accorde à l'arbre se bornent à brûler les broussailles et les grandes herbes qui croissent au pied.

L'idée générale qu'on puisse se former des alentours de la baie de Cajéli, seul point de l'île de Bourou que nous ayons visité, est celle d'un sol montueux, profondément raviné et s'abaissant vers le rivage pour donner naissance à des marais profonds et étendus qui règnent au fond de la baie de Cajéli. Le sol est d'argile rougeâtre sur les collines, qui supporte une formation schisteuse, sillonné par des veines de quartz, variant du talcite carburé phylladiforme au talcite quartzifère aussi phylladiforme. Des veines de quartz amorphe, épaisses d'un pied, sillonnent en tous sens les rochers que nous venons de mentionner. Les fragmens de carbonate de chaux qu'on rencontre parfois sur les collines y ont été transportés par les hommes, et proviennent des ceintures de polypiers saxigènes, qui, çà et là dans la baie, forment des barrières de récifs.

La végétation de l'île Bourou est vigoureuse et imposante; elle se compose surtout de grands arbres encore très peu connus des botanistes, et parmi lesquels il doit y en avoir beaucoup d'inédits. Nous y avons retrouvé toutefois la plupart des plantes que nous avions déjà vues dans les îles de la mer du Sud, dans l'archipel de la Société, à la Nouvelle-Irlande, à Waigiou, telles que le *convolvulus pes capræ*, des dolichos, des vaquois, des filaos, l'*hibiscus tiliaceus*, le *spondias dulcis*, etc. A ces végétaux si communs sur toutes les îles océaniennes, se joignent ceux qui sont propres au sol des Moluques et des îles de la Sonde. Ainsi apparaissent en plus ou moins grande abondance l'*œschinomene grandiflora*, remarquable par ses larges corolles blanches papilionacées; le *guilandina moringa*, dont les semences pierreuses servent de jouets aux enfans; l'ipomée à fleurs écarlates, plante volubile, chérie des Malaises, pour qui elle est l'emblême de l'amour; des orchidées fantastiques, dont les tiges charnues échappent à tous les moyens de conservation, des fougères, des lycopodes, etc., etc.

Les privations de vivres frais que nous éprouvions nous rendirent la relâche de Bourou très agréable. Nous nous y procurâmes en abondance de la viande de cerf, du poisson et des légumes.

Les habitans aiment singulièrement le bétel et l'opium. Ils fument cette dernière substance dans des pipes faites exprès.

3. Fièvres inflammatoires légères. 1. Coryza. 2. Blessures. 1. Furoncles.

§. XX.

SÉJOUR A AMBOINE (ÎLES MOLUQUES).

Du 4 octobre 1823 au 28 dudit.

L'île d'Amboine est située au centre des Moluques, et se trouve entourée au nord par la grande île de Céram, par *Manipa*, *Haroko* et *Saparoua*; au nord-est, par *Nissa-Laut*; à l'ouest, par *Bourou*; au sud-est, par *Poulo-Vai*, *Gounong-Api*, *Banda*, *Banda-Nera* et *Pulo-Pisang*. Sa circonférence est au plus de vingt-cinq lieues : elle est inégale, en forme d'étrier, ce qui est dû à la jonction des presqu'îles d'*Itou* et de *Nouessaniva*. Elle est entamée par deux profondes baies : celle d'Amboine, la seule fréquentée des navires d'Europe, et celle du nord-est de l'île parsemée de bancs, et qui ne peut recevoir que des jonques du pays.

Découverte par les Lusitains en 1515, l'île d'Amboine a d'abord appartenu à la couronne de Portugal, dont les navigateurs abordèrent les premiers aux Indes orientales, après avoir doublé le cap de Bonne-Espérance. Ils en furent chassés en 1603 par les Hollandais, qui les dépossédèrent de toutes les Moluques, et qui s'approprièrent le riche commerce des épiceries. Depuis, cette île a souvent été le théâtre de révoltes, aussitôt apaisées qu'élevées, et fut soustraite à ses anciens possesseurs par les Anglais en 1812, et restituée à la paix générale de 1814. Cette île est la capitale des Moluques et la résidence ordinaire des autorités, qui dépendent du gouvernement général de Java.

La température d'Amboine est généralement chaude, surtout dans la saison sèche, qui commence avec la mousson d'ouest, dans les mois de novembre à avril. Les pluies débutent avec la mousson d'est, en mai. Pendant ce temps, elles sont presque continuelles et très abondantes. L'époque où les moussons changent est précédée de calmes parfaits ou de très légères brises variables. Pendant notre relâche, la température était insupportable dans le jour : la position de la ville d'Amboine ne contribue pas peu à ce que les grandes chaleurs qui y règnent

soient désagréables, parce que, abritée de toute part et enveloppée par une ceinture de montagnes, cette ville ne reçoit
point d'air, en même temps que les rayons du soleil dardent à
plomb sur la place qu'elle occupe. Le thermomètre à bord, à
midi et à l'ombre, a constamment marqué 29 et 30 degrés. La
température de l'eau était presque au même niveau, ou n'avait
qu'un degré au-dessous. L'hygromètre indiquait habituellement de 102 à 104 degrés. Le baromètre se maintint à 28 p.
1 l. o. Nous observâmes que le ciel fut souvent voilé par d'épais
nuages, ou par des orages, qui s'arrêtaient sur le sommet des
plus hautes montagnes, et qui apportaient fréquemment de
forts grains de pluie, mais de courte durée. Le tonnerre se fait
souvent entendre, et presque toutes les nuits des éclairs dus à
l'inflammation de l'hydrogène sillonnaient les nues à l'horizon.
Les tremblemens de terre sont habituels au sol d'Amboine
qu'environnent des volcans, dont les commotions se font vivement sentir dans l'archipel resserré des Moluques.

La constitution d'Amboine est volcanique, et il est même
supposable que cette île ne doit son isolement qu'à une rupture
de l'île de Céram, ainsi que les îlots qui sont entre les deux
côtes. De hautes montagnes, par rapport à sa petite étendue,
forment deux chaînes qui parcourent les deux presqu'îles du
sud-ouest au nord-est. Nous n'avons vu, parmi les élémens
constitutifs du sol, que le calcaire grossier qui forme les collines
du bord oriental de la baie, et qui s'élève à plus de 300 pieds.
Les flancs des montagnes présentent un granite qui saille hors
du sol en hautes roches noircies et usées. Aux deux tiers de la
hauteur, à 700 pieds au-dessus du niveau de la baie, paraît un
schiste effrité et friable qu'on ne peut distinguer qu'à la surface. Une argile très rouge recouvre les roches et supporte une
végétation qui cherche sans cesse à s'étendre.

Les plantes spontanées sur le sol sont variées et curieuses.
Les alentours d'Amboine ont été défrichés par le feu, et les
pelouses, sur les coteaux qui la dominent, sont formées de graminées; mais au tiers supérieur des montagnes, des bois épais,
de beaux arbres, s'étendent sur le reste de l'île : les bords des
rivières et les marais sont peuplés de végétaux qui se plaisent
dans cette station. Il nous suffira de dire que la botanique

d'Amboine est d'autant plus intéressante, qu'elle a été l'objet des travaux de Rumphius.

Les plantes potagères sont communes au bazar; on les cultive autour des cabanes, dans de petits jardins, qui ne méritent point qu'on les loue sous le rapport des soins qui ont présidé à leur arrangement. L'ail est très commun, ainsi que les courges, la patate douce fournie par un jatropha, la mélongène, une espèce d'amaranthe (*basella rubra*), qu'on appelle épinard, et qui en a le goût, des oignons, du pourpier, du maïs, des concombres, des bourgeons de bambous, des choux-palmistes, le manioque, la fève katchang, la pomme de terre, etc., etc.

Le sagoutier, dont on distingue plusieurs espèces, est cultivé en grand, et le plus estimé est le *sagu maputi*. Le saguère (1) donne le vin usité par les Malais. L'arec s'élève en tous lieux; ses noix forment un des besoins de la population, qui les mâche avec le fruit ou les feuilles du poivre siriboa et la chaux, unie à de la gomme *kino*. Le laurier *coulilawang* croît spontanément; les Chinois vendent son écorce, dont la saveur est piquante, la texture analogue à celle de la cannelle non choisie. Une graine très estimée, et qu'on offre aux dames comme une friandise très délicate, est le cardamone, semence aromatique et échauffante, qui stimule vivement les organes générateurs. Le riz ne se cultive point à Amboine : cette plante alimentaire est tirée de *Sumbava* et de *Florès*, petites îles qui produisent cette denrée en abondance, ainsi que du bois de sandal, des chevaux, du cappoc, ou coton commun, et du *cappas*, ou coton le plus fin et le plus recherché de l'Inde. Une grande quantité de riz, destinée à l'approvisionnement des magasins du gouvernement, se retire des établissemens des Célèbes, notamment de Menado : nous payâmes 3,000 livres, qu'on voulut bien nous fournir, 5o4 francs de notre monnaie.

---

(1) MARCO-PAULO, page 193 de son Voyage, parle ainsi du sagucrus : *Ils ont une mainere d'arbres desquels trencent les rames de cel arbres, e met l'en un pot grant aou tronchon qui est remès à l'arbre, e voz di qe en un jor e en une noite s'enple e est molt buen vin daboir. Sont semblables à petit Datal.*

La culture qui a rendu l'île d'Amboine célèbre est celle des clous de girofle. Les Hollandais, en effet, confinèrent les muscadiers à Banda, et le giroflier sur cette île et sur quelques autres îlots voisins. Cet arbre si estimé est planté dans des vallons isolés, dans les montagnes bordées de ravins et de précipices. Les seuls endroits autorisés par le gouvernement hollandais pour la culture du girofle, sont : Amboine, Manipa, Nissa-Laut, Haroeko et Saparoua. Les employés européens ont été forcés d'abandonner Manipa, dont le séjour est excessivement malsain, par rapport à la vaste étendue de marais qui forment presque en entier sa surface, et qui exhalent des miasmes pestilentiels qui donnent naissance à des fièvres malignes. Après Amboine, *Saparoua* cultive le plus grand nombre de girofliers. Dans cette île existe le fameux giroflier royal, dont les boutons sont bien plus parfumés, et se vendent très cher. Nous avons eu occasion de voir quelques uns de ces clous ; ils sont faciles à reconnaître, en ce qu'ils ont un double calice. On croit, dans le pays, que cet arbre ne jouit de la faculté de produire que d'un seul côté, ce qui pourrait dépendre tout au plus de son exposition. L'exportation des clous de girofle, ainsi que des muscades, est sévèrement prohibée, de même que les petits ouvrages faits avec des clous de girofle, tels que des boîtes, des vaisseaux. Il ne s'agit rien moins que la peine de bannissement pour ce genre de délit. La culture est abandonnée aux habitans qui vendent cette denrée au gouverneur, qui la met en magasin et l'envoie en Europe, où seul a le droit de la vendre dans la colonie, au prix fixé, et en remplissant des formes administratives. (*Eugenia caryophyllata*, W.)

Amboine ne cultive point de muscades pour le commerce : celles qui y viennent en grand nombre sont bien moins estimées que les muscades de *Banda*, et elles ne sont destinées qu'à la consommation des habitans, ou au trafic de contrebande, lorsque quelques navires étrangers séjournent dans la baie ; mais, comme elles ne subissent point la préparation à la chaux qu'on pratique pour les noix qu'on expédie en Hollande, elles ne se conservent pas facilement dans les traversées : d'ailleurs, ramassées pour la plupart sous les arbres, elles sont le plus souvent piquées par des vers. Les plantations de muscadiers sont principalement à *Banda*, où il existe des forêts de cet arbre précieux, à *Banda-Nera*, et à *Pulo-Vaé*, qui est très fertile. Banda possède un climat très meurtrier, et la plupart des Européens qu'on y envoie sont moissonnés en peu de temps : aussi a-t-on pris le parti depuis peu d'habiter *Banda-Nera*, et les habitans ne s'y rendent qu'à l'époque de la récolte des noix muscades. Les arbres qui les produisent sont plantés par longues allées, et de même que le géroflier, qui redoute l'influence directe du soleil, les muscadiers (*myristica aromatica*) sont abrités de ses rayons par de grands arbres de *canari*, qu'on nomme *protecteurs des muscadiers*. Chaque arbre a son canari qui le couvre de son feuillage et qui fournit en même temps une amande délicieuse, dont on tire une huile butyreuse aussi douce que celle de l'amande du midi de l'Europe. Les noix sont vendues à l'administration d'Amboine, qui paie la livre peu de chose, et d'après un tarif. Elles sont emmagasinées dans le fort Victoria, préparées avec l'eau de chaux pour s'opposer à l'introduction des insectes et dessécher l'amande, et envoyées en Hollande sur des navires de commerce expédiés à cet effet. L'excédant des noix destinées à la consommation annuelle des pays divers est brûlé, lorsqu'on reçoit la nouvelle que les cargaisons expédiées en Europe y sont parvenues sans accident. Par ce moyen, le prix des muscades se maintient au même taux à Amboine : celles achetées au gouvernement coûtent trois sous pièce, et on a supputé qu'il fallait environ *quatre-vingt-dix noix pour faire une livre de muscades*. (1)

Les arbres fruitiers sont nombreux; on les cultive autour des cabanes, où ils forment des massifs qui contribuent à l'embellissement de la ville d'Amboine, en même temps que cette disposition la fait ressembler à une immense bourgade. Ce mélange de végétaux a un agrément que rien ne peut remplacer, et les voyageurs en général ont été frappés de cette disposition dans les villes coloniales qui la présentent. Le ba-

---

(1) Les Hollandais achètent quinze sous le cent des muscades aux cultivateurs.

nanier y est le végétal le plus commun, près de la porte des
cabanes où il est planté par massifs ; et on en compte plusieurs
variétés. La plus exquise est la petite figue banane, douce et
sucrée, qu'on appelle *bacove* à Cayenne, et que produit le
musa coccinea, ou *troglodytarum*. L'ananas est très parfumé,
et plusieurs variétés y sont cultivées : deux espèces de *canarium* fournissent, l'un (*C. commune*) ses amandes très douces,
qui donnent une huile qu'on mange en place de beurre ; l'autre
(*C. balsamiferum*) donne une résine abondante, qu'on vend
au bazar par paquets renfermés dans des feuilles, et qui sert à
faire des torches pour éclairer les cabanes, ou pour servir à la
pêche. Le fruit rouge, nommé *tomoutomou* à Bourou, avec
lequel on fait des confitures aigrelettes ; le *morinda citrifolia*,
dont on mange le fruit, négligé à Taïti, où il croît partout ; le
papayer ; une sorte de spondias (*spondias monbin*), dont la
saveur approche de l'é-vy, ou pomme de Cythère ; la *mangha* ;
un petit fruit à plusieurs loges, de la famille des guttes, nommé
lantsa ; le fruit de l'arbre à pain (*artocarpus incisa*), nommé
bohon soukoum ; le jaquier (*artocarpus integrifolia*), nommé
bohon nanka ; le pamplemousse (1), le citronnier, sont les arbres
les plus communs et les plus multipliés. Si, à ce mélange pittoresque de végétaux exotiques, on ajoute ceux dont les formes
typiques sont entièrement opposées à celles-là, on ne peut se
dispenser de contempler avec plaisir le paysage nouveau qui en
résulte. A Amboine, en effet, ont parfaitement réussi des arbres
de climats lointains et opposés, tels que le caféyer d'Arabie,
le jamrose de Malaka, le célèbre litchi de la Chine (*Euphoria
punicea*), le cacao d'Amérique (2), le citron à petits fruits de
Chine, le blimbing (*averrhoa bilimbi*, L.), le ramboutan des
Malais (*nephelium lappaceum*, La B.), le mangoustan (*garcinia
mangostana*). Ces deux derniers fruits ne mûrissent qu'en avril
et mai. A ces brillans végétaux s'adjoignent la manioque (*jatropha*), le cotonnier, le muscadier, la canne à sucre, le pal-
miste (*areca oleracea*), l'arec (*areca catechu*), le sagoutier, le
saguerus, le cocotier, l'atte, le grenadier, la vigne d'Europe,

(1) *Citrus decumana*, L.
(2) *Theobroma cacao*, L.

le tabac, et quelques autres dont nous n'avons pu avoir connaissance. Mais, malgré leur réputation, la plupart de ces fruits sont loin d'approcher de la saveur des nôtres, et quelques uns déplaisent même beaucoup lorsqu'on les goûte pour la première fois. C'est ainsi qu'on s'accorde à regarder le litchi comme délicieux, tandis qu'on ne peut lui reconnaître qu'une chair mucilagineuse acidule, n'ayant rien de flatteur. Le litchi (*scytalia*, Gœrtn.) est un arbre élevé, d'un beau port, à feuilles entières, d'un vert lustré; les fruits forment des grappes lâches à l'extrémité des rameaux; l'enveloppe extérieure est rugueuse; elle s'enlève facilement, et dessous existe une pulpe fondante, enveloppant un noyau rouge. La grosseur de ce fruit est celle d'une prune moyenne.

Nous appareillâmes de l'île Bourou, le 1er octobre; et, le 4, nous étions mouillés à Amboine.

Le climat de cette capitale des Moluques n'est pas aussi malsain que celui de plusieurs des îles environnantes. Mais les grandes chaleurs qui s'y font ressentir ne peuvent pas être sans influence sur le tempérament des Européens qui y résident, et qui ont conservé leur manière de vivre sous un ciel qui semble en exiger une autre plus convenable. Ainsi, certaines maladies sévissent plus particulièrement sur certains points d'Amboine, tels que les lieux bas et engorgés du rivage de la baie intérieure. Pour la première fois, on vit apparaître le choléra-morbus en 1823. Personne n'avait connaissance que cette maladie ait régné autrefois dans le pays, ni même qu'Amboine ait été le théâtre d'aucune maladie, soit endémique, soit épidémique, dont les effets aient été aussi désastreux.

Avant d'aborder l'historique de cette dernière affection, nous citerons brièvement quelques cas morbides qui se présentent journellement dans la pratique des médecins du pays.

A l'époque des pluies occasionnées par la mauvaise mousson, naissent des fièvres catarrhales, des diarrhées catarrhales et des dysenteries. Cette dernière affection, si redoutable dans certaines îles Moluques, et notamment à Timor, est moins intense à Amboine, où elle moissonne les soldats européens qui font des excès.

L'ophthalmie, dite d'Amboine, paraît due aux effets divers

7

d'une chaleur intense pendant le jour, et à l'abaissement subit
de la température pendant la nuit, en même temps qu'à la
grande humidité qui se précipite sur le sol. Il paraît qu'il n'y
a que ceux qui dorment à l'air, pendant la nuit, qui présentent
le plus ordinairement cette affection, qui entraîne la désorganisation du globe de l'œil. Nous avons vu à l'hôpital militaire
plusieurs de ces cas pathologiques, dans des états plus ou moins
avancés. La vue était complétement annulée dans l'organe malade, d'abord atteint d'une amaurose violente, suivie de l'ulcé-
ration des membranes et de l'écoulement des humeurs de l'œil.
La solution la plus heureuse est l'atrophie des nerfs et des vaisseaux optiques.

Une dégénération assez ordinaire des fièvres catarrhales qui
minent sourdement l'économie, est connue sous le nom de
phthisie des Javans. Cette maladie des organes pulmonaires se
reproduit dans l'île de Java, de même que parmi la population
malaie des Moluques qu'elle attaque de préférence.

Le rhumatisme et la paralysie dite des Javans (le *Barbiers*
de l'Inde) se développent assez fréquemment. La paralysie surtout a une grande propension à n'affecter que la moitié du
corps. Elle est accompagnée de spasmes et de mouvemens in-
volontaires des membres. On attribue le développement de cette
maladie à l'usage prolongé du vin de sagouère, boisson irri-
tante qui porte une action funeste sur le système nerveux.

Les cas d'éléphantiasis sont rares : il n'en est pas de même
du *Ring-Worm*, ou verme circulaire, exanthème voisin de la
rougeole, et qui se traite de la même manière. Cette maladie,
moins commune à Amboine qu'à Java, est plus particulièrement propre à la population indienne.

La lèpre squameuse (*Kusta*) qui s'est propagée dans la majeure partie des îles du Grand-Océan, est plus particulièrement
reléguée dans les négreries de l'intérieur. Le docteur Merklein
m'a dit que cette lèpre était surtout très commune à Java, dans
le royaume de Shéribon, où elle est endémique. Les habitans
l'attribuent aux eaux de certaines rivières, et par superstition
ils évitent de s'y baigner et surtout d'en boire. Ce qui pourrait
légitimer, sinon leur pensée, du moins leur dégoût pour ces
eaux, c'est que quelques unes traversent des terrains ignés, y

reçoivent quelques principes acidifians ou sulfureux, et deviennent nuisibles ou dégoûtantes.

Les Malais nomment la médecine *obat*; la profession médicale n'est exercée par aucun d'eux en particulier, et leurs pratiques, sorte de patrimoine public, sont uniquement fondées sur l'empirisme, et reposent sur des idées superstitieuses. Ce n'est pas cependant qu'ils ne connaissent l'emploi d'un grand nombre de plantes dont ils font des remèdes. Mais leurs principales ressources consistent toujours en charmes et en sortiléges, aidés par la pratique du massage qu'ils nomment *ramass*. Dans presque tous les cas, quelle qu'en soit la cause, les Malais débutent par frotter et distendre, avec une adresse qui leur est propre, toutes les articulations du malade; opération qui assouplit singulièrement la peau et les muscles. A cette pratique constante et souvent salutaire, on fait succéder des boissons diverses obtenues des sucs de plantes, auxquelles ils attribuent telles ou telles propriétés. Dans les cas désespérés, enfin, ils emploient le *caïou-pouti*, huile essentielle qui, prise à petite dose dans un véhicule, agit comme un puissant tonique et comme un stimulant diffusible. A tout cela, se joignent des prières et des grimaces.

Les femmes, à l'époque de l'accouchement, sont assistées par des matrones qui emploient les méthodes les plus vicieuses pour amener la sortie du fœtus. Dès l'annonce des premières douleurs, elles étendent la malade sur une natte et exercent sur l'abdomen une très forte pression, en commençant par l'épigastre, et terminant par suite à l'hypogastre. L'enfant étant expulsé, on délivre aussitôt en opérant des tractions répétées sur le placenta et en continuant la pression sur la surface de l'abdomen. L'accouchée est alors mise dans un bain, après quoi on lui couvre le ventre d'un large cataplasme fait avec de la fiente de vache mêlée à de la terre argileuse.

De cette méthode aveugle résultent le plus souvent des métrites et des hémorrhagies redoutables qui enlèvent en peu d'instans un grand nombre de jeunes mères. On lui attribue aussi la stérilité de celles qui en échappent, et qui, après une première grossesse, en ont rarement une seconde. Toutes les femmes malaies, même celles d'une classe aisée, ou celles qui sont mariées à des officiers européens, sacrifient à ce préjugé ridicule et enraciné; de sorte que les médecins ne sont appelés que lorsque les accidens consécutifs sont formidables et trop souvent au-dessus des ressources de l'art.

Une maladie dont les ravages sont aussi grands que lorsqu'elle apparut en Europe, est la syphilis. Les symptômes se composent de ce dégoûtant cortége d'ulcères rongeans qui envahissent toutes les parties du corps. L'hôpital, lorsque nous le visitâmes, présentait un grand nombre de vénériens, qui tous avaient des ulcères sur le pénis, sur les jambes, au voile du palais et aux commissures de la bouche, etc., etc.; quelques uns même, relégués dans l'intérieur, ont perdu la physionomie humaine et font horreur. Les Malaises les plus misérables sont la plupart perdues par cette maladie. Leur dissolution surpasse tout ce que l'imagination peut concevoir, suivant le docteur Harloff, habitué à sonder, par état, les plaies les plus hideuses du moral comme du physique. Plusieurs Européens présentaient, au summùm, la syphilis, qu'ils avaient contractée avec les jeunes esclaves, avec lesquelles ils cohabitent ouvertement, et sans que cet usage blesse le moins du monde la morale publique. Quelques hommes du bord prirent des gonorrhées qui furent remarquables par leur virulence.

Le choléra-morbus, qui a moissonné la population d'Amboine, est la même maladie épidémique qui, après avoir débuté dans l'Inde, a porté ses ravages aux Philippines, aux îles Bourbon et de Maurice, à Java, notamment à Samarang, et par suite n'est arrivée à Amboine qu'après avoir sévi à Ternate, à Célèbes et à Banda. Ce fléau a parcouru de vastes régions, sans jamais donner un grand espoir pour la vie de ceux qu'il atteignait dans la période d'intensité. Quelles ressources en effet la médecine peut-elle employer dans une affection qui foudroie les malades en moins de deux ou trois jours, et le plus souvent dans l'espace de quelques heures? On a remarqué que les hommes robustes, athlétiques, succombaient plus généralement que les sujets grêles et appauvris.

Les médecins d'Amboine s'accordent à regarder le choléramorbus comme une vive inflammation abdominale, avec complication de lésions du système nerveux, et susceptible de se communiquer épidémiquement, dans certains climats, par un miasme *sui generis,* sur des organes prédisposés par l'influence de l'atmosphère ou des écarts dans les habitudes de la vie. Ils distinguent deux sortes de choléra-morbus : l'un avec inflammation générale, une rougeur et une chaleur considérable, plénitude et redondance du pouls, soif ardente, yeux larmoyans et injectés; l'autre offre une atteinte profonde des viscères de l'abdomen, désordre du système nerveux, avec pouls petit, abdominal, profond abattement; en un mot, portant avec lui un *colapsus virium* partout ailleurs que dans le siége de la lésion.

Le choléra débute toujours par une douleur aiguë de l'abdomen, accompagnée d'une céphalalgie violente. L'œil est alors brillant, injecté et larmoyant. Le pouls est plein ou petit, accéléré ou lent dans ses pulsations. A ces premières indications se joignent bientôt des vomissemens et des selles répétées, suivies ou escortées de mouvemens spasmodiques d'un fâcheux présage.

Les accidens, enfin, parvenus à leur plus haut degré, se compliquent de perte absolue des sens, de coma et de soubresauts de tendons. La mort alors arrive après quatre, cinq ou six heures, à partir du moment où les premiers symptômes sont apparus; quelquefois, surtout vers le déclin de l'épidémie, cette série de phénomènes se succédait avec plus de lenteur et de manière à faire naître l'espoir d'y opposer une digue et d'y soustraire plus de victimes. Lorsque avec le choléra survient un fort accès de fièvre, on peut concevoir un heureux espoir. Il en est de même lorsque le vomissement ne se montre point, ou lorsqu'il est peu considérable, ou enfin lorsqu'il n'arrive que tard. Les hommes les plus vigoureux sont frappés avec une extrême rapidité, et nous en eûmes un exemple bien triste dans la personne de deux Anglais qui étaient débarqués depuis quatre ou cinq jours de notre bord, où ils étaient en qualité de passagers depuis Taïti. Ces deux marins, d'une constitution herculéenne, se livrèrent, immédiatement après leur arrivée à terre, à une vie déréglée, s'enivrant tous les jours et couchant sur l'herbe pendant la fraîcheur délicieuse des nuits. Les nommés Moore et Wrigt, après quatre jours de cette vie irrégulière, furent atteints du choléra et entrèrent à

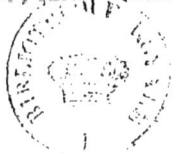

l'hôpital le 12 au soir, à peu d'instans d'intervalle l'un de
l'autre. Le 13, au matin, ils n'étaient plus.

Malgré la terreur qu'une mort aussi prompte fit naître parmi
les hommes de notre équipage, malgré la précaution qu'on
eut, à notre demande, de les consigner, les canotiers, qui
pouvaient se soustraire à la surveillance, couraient à terre,
s'enivraient avec le vin de *saguerus*. Cinq hommes de la corvette nous présentèrent les symptômes les plus bénins du choléra, bien que notre position dans la baie nous isolât du foyer
d'action.

M. Lengacker, chirurgien-major des Moluques, qui a servi
sous les ordres de M. Sper, de Toulon, résidait à Macassar
lorsque le choléra y fit sentir son influence. Il sévissait sur
la population d'une manière affreuse, puisqu'il moissonna en
un instant cinq cent cinquante individus sur mille. Suivant l'expression de ce médecin, les malades étaient frappés comme par
la foudre. Rarement la maladie durait plus de trois heures, et
il a vu des chiens et même des bœufs en être atteints; nous-
même nous avons vu, à Amboine, un jeune singe qui en présentait tous les symptômes et qui mourut sous nos yeux.

La gravité des symptômes du choléra des pays chauds est
extrême : cette maladie, en Europe, est loin d'en pouvoir
donner une idée.

La méthode de traitement à employer est généralement celle
dite anti-phlogistique et anti-spasmodique. La saignée dans le
début, les sangsues sur l'abdomen, les révulsifs, puis les cal-
mans et les opiacés sont fort usités. Mais les médecins hollandais, à l'exemple des Anglais, ont une prédilection particulière
pour le mercure doux, dont ils font un usage général.

Le résumé suivant des ravages faits par l'épidémie, depuis le
moment de son apparition jusqu'à notre départ, est extrait
des cahiers de clinique de l'hôpital militaire.

En mars 1823, le choléra n'avait point encore paru. Il y
avait seulement dans les salles cent trente et un malades, parmi
lesquels, en ce mois, cinquante-trois se rétablirent, cinq moururent et soixante-trois restèrent pour le mois suivant.

Dans les cinq morts, il y avait deux diarrhéiques, un dysentérique et deux fiévreux avec catarrhe.

Le choléra débuta en avril ; à la fin du mois, dans une seule semaine, un capitaine et trois lieutenans en moururent, ainsi qu'un grand nombre d'habitans. On a pu calculer neuf morts par vingt et un malades. Vers le déclin de l'épidémie, pendant notre séjour, on arrêta l'approximation à un mort par quinze malades, et dans les momens les plus favorables à un dix-septième seulement.

Le choléra-morbus n'était point encore éteint au moment de notre départ (27 octobre 1823). Chaque jour on nous annonçait la mort de quelque habitant : celle du capitaine chinois fut surtout remarquable. Il succédait souvent au choléra une fièvre nerveuse très meurtrière, qui rarement était suivie de guérison. On craignait que le changement de mousson, amenant avec lui des orages, n'influât sur son activité, ou du moins ne rallumât son feu prêt à s'éteindre.

Mois.	Nombre total des malades.	Rétablis.	Morts.	Reste à l'hopital.	Choléra-morbus.	Rétablis.	Morts.	Reste pour le mois suivant.
Avril.	223	104	43	76	22	26	38	13
Mai.	148	78	9	61	35	27	5	3
Juin.	120	54	5	61	8	2	3	3
Juillet.	120	58	3	59	4	2	»	2
Août.	144	86	2	56	15	6	1	8
Septemb.	126	59	12	55	23	11	10	2
Octobre.	122	34	8	80	10	»	4	6

L'hôpital d'Amboine a été bâti par les Anglais, dans un emplacement convenable, sur le bord d'une rivière, dans le derrière de la ville et dans une position à peu près isolée. L'édifice n'a rien de remarquable en lui-même, mais l'intérieur est tenu avec une grande propreté. C'est un très long bâtiment, divisé par des cloisons en plusieurs salles, pouvant au total recevoir quatre cents malades. La base est en pierre et élevée de plus de six pieds au-dessus du sol ; la toiture est en feuilles de palmier et les murailles sont en briques. Une large varangue (*viranda*) couverte permet aux malades convalescens de se promener à l'abri dans la saison pluvieuse, et à l'ombre pendant les fortes chaleurs du jour.

Pendant notre séjour, les Hollandais envoyèrent deux corvettes avec des troupes de débarquement, à *Savaï*, sur l'île de Céram, pour châtier des pirates malais. Ils eurent sept hommes tués et vingt-trois blessés. Plusieurs d'entre ces derniers périrent des accidens consécutifs et surtout du tétanos.

Banda, île si renommée par ses plantations de muscadiers, est tellement malsaine, qu'on a renoncé à l'habiter.

Une fièvre typhode a forcé les colons à se retirer sur Bandanera, ou la petite Banda. Ils ne se rendent sur Banda qu'à l'époque de la maturité des muscades, pour en faire la récolte. Ils attribuent aux déjections du volcan de gounong-api les exhalaisons malfaisantes qui rendent Banda inhabitable.

Parmi les maladies qui se manifestèrent pendant notre relâche, on doit indiquer les symptômes cholériques qui se développèrent sur cinq hommes, et cédèrent à une médication antiphlogistique et au régime. Deux matelots, les nommés Jean et Imbert, contractèrent la dysenterie, et ne guérirent de cette redoutable affection des pays chauds que dans les latitudes plus froides au sud de la Nouvelle-Hollande. M. Garnot, au contraire, offrit des apparences satisfaisantes de rétablissement. Le nommé Astoin eut une gastrite à la suite de quelques excès avec le vin de saguère.

5. Choléra; symptômes europ. 2. Dysenteries. 2. Gastrites. 2. Fièvres catarrhales. 1. Colique. 2. Couronnes de Vénus; dartres. 3. Blessures. 1. Furoncles.

§. XXI.

TRAVERSÉE D'AMBOINE AU PORT JACKSON.

Du 28 octobre 1823 au 17 janvier 1824.

Cette traversée, qui dura quarante-neuf jours, nous donna vingt-huit hommes à soigner. Le plus grand nombre ne nous offrit que des indispositions légères, dues le plus souvent au passage subit d'une climature équatoriale dans celle des hautes latitudes australes. Le climat des Moluques avait fait contracter aux nommés Jean et Imbert des dysenteries qui persistèrent jusqu'au port Jackson, et au nommé Le Bayon une héméralopie qui se développa dans cette traversée. Nous eûmes quelques vénériens.

Plusieurs affections inflammatoires des viscères de la poitrine se déclarèrent lorsque nous doublâmes les côtes sud de la Nouvelle-Hollande et le cap de Diémen. La mer alors était toujours grosse, le vent très frais, la pluie et les brouillards étaient fréquens. A notre départ d'Amboine, nous éprouvâmes des grains, beaucoup de calme, et des orages qui nous accompagnèrent jusqu'à notre sortie des Moluques, par le détroit d'Ombay. On mit pendant deux ou trois jours de l'eau-de-vie et du sucre dans l'eau du charnier.

A cette époque de notre navigation, *la Coquille* était infestée de kakerlacs. Ces insectes dégoûtans s'étaient multipliés d'une manière étonnante, et, semblables aux harpies, ils souillaient tous nos alimens et notre boisson. Cette blatte était tellement affamée, qu'elle faisait des petites plaies aux orteils des personnes endormies.

Le 1er décembre nous rencontrâmes le navire baleinier *le Melantho*, capitaine Folger. Ce bâtiment n'était parti de Londres que depuis le 17 juillet, et déjà il avait à bord deux scorbutiques.

Le 15, on visita le biscuit. Celui qui était renfermé dans des caisses en fer était encore aussi sain que lorsqu'on le prit dans les magasins de Toulon. On en dressa procès-verbal.

Les essais sur la gélatine de M. Gauthier ne répondirent point à l'attente de la commission qui fut nommée pour l'expérimenter. Nous en rédigeâmes le procès-verbal, qui fut modifié dans quelques unes de ses parties. Voici quelles ont été les conclusions adoptées.

« La commission pense que la gélatine de M. Gauthier, des- » séchée, retirée des os, privée d'albumine, de fibrine et d'os- » mazome, partie essentiellement animalisée, est peu susceptible, « seule, de former un aliment nourrissant, et serait principa- « lement utile pour ajouter aux substances peu riches en fibrine « la gélatine qui leur manque. »

Notre avis est qu'on pourrait joindre cette gélatine aux viandes salées pour en former des potages assez bons, en ajoutant ainsi à cette fibrine appauvrie, par le sel qui l'imprègne, le principe gélatineux dont elle est privée.

Chaque degré de latitude vers le sud augmentait d'une manière bien sensible la susceptibilité de l'organisme au froid. Le thermomètre n'était encore descendu qu'à 20°, et déjà plusieurs personnes avaient des affections catarrhales et des fièvres inflammatoires. D'un autre côté, nous éprouvâmes des privations inusitées sous le rapport des alimens; aussi quelques boîtes des préparations de M. Appert vinrent, dans des circonstances heureuses, pour être appréciées à leur juste valeur. Elles furent trouvées excellentes, et font désirer que dorénavant on en délivre un petit nombre pour le service des malades; elles remplaceront avantageusement les volailles qu'on embarque à cet effet, et qui encombrent le navire et meurent souvent sans avoir été utilisées convenablement. On pourrait recommander à M. Appert de faire apporter plus de soin à ses boîtes en fer-blanc, qui sont aisément percées par la moindre tache de rouille, ce qui permet l'introduction de l'air et occasionne la perte d'un grand nombre de préparations. Celles des Anglais sont mieux soignées sous ce rapport, car nous avons mangé du bœuf d'Irlande parfait, bien qu'il fût conservé ainsi depuis quatre années. Ce qu'on doit désirer principalement pour les malades serait : les légumes frais, tels que petits pois, haricots, lait, etc., qui se conservent parfaitement. Nous en avions, pour notre usage particulier, dont nous ne saurions trop louer la bonne qualité. Le lait surtout est d'un avantage inappréciable en mer, soit comme régime, soit pour administrer certains médicamens.

Pendant quelques jours on délivrait à l'équipage un punch qui servit à combattre l'humidité et les brouillards qui pénétraient dans l'entrepont.

Les salaisons de lard ou de bœuf salé qui nous furent délivrées étaient excellentes, et nous parurent rivaliser avec celles des Anglais. Cette amélioration dans les procédés de la salaison est un pas important pour la marine royale et pour les marins, qu'elle intéresse particulièrement.

Nous avons remarqué que plusieurs professions semblaient comporter avec elles, dans le service de la marine, des maladies ou des accidens auxquels n'est pas soumis le plus grand nombre des hommes d'un équipage.

Ainsi, les marins affectés au service de la cale sont fréquemment atteints de fièvres (qui peuvent dans certaines circonstances prendre un fâcheux caractère), par la respiration de l'hydrogène sulfuré, ou de miasmes qui s'exhalent de cette partie du navire, dont l'air est presque toujours stagnant ; aussi l'eau qui séjourne trop long-temps dans la cale, et qui se corrompt par l'agitation du roulis, prend-elle une coloration noire et une odeur pestilentielle sous l'action du fer et du bois de chêne qui forment des sels à base de fer. Diverses matières putrescibles s'y joignent ordinairement et augmentent cette intensité d'odeur qui règne si désagréablement dans les entreponts, c'est pour cela que les navires ordinaires sont munis de robinets pour introduire de l'eau et laver la cale. *La Coquille* n'en avait point eu à dessein, mais durant la campagne, l'odorat seul se ressentit de cette privation. Les caliers sont ensuite exposés plus particulièrement à recevoir des blessures par la chute des caille-bottis ou par les travaux de force qu'ils sont appelés à exécuter. Le calier de *la Coquille* eut, pendant toute la durée de la campagne, besoin de pansemens ou de médication. Nous avons observé les mêmes faits sur plusieurs vaisseaux et frégates sur lesquels nous avons navigué.

Les gabiers ou matelots d'élite, toujours dans le gréement et sur les vergues, exposés ainsi aux chutes, qui ne sont que trop fréquentes, paraîtraient prédisposés aux congestions cérébrales.

Le *coq*, ou le matelot chargé de faire la cuisine de l'équipage, est généralement atteint d'inflammations chroniques des muqueuses de l'œil, de dessèchement des conduits excréteurs de la salive. Dans les pays chauds il est rare qu'il ne soit pas recouvert de ce qu'on appelle vulgairement *bourbouilles*.

Les employés de vivres qui vivent au milieu des matières qui ont une grande tendance à fermenter, le commis qui, surtout, doit surveiller les denrées dont il est comptable, occupent des lieux où l'air ne se renouvelle que difficilement, s'étiolent et ont des maladies dont le caractère n'est jamais franc.

Les hommes traités dans cette traversée nous présentèrent : 3. Dysenteries. 2. Fièvres éphémères. 2. Pleurodynie. 1. Héméralopie. 2. Coryzas. 1. Blennorrhagie. 2. Dartres couronnes de Vénus. 1. Hémicranie. 5. Blessures. 4. Plaies simples. 6. Furoncles.

§. XXII.

SÉJOUR AU PORT JACKSON.

Du 17 janvier 1824 au 20 mars suivant.

Cette relâche, qui dura soixante-deux jours, était réclamée pour l'approvisionnement et le ravitaillement du navire, en même temps que diverses excursions intéressantes furent entreprises dans le but d'être utile aux sciences naturelles. C'est ainsi que nous exécutâmes, dans les montagnes Bleues et à Buthurst, des courses sur le Népean et la Weragambia, en compagnie du gouverneur de la colonie sir Brisbane, qui nous favorisa de tout son pouvoir.

Le climat du port Jackson est très salubre en général et très favorable à la population et à son accroissement. On n'y remarque que peu de ces affections meurtrières qui sont endémiques dans quelques autres pays. Malgré cependant sa situation sous une latitude tempérée, certaines maladies dépendantes de causes locales et du régime, et aussi de circonstances atmosphériques, s'y développent, comme nous aurons occasion de le dire.

Les marins de notre équipage n'offrirent, pendant ce long séjour, qu'une nombreuse série d'affections catarrhales, de fièvres inflammatoires éphémères, de coryzas, maladies sans intérêt comme sans gravité. Quelques uns contractèrent des gonorrhées ou présentèrent des plaies ou de légères blessures, etc., etc.

M. Garnot, chirurgien-major, jusqu'à ce jour poursuivi par l'état chronique d'une dysenterie qui paraissait ne pas vouloir cesser ses ravages, aggravés par une traversée pénible, et dénuée de tout rafraîchissement alimentaire, sollicita son débarquement, en raison du délabrement de sa santé, et partit pour effectuer son retour en Europe, sur le navire Anglais *le Castle Forbes*, qui appareilla de Sydney-Cove le 1er mars. Le nommé Le Bayon, phthisique, atteint d'une héméralopie, fut aussi débarqué. Nous remîmes à M. le commandant Duperrey le certificat ci-joint, relatif à l'état de M. Garnot.

« Je soussigné, officier de santé, entretenu de la marine à « bord de la corvette de .S. M. *la Coquille*, commandée par « M. Duperrey, lieutenant de vaisseau, chevalier de Saint-Louis, « certifie que Prosper Garnot, chirurgien de deuxième classe « sur ladite corvette, est atteint d'une. dysenterie chronique « qui le met dans l'impossibilité de continuer la campagne, et « exige son retour en France. M. Garnot contracta cette ma- « ladie à Payta, sur la côte du Pérou, après une course d'his- « toire naturelle en mars 1823. Elle fit des progrès alarmans « jusqu'à notre départ des îles de la Société, le 9 juin 1823, et « contre toute attente, elle ralentit sa marche aux Moluques, « pendant nos relâches à Bourou et à Amboine. L'usage con- « tinué de salaisons dans. notre traversée de cette île à Sydney, « où nous mouillâmes le 17 janvier 1824, augmenta la fré- « quence des selles en fatiguant beaucoup le malade. »

Port Jackson, 2 février 1824.

M. Lesage, enseigne de vaisseau, obtint son débarquement et la facilité de retourner en Europe en écrivant au capitaine la lettre suivante, à laquelle M. Garnot joignit en marge une courte note médicale.

« Monsieur et capitaine,

« L'état de ma santé n'étant pas assez amélioré pour devoir « reprendre la mer de suite, je vous prie de m'accorder votre « consentement à mon débarquement pour opérer, dès que je « le pourrai, mon retour en France.

« J'ai l'honneur, etc., etc.

« *Signé*, VICTOR LESAGE. »

19 février 1824.

Au bas est jointe cette note de M. Garnot :

« Je certifie que M. Lesage a fréquemment eu besoin de se-
« cours de la médecine pendant le cours de notre campagne.
« En foi de quoi je lui ai délivré le présent pour lui servir au
« besoin.

« *Signé,* P. GARNOT. »

20 février 1824.

Le climat de la Nouvelle-Galles est tempéré et assez analogue à celui du midi de la France, aussi a-t-on donné à la ville
de Sydney le nom de *Montpellier austral.* Cependant on y remarque des anomalies et des changemens assez brusques dans
la température, plus sensibles surtout à mesure qu'on avance
dans l'intérieur des montagnes Bleues. Les hivers y sont plus
rigoureux que sur les côtes. C'est le temps des violentes tempêtes, des nuits très froides, des gelées blanches qui ont lieu
en juin, juillet et août. Le printemps est particulièrement
marqué par des brouillards, des nuits piquantes et des jours
tempérés. L'été offre une chaleur excessive vers le milieu du
jour, des matinées et des soirées délicieuses, des calmes suivis
de fortes brises raffaleuses qui durent deux ou trois jours. L'in-
constance des temps et les pluies abondantes caractérisent l'au-
tomne.

On a remarqué que les femmes enceintes s'y portaient généralement très bien, et on nous a cité plusieurs dames qui,
mariées depuis long-temps, étant stériles en Angleterre, devinrent fécondes à la Nouvelle-Galles. Les enfans nés dans le
pays ont une grande tendance à prendre une croissance longue et effilée. Au reste, on n'a point remarqué de traces de
rougeole, de scarlatine, affections exanthématiques si communes de nos jours en Europe. La vaccine introduite par le
docteur Burke, de Maurice, a fait disparaître la petite-vérole.

Plusieurs vieillards des tribus sauvages qui habitent les environs du port Jackson, ont présenté des traces de petite-
vérole, et il paraît même que ce fléau, qu'ils reçurent des Européens à l'origine de la colonie, fit des ravages effrayans
dans ces peuplades, dont elle enleva une grande partie à cette
époque, et qu'ils en conservèrent un cruel souvenir. Il règne

même chez eux, à cet égard, une tradition affligeante, qui leur a été inculquée par les habitans de Sydney, qui ne rougissent point de la partager, c'est que la petite-vérole leur a été portée par La Pérouse. Un vieux chef de tribu, voyant flotter le pavillon blanc, dit même en anglais devant un de nos officiers (M. Bérard): « Je ne veux point aller à bord, j'y « prendrais *la maladie qui tue.* » En vérité, les passions raisonnent mal ; La Pérouse, dans le peu de temps qu'il séjourna à Botany-Bay, n'eut que des communications très-difficiles avec les naturels, presque toujours en état d'hostilité avec lui, d'après le propre récit du gouverneur Phillipp. Or, cette circonstance n'est pas très favorable pour la communication d'un virus épidémique tel que la petite-vérole. Quelques hommes de bonne foi, le docteur Blainn entre autres, nous dirent que cette opinion leur avait été inculquée pour leur inspirer moins d'aversion pour le pavillon anglais, mais que c'était au capitaine Cook qu'il fallait rapporter l'importation de ce fléau, et cette manière de voir est aussi adoptée par Wentworth, l'historien de la Nouvelle-Galles du sud, qui dit, dans la deuxième édition de son ouvrage, page 56 : « La petite-vérole, « portée par Cook, fit des ravages extraordinaires, et les ré- « duisit au petit nombre qui nous étonne. »

Un voyageur récent, M. Mariner, n'a pas craint de dire que la syphilis avait été introduite à Tonga par un navire français (M. d'Entrecasteaux); c'est toujours la même allégation, et M. Mariner, simple matelot, préservé du massacre du vaisseau qu'il montait, ne nous inspire pas assez de confiance pour être cru sur parole. Quant à la Nouvelle-Galles, on ne fait point d'inculpation sur l'introduction de cette maladie, bien que la plupart des naturels des environs de Sydney offrent les modifications les plus dégoûtantes de la syphilis, car nous en avons vu plusieurs dont les organes véritablement pourris se détachaient par lambeaux. Ces exemples d'ailleurs sont tous les jours sous les yeux du public. La démoralisation introduite parmi les naturels est en effet sans exemple, et des blancs n'ont pas craint de cohabiter avec ces hideuses créatures dont sont nés des métis, qui, en croissant la race, attestent la profonde dépravation des déportés.

Les maladies les plus habituelles aux Européens sont les affections abdominales et pulmonaires. Les premières dépendent des écarts de régime, des excès alcoholiques auxquels se livre une grande partie de la population. Les inflammations connues sous le nom de *gastrites*, d'*entérites*, sont très fréquentes, mais surtout l'hépatite, qui mine beaucoup d'individus. La dysenterie, revêtant la forme la plus simple, ou prenant la marche la plus intense, règne pendant l'été. On l'attribue, sans trop de raisons, aux fruits de cette époque, surtout aux pêches, qui ne parviennent que rarement à une maturité parfaite, et dont la qualité est d'ailleurs très médiocre. Il est plus probable que la dysenterie est occasionnée par l'action simultanée et opposée de la chaleur et du froid, dans l'espace de vingt-quatre heures, qui affecte singulièrement l'abdomen, comme nous avons eu occasion de l'éprouver : le régime, par suite, aide son développement. Nous avons connu, pendant notre séjour, plusieurs personnes atteintes de dysenteries assez intenses. Dans cette affection, comme dans plusieurs autres, les médecins anglais font un prodigieux usage du calomélas, leur médicament fondamental.

Les variations assez brusques de la température, le passage instantané de la chaleur du jour à la froidure piquante des nuits automnales, portent une action brusque sur les organes pulmonaires, et de là naissent ces catarrhes, ces inflammations des poumons, qui se développent plus particulièrement dans les mois d'hiver, en juillet et août; aussi remarque-t-on à la Nouvelle-Galles un assez bon nombre de phthisiques.

Les brouillards qui règnent communément en octobre atteignent les condamnés qui vivent sur le bord des routes, dans des cabanes grossièrement fabriquées avec des écorces d'arbres, ouvertes de toute part aux injures du temps : il en résulte des ophthalmies chroniques graves et des amauroses qui amènent la cécité.

Les fièvres se montrent à la Nouvelle-Galles avec les mêmes variations de type qu'en Europe.

La race noire qui habite les environs de Sydney est la plus dégoûtante et la plus misérable de toutes celles que le *Créateur* a jetées sur la surface de cet univers. Elle vit dans un abrutissement inoui, couchant en plein air au milieu des rochers, se refusant à tout ce qu'on a voulu faire pour son mieux-être, et n'ayant pris de la civilisation européenne qu'un goût désordonné pour le tabac et les liqueurs fortes.

Ces naturels sont soumis à un grand nombre de maladies, que leur état misérable leur fait supporter bien plus aisément que ne pourrait le faire le plus robuste Européen. La plupart ont des catarrhes chroniques; quelques femmes sont phthisiques; d'autres sont rongées par de larges ulcères gangréneux, des dartres, etc., etc. On trouve cependant parmi eux un assez grand nombre de vieillards qui, tous, portent des cicatrices plus ou moins étendues, résultat de leurs combats journaliers. Bongari, par exemple, chef de cette misérable tribu, nous montra son crâne tout fracassé par des coups de casse-tête, qui auraient assommé un fort animal. Un de ses bras avait aussi été brisé par un coup de la même arme, et les deux extrémités de l'humérus fracturé, se frottant sans cesse l'une contre l'autre, ne se soudèrent point, mais donnèrent lieu à une fausse articulation. Malgré cela, Bongari se servait encore de son bras avec beaucoup d'adresse, soit pour nager dans un canot, soit pour manier des armes. Ces malheureux sauvages, ivres, se disputent souvent au milieu des rues de Sydney, où des cercles se forment pour les exciter à se battre, jusqu'à ce qu'un des champions soit forcé de demander grâce; car leur combat consiste à s'appliquer, chacun à son tour, des coups de casse-tête sur la voûte du crâne : celui qui tombe par terre sous le choc est vaincu.

Les produits médicamenteux fournis par le règne végétal sur le sol de l'*Australie*, sont peu nombreux. Peut-être, cependant, pourrait-on découvrir un jour quelques plantes efficaces dont on pourra tirer parti dans les pharmacopées européennes.

White, chirurgien en chef de Sydney, lors de la formation de l'établissement, mentionne une plante qu'il nomma *thé doux* (*smilax glycyphylla*), dont il faisait une infusion agréable et saine; et le gommier rouge (*eucalyptus resinifera*), dont il compare le suc rutilant à celui du sang-dragon, et qu'il dit employé avec succès contre la dysenterie. Le suc de l'*eucalyptus* a la plus grande analogie avec le *kino*. Sa couleur est d'un rouge

8

vif lorsqu'il suinte à travers les crevasses de l'écorce : ses propriétés sont moins astringentes, et il se concrète facilement à
l'air. La gomme du *mimosa decurrens*, assez analogue à la
gomme arabique, pourrait la remplacer dans ses emplois médicamenteux ou du moins dans les arts, tandis que la résine
de *xanthorea*, jaunâtre et par petits fragmens, jouit de quelques propriétés astringentes. Les naturels s'en servent pour
boucher les joints de leurs pirogues. Les feuilles âcres et
chargées d'huile volatile de plusieurs eucalyptus, fourniraient à
la distillation un principe analogue à celui du *melaleuca leucodendron* qu'on emploierait avec succès contre les rhumatismes
anciens, et qu'on pourrait utiliser dans les arts.

2. Fièvres inflammatoires. 1. Point pleurétique. 19. Coryzas.
1. Luxation tibio-tarsienne. 1. Panaris. 1. Lombago. 2. Blennorrhagie tombée dans le scrotum. 1. Furoncles. 9. Blessures
variées.

§. XXIII.

TRAVERSÉE DU PORT JACKSON A LA NOUVELLE-ZÉLANDE.

Du 20 mars 1824 au 3 avril suivant.

Cette courte traversée n'offrit rien de particulier. Nous éprouvâmes des temps pluvieux et variables, et nous essuyâmes un
coup de vent qui dura trois jours. Deux Zélandais et un missionnaire anglais que nous avions pour passagers, furent très
incommodés du mal de mer. Le plus jeune des Zélandais eut
une péripneumonie.

2. Fièvres inflammatoires catarrhales. 2. Blennorrhagies.
2. Blessures. 1. Coryza. 3. Furoncles.

§. XXIV.

SÉJOUR A LA NOUVELLE-ZÉLANDE (BAIE MARION OU DES ÎLES).

Du 3 avril 1824 au 17 dudit.

Pendant notre relâche à la Baie des îles, dont la durée fut de quatorze jours complets, le temps fut alternativement serein ou très couvert et pluvieux, et la température agréable, mais froide lors des grands vents et de la pluie.

Le 3, les vents soufflèrent de l'ouest-nord-ouest, de l'ouest, passant à l'ouest-sud-ouest, à sud-sud-ouest, d'une manière inégale. La journée fut très belle. Le 4, il y eut calme parfait, avec un temps superbe. Le 5, les vents passèrent à l'est-sud-est, mais ils soufflèrent faiblement, en variant de l'est-nord-est à l'est-sud-est. Le ciel fut couvert; mais les nuages se dissipèrent et le soleil brilla. Ce temps dura pendant les journées des 6, 7 et 8, où les brises furent modérées de l'est, et fréquemment interrompues par des calmes. Le 10 au soir, le temps devint sombre; et, pendant les trois journées suivantes, il fut excessivement mauvais. Le vent souffla de l'est, grand frais, par rafales extrêmement violentes; et, dans leurs intervalles, la pluie tombait à foison. Les nuages couvraient les sommets des montagnes et chassaient avec force. Le 14, le vent se calma au soir, et l'atmosphère s'embellit. Les trois journées suivantes furent très belles, le vent calme ou soufflant modérément de l'ouest. Le 17, nous appareillâmes avec une bonne brise de sud-sud-ouest.

Le baromètre à midi se maintint à 28° 2' 3" terme moyen; lors de la tempête il descendit à 27° 10' 0". Il ne différait point sensiblement pendant la nuit.

Le thermomètre à l'air ne dépassa point 23°; il se maintint habituellement à 19, 20 et 21°; le plus bas qu'il descendit est 18°. La température de l'eau, à midi, fut une seule fois à 23°; elle était assez analogue à celle de l'air, ou d'un degré au-dessous; et, à minuit, elle offrait un degré moindre que dans le jour.

L'eau douce abonde sur tout le pourtour de la baie, où des
rivières se perdent dans chacun des enfoncemens : la plupart
de ces rivières sont petites et coulent sous forme de ruisseaux.
Quelques unes sont assez larges et ont un cours étendu, mais
non navigables, par les chutes qui interrompent leurs sinuosités,
telles que celle de *Kiddi-Kiddi*. Dans la portion orientale de la
grande baie *Marion*, où nous étions mouillés, l'aiguade était
très éloignée et d'un difficile accès. C'était un large ruisseau se
perdant non loin d'un petit village fortifié. Les îlots qui sont
épars sur la côte orientale possèdent-ils de l'eau douce? On
doit le supposer; car plusieurs sont habités, et la petite île de
Motou-Arohia renferme l'hippah de *Motou-Kaouri*. Les ravins
recèlent fréquemment des chutes d'eau, qui sont formées par
les pluies, et qui tarissent lorsque le beau temps se prolonge
pendant quelques jours; mais en général les sources sont plus
abondantes dans les portions méridionales et occidentales de la
Baie des îles que dans sa partie orientale.

Le sol est tellement meuble, qu'une partie de l'île est recouverte de végétaux utiles que les navigateurs y ont semés. Les
naturels mêmes ont pratiqué quelques défrichemens, et font
cultiver la terre par leurs esclaves, qui la bêchent avec un
instrument en bois courbé et pointu à son extrémité. Ils y font
d'assez grandes plantations de *patate douce*, plante qui prospère dans ces climats.

Les productions indigènes qui rendent la Nouvelle-Zélande
intéressante pour les Européens, ne sont pas susceptibles de
former l'objet de spéculations commerciales dans ce moment;
mais plusieurs sont toutefois d'un haut intérêt, et seraient
avantageuses sous plus d'un rapport à la marine et au commerce. Au premier rang des productions éminemment utiles,
nous citerons le lin ou le *phormium tenax* (1) de Forster, qui
croît abondamment dans tous les lieux bas et humides de ces
deux îles, où on le nomme *korari*. On se rappelle les essais

---

(1) Les racines du *phormium* sont très amères, et les femmes s'en servent
pour sevrer leurs enfans, en s'en frottant le bout de leur sein. Les jeunes
tiges sont pleines d'une eau sirupeuse, consistante, que les Zélandais aiment
passionnément.

nombreux et les éloges encore plus grands dont a été l'objet, en France et en Angleterre, cette substance textile qui unit la beauté des filamens à une souplesse et à une force supérieures à celle du chanvre et du lin. Les Anglais ont tellement senti les avantages de cette plante vivace, qu'ils ont tenté plusieurs moyens pour se l'approprier. Ils ont cherché à l'introduire à la Nouvelle-Galles, et elle décida en partie l'établissement qu'on fit sur l'île de Norfolk, fertile d'ailleurs, et sur laquelle on espérait retirer en outre d'excellens bois de mâture (*pin de Norfolk*). Le danger de l'*attérage* porta seul à abandonner cette île, sur laquelle le gouvernement anglais a de nouveau l'intention d'envoyer des convicts, après avoir fait sauter quelques rochers nuisibles qui s'opposent à l'entrée d'un petit havre abrité. Des navires vont de temps à autre prendre à la Baie des îles des chargemens de cette matière filamenteuse; et deux officiers (M. Cowel et le capitaine Irvine) ont de nouveau et récemment fait des expériences sur les avantages de la culture du *phormium* à la Nouvelle-Galles du sud.

Notre séjour dans ces parages tempétueux ne fut remarquable que par le grand nombre des maladies vénériennes qui vinrent fondre sur une portion de l'équipage, et nous accompagner, pendant notre navigation, au milieu des îles basses situées sous l'équateur, et plus au nord, nommées *archipels des Mulgraves et des Carolines.* Toutes cédèrent aisément à une médication appropriée.

Des pluies abondantes et une température froide, qui durèrent cinq jours, nous engagèrent à donner aux hommes de corvées dans les embarcations du vin de Seguin, comme tonique, stimulant, avantageux dans une telle climature.

Les habitans de la Nouvelle-Zélande, remarquables par des habitudes d'une férocité peu commune et des vertus mâles, pratiquent ostensiblement l'anthropophagie.

Les idées de ces insulaires sur la médecine sont peu étendues et peu en rapport avec leurs habitudes belligérantes; car les blessures dangereuses qu'ils reçoivent devraient au moins réclamer le secours de la médecine externe ou chirurgie, soit pour rapprocher les lèvres des plaies, soit pour étancher le sang. Ils abandonnent à la nature la cure des plaies légères; et l'usage dans lequel ils sont de tuer et de manger les vaincus, rend compte du peu de nécessité des secours chirurgicaux. Les Zélandais se bornent, dans les maladies internes qui les affectent dans leur hippah, à une abstinence absolue; et parfois seulement ils boivent le suc exprimé de certaines herbes, qu'ils appellent *rongoa*, ou confortantes. Ils ajoutent la plus grande confiance aux superstitions les plus grossières, et les prières des arikis, leurs prêtres, font tout leur espoir dans les cas désespérés. Ils désignent cependant sous le nom de *tongata-rongoa*, les hommes qui savent préparer quelques remèdes. Leur complexion robuste, les exercices violens auxquels ils sont habitués, la température et la salubrité du sol, les mettent à l'abri d'une grande variété de maladies, qu'ils nomment *maté*. Celles que nous avons observées parmi les habitans de l'hippah de Kaouera, dont Toui est le chef, sont des catarrhes chroniques que les variations de l'atmosphère rendent fréquens à toutes les époques. Le frère de Toui, qui a été en Europe, fut le seul qui fit demander nos soins. En général, ces naturels ont une grande répugnance à prendre le moindre remède, fût-il agréable au goût. Les phthisies sont très communes; et l'épouse de *Toui* était atteinte de cette affection, déjà parvenue à sa deuxième période. Plusieurs enfans avaient des exomphales. Ils nomment *apou* la grossesse, et *opegna rara*, les plaies. Les nouveaux Zélandais sont atteints parfois de crampes, qu'ils appellent *kéké*, et de la gravelle, qu'ils nomment *kiddi-kiddi*, mot qui signifie aussi cascade, ou chute d'eau.

Beaucoup de naturels ont des pustules suppurantes ou des plaies sur quelques parties du corps qui guérissent difficilement, et les plus légères blessures que nos marins se firent ne disparurent que tard, et leur cicatrisation se fit long-temps attendre. Le tatouage occasionne aussi à ceux qui se font piquer de larges surfaces sur le corps, une vive inflammation et la fièvre pendant quelques jours. Les lignes se recouvrent de croutes épaisses d'où suinte une suppuration abondante. Le tatouage de la face, sur quelques parties nerveuses et délicates, telles que les paupières, en dedans de la racine du nez, sur la peau qui recouvre les parotides, sur la muqueuse des lèvres, etc., amène de vives douleurs et un gonflement considérable de ces

parties, gonflement qui subsiste pendant un temps assez long;
aussi ces insulaires ne se font-ils tatouer que successivement et
par petites parties, et cette opération est considérée comme
une grande preuve de courage, et ceux qui paraissent la redouter sont méprisés comme des lâches et des efféminés.

Pendant notre séjour à la Baie des îles, il se présenta un cas
analogue à celui dont parle Fabrice de Hilden, lorsqu'il mentionne une servante que nul de ses élèves ne put déflorer.
Parmi le grand nombre de jeunes filles qui vivaient avec nos
matelots, l'une d'elles soutint les efforts successifs de tous, et
aucun ne put enlever le trésor que chacun se piquait de conquérir. Nous trouvâmes une membrane presque cartilagineuse,
percée d'un trou presque indiscernable fermant solidement l'entrée du vagin.

Une maladie qui y a étendu ses ravages est la syphilis, que
Cook y introduisit en 1769 et en 1770. Les naturels, pour se
préserver de ses atteintes, s'opposent autant qu'ils le peuvent
aux communications de leurs femmes avec les Européens, et
envoient un grand nombre de jeunes esclaves à bord des navires pour assouvir les gens qui en forment les équipages, et se
procurer, par ce genre de spéculation, divers objets qu'ils
estiment. Un principe religieux fait regarder à un Zélandais
comme viles et infâmes les relations qu'ils pourraient avoir
avec ces malheureuses prostituées, arrachées du sein de leurs
tribus et abandonnées par la férocité de leurs vainqueurs, aux
risques de souvenirs cuisans, à la brutalité du premier venu.

Les Zélandais sont dans l'habitude d'embaumer les têtes des
chefs tués dans les combats. Leurs procédés sont d'une extrême
simplicité, et cependant aucun peuple n'est parvenu à obtenir
des résultats aussi avantageux que ces hommes jetés sans
grandes ressources sur deux îles australes. Nous avons donné
la description du *moko-mokaï* ou de leur embaumement dans
notre *Histoire des races humaines*, t. 11, p. 321 et suiv. de notre
supplément aux œuvres de Buffon.

Le nombre des maladies syphilitiques est sans cesse accru
ensuite par les navires baleiniers qui relâchent dans la baie et
qui l'apportent en droite ligne du port Jackson.

1. Bubons vénériens. 1. Chancres vénériens. 1. Panaris.
1. Furoncles. 8. Gonorrhées.

Plusieurs autres gonorrhées ne se déclarèrent que dans la
traversée.

§. XXV.

TRAVERSÉE DE LA NOUVELLE-ZÉLANDE A L'ÎLE DE OUALAN OU STRONG.

Du 17 avril 1824 au 5 juin suivant.

Des parages orageux et des côtes inhospitalières de la Nouvelle-Zélande nous cinglâmes bientôt vers les régions plus
calmes des tropiques. Par le deuxième parallèle, nous communiquâmes avec les heureux et paisibles insulaires de Rotouma.
Des matelots anglais, déserteurs d'un baleinier, vivaient au
milieu de ce peuple doux et bienfaisant. L'un d'eux obtint de
s'embarquer à bord, et deux convicts que nous avions pris à
Sydney sollicitèrent la permission d'y rester.

La succession rapide des temps froids et pluvieux de la Nouvelle-Zélande aux jours chauds de la zone torride se fit sentir
sur la santé des marins de notre équipage. Les vénériens se trouvèrent parfaitement de la chaleur; mais quelques hommes
eurent des gastrites, des angines et des fièvres éphémères inflammatoires, maladies peu intenses, et qui cédèrent aisément
aux tempérans et aux limonades acidules. Presque tous eurent
des furoncles en plus ou moins grande quantité, affection dé-
puratoire salutaire, qui tend à mettre en équilibre les systèmes
muqueux et cellulaire. Plusieurs eurent de l'inappétence pendant quelques jours. On fit baigner souvent les malades atteints
de gonorrhée, et les hommes de l'équipage. Nous nous trouvâmes bien de l'emploi raisonné des médicamens acidules et
tempérans, aidés d'une diète mitigée.

Le nommé Barré eut un bubon annoncé par des douleurs
générales du système lymphatique et glanduleux, avec des accès
fébriles pendant la période d'irritation. Traité par le mercure

sous forme de frictions et l'usage de la tisane de salsepareille et de gayac, il disparut, en laissant après lui des douleurs ostéocopes qui, peu à peu, cédèrent à une médication appropriée.

Le nommé Laréoule, s'exposant pendant le sommeil à un courant d'air très vif, sous un panneau, et ayant le corps baigné de sueur, en contracta une sciatique qui le tint très longtemps au poste. Il lui succéda ensuite une suppuration interne dans le conduit auditif; et, pendant toute la campagne, cet homme, ainsi que deux ou trois autres, n'a pas cessé de réclamer nos soins.

Pris devant l'île de Rotouma par un calme qui dura la plus grande partie de la journée du 1er mars 1824, nous fûmes visités par les insulaires, dont la taille avantageuse, la douceur des manières, nous intéressèrent vivement, malgré qu'un défaut capital, le vol, qu'ils exercent habituellement, ait déprécié à nos yeux ce qu'on nous raconta de leurs bonnes qualités.

Parmi ceux que nous examinâmes, nous vîmes quelques phthisiques, quelques ulcères atoniques, dont la large surface était à nu, sans que l'homme qui en était incommodé s'en occupât. Dans leurs pirogues se trouvaient un aveugle et un borgne; mais nous ne vîmes nulle trace d'éléphantiasis ni de lèpre. Leur peau était en général lisse, sans vergeture ni cicatrice autre que les coupures de coraux. Quelques jeunes gens avaient les pommettes écorchées, comme si on y eût appliqué un vésicant. Nous crûmes comprendre par leurs signes que c'étaient les traces de brûlures faites avec une sorte de moxa qu'ils se pratiquent dans quelques circonstances, telles que des cérémonies de deuil; et l'Anglais qui vint à bord comme passager, nous assura que la syphilis était inconnue dans cette heureuse contrée. Puisse le ciel alors les préserver de ce fléau! Cet homme, d'un caractère honnête et doux, nous donna les détails suivants sur la manière dont les naturels traitent quelques unes de leurs incommodités.

« Leurs maladies, dit-il, sont en général aussi simples que « leurs remèdes, quoiqu'ils aient de vieilles plaies, les affec- « tions de poitrine, et une autre maladie qui finit par ronger

« les jambes. Les médecins ne paraissent pas former une classe
« très distincte ; cependant, un chef était lui-même le médecin
« du roi, et voici comment ce Machaon sauvage le traita dans
« une maladie d'entrailles. Il fit transporter le malade dans un
« autre appartement, où on le plaça sur plusieurs nattes,
« étendu sur le dos et nu jusqu'à la ceinture. Il commença alors
« à le frotter très rudement sur tout le corps avec de l'huile ;
« puis, passant ensuite à la tête et en frottant les tempes, il pa-
« raissait vouloir en faire sortir quelque chose. Le malade fut
« alors tourné sur le ventre ; et, après quelques jours de ce
« traitement, le roi se trouva rétabli. Quant aux plaies et aux
« ulcères, les naturels de Rotouma font une espèce de cata-
« plasme avec l'écorce d'un arbre et diverses herbes, et ils l'at-
« tachent avec des feuilles. » John, le matelot qui nous donna
ces détails, se loue de son efficacité.

Dans la soirée du 1er mai nous continuâmes notre route. Le
7, nous eûmes le regret de perdre les sangsues que nous con-
servions depuis vingt mois environ.

Nous prolongeâmes bientôt les groupes d'îles basses, connues sous les noms d'*archipels Gilbert, Marshal* et *Murgrave*,
et nous communiquâmes fréquemment avec leurs habitans qui
vivent misérablement sur ces îlots de corail, s'élevant à peine
au-dessus de l'eau, et que la lèpre dévore presque universellement.

Le 5, nous reconnûmes l'île de Oualan, remarquable par son
élévation et ses montagnes, au milieu des archipels de coraux
des Carolines, de Radack et des Mulgraves.

3. Fièvre inflammatoire. 1. Gastrite. 1. Angine otite. 1. Affection vermineuse. 2. Coryza. 2. Rhumatismes aigus. 1. Sciatique. 1. OEdème des jambes. 1. Pustules vénériennes. 3. Gonorrhées. 3. Blessures. 1. Brûlures. 12. Furoncles.

§. XXVI.

SÉJOUR A OUALAN, OU ÎLE STRONG.

Du 5 juin 1824 au 15 suivant.

L'île d'Oualan, car c'est ainsi que les naturels nous nommèrent cette île, qui paraît avoir été entrevue en 1804 par le capitaine américain Crozier, et a dû, par la position qu'elle occupe sur les anciennes cartes, être confondue avec les îles Teyoa et Hope de quelques navigateurs, gît par 5° 21′ 32″ de latitude nord, et 160° 48′ 22″ de longitude orientale. La variation de l'aiguille aimantée est de 8° 50′ au nord-est.

Oualan ne semble point faire partie de la longue suite d'îles nommées archipels des Carolines, qu'elle sépare du groupe des Mulgraves : elle présente une exception remarquable, au milieu des îlots de corail à peine élevés au-dessus des vagues dont elle est entourée de toutes parts, par les montagnes qui la couronnent. La direction de cette île s'étend du nord-est au sud-ouest, et son étendue ne dépasse pas vingt-quatre milles de circonférence. Une épaisse barrière de corail lui sert de ceinture extérieure, et quelques motous verdoyans, ou îlots de madrépores boisés, se dessinent en avant de la partie méridionale. Sa surface, peu étendue, se trouve donc partagée par les pitons aigus et déchirés des montagnes volcaniques qui la composent en entier, ou par les ravins et les vallées qui en séparent les petites chaînes. Partout s'étend une végétation fraîche et pressée, et un rideau de hauts mangliers qui forme une bordure de grands arbres verts croissant avec vigueur dans l'épais limon que dépose sur le rivage le mélange des eaux de la mer avec les eaux douces.

Dans cette ceinture de récifs qui entourent Oualan, et dans son épaisseur, qui n'est pas moindre en certains endroits d'un mille, on ne trouve que quatre ou cinq petits havres, dont deux seulement nous parurent propres à recevoir et à abriter des vaisseaux d'un faible tonnage. Le port de *Lélé* ou baie de *Pané* des naturels est le plus spacieux : mais, bien que protégé à l'ouest, il ne pourrait point être fréquenté sans danger, à cause de l'unique ouverture qu'il présente à l'est ; car cet étroit canal, taillé au milieu de récifs sur lesquels les vagues déferlent avec violence, est directement soumis à l'influence des vents régnans, au moins pendant la mousson, c'est-à-dire que les brises de l'est permettraient à un vaisseau d'y entrer vent en arrière, mais seraient un obstacle puissant à ce qu'il pût en sortir, puisqu'il serait impossible de louvoyer dans cette passe dangereuse par son étranglement.

Le port dans lequel nous mouillâmes sur la partie occidentale de l'île reçut le nom de *havre de la Coquille* ; il est vaste, quoique encombré de bancs de coraux dans son intérieur, et sa direction est au nord-est. La mer y est calme et paisible comme dans un étang ; et pendant la durée de notre séjour, le vent y soufflait à peine : le mouillage d'ailleurs y est sûr, et lorsque l'ancre ne tombe point sur quelques bouquets de coraux, elle trouve un fond de vase noire tenace.

Quelques petits îlots, dépendans de l'île principale, exhaussés au-dessus de la surface de la mer et très verdoyans, forment çà et là des sortes de caps avancés, qui ne tiennent à l'île principale que par des bancs de coraux en partie submergés. Le plus remarquable de ces îlots est celui que les naturels nomment *Lélé*, et où, par des motifs qu'il nous serait difficile d'expliquer, ils ont placé le village où résident le roi et la principale noblesse du pays.

Dans l'intervalle des dix jours qui s'écoulèrent dans le havre de *la Coquille*, les vents soufflèrent presque constamment du nord-est, de l'est-nord-est, du nord-nord-est ; mais les brises étaient légères et assez souvent interrompues par le calme le plus profond. Dans les momens où l'air n'était point agité, la chaleur se faisait apprécier par une sensation pénible. Nous éprouvâmes toutefois quelques averses pluviales violentes, mais de courte durée ; la pluie tombait ordinairement à la suite de quelque légère rafale. Le plus souvent les grains étaient attirés par les sommets des montagnes, et se précipitaient par suite dans les vallées inférieures. Si nous en jugeons par la fraîcheur et par les belles proportions de la végétation d'Oualan ; par l'abondance des sources et des ruisseaux qui en arrosent la surface ; par la profonde humidité du sol, nous en concluerons que la saison des pluies doit y être de longue durée. Le baromètre à midi était fixé à 28° ; un seul jour il descendit à 27° 11′ 8″. Le maximum du thermomètre à midi et à l'ombre fut de 31° 4″, et le minimum ne fut pas au-dessous de 27° 8″. La température de l'air à minuit se maintenait régulièrement à 28° 2″ ; celle de l'eau à la même heure n'en différait que par un degré au-dessous. En général, les jours étaient excessivement chauds, et de cette chaleur mordicante si peu convenable pour le corps humain. Les nuits étaient pures et sereines ; mais vers quatre heures du matin, on éprouvait une sensation vive de fraîcheur et d'humidité.

Les montagnes dont l'île d'Oualan se compose en entier sont, ainsi que nous l'avons dit, élevées et déchirées. De prime abord, il est aisé de s'apercevoir qu'elles donnent naissance à des irruptions volcaniques, et les murailles basaltiques qui hérissent leurs flancs viennent par suite en fournir la preuve. Le piton le plus élevé de l'île a 678 mètres de hauteur ; il s'élève vers le ciel comme un cône solitaire que termine un sommet aigu. La seconde montagne en hauteur est, non loin de la première, terminée par deux pitons accolés. Une vallée profonde, étroite, sinueuse, traverse l'île en entier, et isolerait complétememt l'île en deux portions, si elle n'était interrompue par une chaîne de 106 mètres d'élévation, qui se prolonge dans la partie nord après s'être dirigée du nord-est au sud-ouest. Dans cette vallée, ainsi que dans plusieurs autres gorges qui se dessinent sur la petite surface d'Oualan, les indigènes ont bâti leurs cabanes et placé leur culture. Ces vallées, sans cesse enrichies du détritus végétatif des montagnes, arrosées par des sources limpides et fraîches, sont d'une fertilité peu commune ; partout y croît, et en abondance, la canne à sucre à l'état sauvage. Les flancs des montagnes qui les bordent sont roides et abruptes, et les pitons qui les dominent sont tellement escarpés, qu'ils nous parurent inaccessibles.

La chaleur solaire vaporisant sans cesse une grande masse d'eau que les montagnes attirent et dont la végétation s'alimente, il en résulte un grand nombre de ruisseaux dont les eaux fraîches et limpides descendent de toutes parts des montagnes, se creusent des lits étroits qu'ombragent des arbres vigoureux, ou dont le cours entravé par quelque obstacle s'enfle et retombe sous forme de petites cascades sur des lits de galets. Ces ruisselets sont tellement nombreux qu'ils forment dans les vallées, en se réunissant ou en se divisant, des ruisseaux qui finissent par former de petites rivières, qui portent à la mer leur tribut, en s'ouvrant un passage sous la voûte touffue des mangliers et dans la couche épaisse de limon répandue sur la côte. Ces rivières n'ont à leur embouchure que trois pieds d'eau, et un à deux pieds dans le reste de leur étendue. L'eau et la chaleur étant les deux principes de la fertilité du sol, il en résulte que peu d'îles, sous ce rapport, pourraient l'emporter sur Oualan; mais la petite étendue de cette île, perdue au sein des mers, la garantira de la convoitise des nations européennes, et, pendant long-temps encore, sa fécondité ne sera appréciée que par les paisibles insulaires qui l'habitent. Çà et là sur quelques points des côtes s'étendent de longues plages sablonneuses, que bornent en avant de larges plateaux réguliers de madrépores. La nature des roches dont sont formées les montagnes, que les habitans nomment *holl*, est trachytique et basaltique. Leurs haches sont tirées de cette dernière matière, ou parfois d'obsidienne. Mais comme la végétation se trouve partout également pressée, partout également épaisse, le trachyte ne paraît à nu que dans quelques endroits. Sur les côtes se rencontre abondamment du corail spathisé, que les habitans utilisent pour en façonner des instrumens à leur usage. Partout ailleurs les récifs sont entièrement madréporiques, et tassés fréquemment par blocs énormes que les vagues ont brisés.

Les végétaux propres à cette île sont peu variés, quoiqu'ils n'aient pas laissé le plus petit espace sans avoir pris racine sur le sol de glaise, uni à une grande proportion d'humus et de terreau noir et meuble qui couvre d'une enveloppe superficielle l'ossature de cette île. Comme les montagnes sont peu élevées, il en résulte que les herbes des vallées se sont propagées jusque sur les montagnes, et peut-être serions-nous peu loin de la vérité, en ne portant qu'à une centaine les plantes qui composent l'ensemble de la végétation d'Oualan. A l'époque de notre séjour, en juin, à peine vingt d'entre elles se trouvaient en fleur. Les caractères distinctifs de cette végétation ne s'éloignent point de ce qu'on observe dans les îles de la mer du Sud. On remarque cependant que déjà des végétaux des Moluques et des Philippines se sont avancés à l'est sur le groupe des îles de Palaos et des Carolines hautes jusqu'à Oualan.

Les marchanties, les jungermannes et les fougères couvrent les troncs des arbres, les pierres nues et humides, le sol frais et ombragé. Ces dernières sont surtout remarquables par la variété de leurs espèces et par l'élégance de leur port. Quelques unes, dont le stipe est droit et élancé, se couronnent de faisceaux de feuilles grêles et découpées. Les graminées, et en général les menues herbes, ne viennent point dans les bois où les cimes des arbres ne leur permettent point de croître ; mais on les observe seulement dans les vallées, unies à des joncs, à l'arum-chou et à la canne à sucre, qui s'y trouvent à l'état sauvage.

Le bananier à petits fruits et textile (*musa textilis*, Lesch. ; *abaca* aux îles Philippines) et l'arbre à pain à châtaignes s'élèvent dans toutes les fourrées jusqu'aux crêtes les plus abruptes des montagnes, en s'unissant à une sorte d'arec élégant et de ciathée découpée. L'hibiscus à feuilles de tilleul constitue les buissons, où apparaissent çà et là l'ortie argentée, une malvacée à fleurs jaunes, et que surmonte le baringtonia, l'inocarpe édule, le morinda à feuilles d'oranger, qu'enlace le liseron pelté à larges feuilles cordiformes. Dans les gorges des vallées croissent en abondance un *ocymum*, une espèce de cucurbitacée, un poivrier, un pancratium, un gouet arborescent, des maranta, des orchidées. Sur les bords de la mer et au milieu des sables maritimes, percent divers pandanus, le *scævolia lobelia*, un *vitex*, etc. Les vases limoneuses du pourtour de la baie servent de sol à deux espèces de mangliers, dont une acquiert jusqu'à 60 à 70 pieds d'élévation, et on y trouve en abondance un palmier humile, à fruits agglomérés, que nous ne sûmes à quel genre rapporter.

Les plantes alimentaires spontanées, jetées sur le sol de cette petite île, sont vraiment multipliées à profusion : aussi les habitans d'Oualan n'ont point d'autre régime habituel que celui des fruits. Il est possible qu'ils doivent à ce genre de diététique leurs habitudes molles et leurs mœurs douces et inoffensives. Cependant les cultures qu'ils ont établies autour de leurs cabanes témoignent une industrie plus avancée sous ce rapport, que celle des autres insulaires de la mer du Sud du rameau océanien. Le cocotier est placé autour des villages; tandis que la canne à sucre est soigneusement plantée par carrés réguliers non loin des demeures des naturels, et chaque tige, sarclée avec soin et débarrassée des mauvaises herbes, est soutenue avec de longs piquets. L'arum lui-même, qui fournit le *taro*, est cultivé dans les lieux humides et le long des ruisseaux. Enfin, à ces soins de culture de première nécessité ne se bornent point ceux que les naturels prennent de leurs végétaux nourriciers. Ils n'ignorent point l'horticulture, ou l'art de soigner les fleurs, qui, par leur éclat ou leur arome, contribuent à l'agrément de ceux qui en prennent soin; et leurs demeures sont embellies par des entourages de plantes d'agrément, telle qu'une belle espèce de maranta à panicules roses et à feuilles largement nervées, dont les tiges genouillées sont maintenues par des baguettes enfoncées dans le sol.

Le fruit le plus utile comme matière première de la vie est celui de l'arbre à pain, que ces peuples nomment *mosse*, quand c'est *l'artocarpus integrifolia*, variété sans semences qui le produit, ou *mosse soucossa*, quand son intérieur est rempli de grosses châtaignes. Cette dernière espèce est d'ailleurs beaucoup plus abondante que la première, et est la seule qui puisse croître sur la longue suite des îles basses des Carolines. La canne à sucre, qu'ils appellent *ta*, et qui pullule partout comme un gramen inutile, acquiert, par la légère culture qu'on lui fait subir, des proportions considérables, et se remplit d'une sève sucrée très abondante. Les bananiers y comptent plusieurs variétés, presque toutes médiocres sous le rapport de la bonté du fruit. Une seule, ou la figue banane, est estimée par les habitans, qui lui donnent le nom de *ounc*. Mais la variété la plus abondante, celle qu'ils nomment *ounc kalasse*, est remarquable par de très gros fruits, dont la chair est d'une couleur de safran très vive. Nous ne rencontrâmes nulle part ailleurs cette sorte de banane très productive, qu'on ne peut manger que cuite, parce que sa chair est excessivement âpre, et qui jouit de la propriété fort singulière de teindre, instantanément après son injection dans l'estomac, les urines en jaune safrané intense. On appelle *monaka* aussi-bien les racines du chou caraïbe que celles de l'arum arborescent (*arum macrorrhizon*). La fécule nutritive de ce dernier végétal est baignée par une sève âcre et éminemment caustique; nous essayâmes en vain de l'en débarrasser par de nombreux lavages et par des ébullitions répétées. Chaque fois que nos matelots y touchèrent, il en résulta pour ceux qui osèrent en mettre quelques fragmens dans leur bouche, des inflammations de la gorge qui persistèrent pendant un certain temps. Les habitans d'Oualan attachent un sens emblématique à la fleur de cet aroïde, qu'ils nomment *oune kétaque*, et qu'ils fixent dans les trous de leurs oreilles à l'époque où la fécondation fait développer au fond de la corolle une chaleur considérable, très sensible au simple toucher, et qu'accompagne une suave odeur d'iris de Florence. Le cocotier, ou *nou*, n'est point très abondant sur les rivages de cette île; ce n'est guère qu'autour des cabanes des chefs qu'on en voit quelques pieds réunis : aussi les naturels ont-ils en grande estime les noix de ce précieux palmier. Ils donnent à la coque ligneuse le nom de *foi*, à la chair celui de *quano*, au lait émulsif celui de *sano*, enfin au brou filamenteux le nom de *kaké*. Le *hi*, ou inocarpe à fruits édules, jonche le sol de ses châtaignes, dont les habitans semblent ignorer le bon goût. Ils ne paraissent pas non plus faire le moindre cas des cônes charnus du *morinda citrifolia*, ni d'une sorte de pomme de terre rugueuse qui se développe aux entre-nœuds des tiges d'une plante qui s'enlace autour du tronc des arbres.

De grands et de beaux citronniers et orangers affectaient un port trop robuste en certains endroits de l'île pour que nous ne les regardions pas comme indigènes à Oualan. Les habitans, d'ailleurs, les nomment *meozasse;* et comme leurs tiges n'ont jamais reçu le bienfait de la greffe, leurs fruits, excessivement amers, ne sont propres à aucun usage. La *seka*, ou *schiaka*, boisson fermentée, analogue à l'ava des Océaniens, se retire, comme cette dernière liqueur, des jeunes tiges broyées d'un poivrier. C'est avec le bois blanc et léger du *lo*, ou hibiscus à feuilles de tilleul, qu'ils font jaillir du feu, ou qu'ils construisent les cloisons de leurs élégantes cabanes. Avec les longues feuilles de pandanus, ils en recouvrent les toitures; avec les écorces de l'ortie argentée, ils tissent les cordages de leurs pirogues; avec la teinture du *morinda*, ils colorent les produits de leur industrie, etc. Le goût que ces insulaires ont pour les fleurs est très vif. Les femmes portent sur le côté de la tête de gros paquets de *tiho*, ou corolles du pancrais d'Amboine, auxquels elles adjoignent des corymbes de *kalcé*, ou ixora rouge; des bouquets de *haren*, ou *ocymum*, et des fleurs d'inika ou *dracœna termi-nalis*.

La disposition statistique de Oualan ou de Strong, et les circonstances atmosphériques auxquelles elle est soumise, doivent indubitablement rendre son climat malsain. Une île, en effet, qu'on ne peut aborder sans être constamment dans l'eau ou dans les boues épaisses que couvrent les mangliers, ne peut être sans influences pernicieuses pour le corps humain. Les naturels eux-mêmes ne vont pas d'un lieu dans un autre sans suivre de préférence les rivières, qui leur offrent ainsi des sentiers battus et tout tracés, et ces longues macérations donnent naissance, chez l'européen comme chez l'indigène, à des tuméfactions des jambes, et surtout à des ulcères atoniques, que ces insulaires nomment *rou* et *rofou*. Nous avons vu un grand nombre d'habitans dont les jambes étaient recouvertes de larges ulcérations qu'ils laissent à nu et sans les garantir des insectes ailés, même à l'aide d'une feuille. À l'époque de l'hivernage, la dysenterie doit y être fréquente par la grande humidité que fait naître cette saison de pluies, jointe à l'intensité d'un soleil ardent alors au zénith. Nous avons eu occasion de voir, dans une course, un naturel en proie à un marasme qui l'avait desséché comme un squelette. La lèpre squameuse, qu'ils nomment *ouaranite*, recouvre la plus grande partie de la population. Il est à remarquer qu'elle donne, aux sujets qui en sont atteints, une blancheur qui, à une certaine distance, les fait ressembler à des Européens ou à leurs descendans. Cette maladie ne paraît être incommode, à ceux qui en sont atteints, que par le prurit qui les porte à se gratter sans cesse. Plusieurs habitans avaient des cicatrices de brûlures; l'un d'eux avait une fracture au doigt, bien consolidée : ce cas se nomme *ponac*. Quelques vieillards avaient des catarrhes, et une femme avait le sein rongé par un carcinome. Cette relâche nous procura, parmi les matelots, un assez grand nombre d'insolations vives et douloureuses. On conçoit, en effet, que des hommes exposés, pendant les heures les plus chaudes du jour, aux corvées, doivent se regarder comme très heureux, lorsque dans ces régions il n'en résulte que ces infirmités légères.

Le nommé Louis Huon de Kérillon, jeune matelot sec et nerveux, né à la Nouvelle-Galles du sud, de parens français, après être resté des heures entières sur les rescifs, à demi nu et courant après des murénophis, eut au soir une indigestion causée par la chair de ce poisson. Il s'y joignit aussitôt des accès d'épilepsie, se renouvelant avec tant de fréquence et de force, que, pendant trois jours, le malade fut dans un état d'affaissement tel, que sa position devint critique. La fièvre, le délire, s'emparèrent de cet homme et continuèrent pendant plusieurs jours, jusqu'à ce qu'enfin les accidens cédèrent à une médication active, reposant sur les révulsifs, les saignées et les anti-spasmodiques.

On ne peut attribuer qu'à l'influence de l'atmosphère une sorte d'épidémie d'aphtes qui, dès avant notre arrivée à Oualan, vint éclore à la fois sur la bouche de presque toutes les personnes du bord, et ces aphtes durèrent au moins huit jours.

1. Épilepsie ingurgit. et fièvre. 1. Blessure. 1. Furoncles. Un grand nombre d'individus eurent des insolations et des aphtes.

§. XXVII.

TRAVERSÉE DE L'ÎLE OUALAN A DORÉRY (NOUVELLE-GUINÉE).

Du 15 juin 1824 au 26 juillet suivant.

Dans cette traversée, nous devions longer le groupe entier des îles Carolines, dont les officiers devaient faire la géographie. On restait en panne pendant la nuit. Nous eûmes en général un très beau ciel; mais le changement de mousson nous donna des temps assez mauvais qui firent abandonner le travail hydrographique et nous forcèrent à couper la ligne de nouveau et gagner la Nouvelle-Guinée.

Dans ce trajet, nous prolongeâmes les sixième, septième et huitième parallèles de l'hémisphère nord, en communiquant fréquemment avec les Carolins, peuples très habiles dans la navigation, mais qui vivent misérablement sur de chétives îles de corail. Nous découvrîmes quelques unes des îles qu'avait mentionnées Cantova, et nous retrouvâmes surtout l'île de Quiroso ou d'Hogoleu ou de Lougoulous. Deux matelots anglais, convicts libérés que nous avions pris au port Jackson, demandèrent à y être déposés. Le grand nombre de Carolins que nous avons vus, nous autorise à dire que cette race est de petite taille, le plus souvent au-dessous de la moyenne. Quelques hommes, qui paraissaient appartenir à la classe privilégiée, avaient des traits réguliers, des formes bien dessinées, une peau lisse et saine. Les gens du commun sont laids en général; ils sont couverts de cicatrices, de blessures, de larges brûlures. La lèpre est commune parmi eux, et beaucoup ont les jambes éléphantiasées. Les Carolins, les insulaires de Oualan, d'Hogoleu, sont de même race et très probablement d'origine japonaise; mais, obligés de mener une vie active et laborieuse, de naviguer sans cesse dans leurs *pros*, ils sont plus intrépides et moins amollis que les insulaires d'Oualan.

Les habitans de la petite île de Tamatam me montrèrent plusieurs exemples d'éléphantiasis, de rachitisme, d'atrophie, etc.: deux avaient des hernies, et plusieurs des hydro-sarcocèles. Nous n'avions point encore vu, sur aucun des insulaires qui nous abordèrent, tant d'infirmités réunies.

Les maladies traitées à bord se bornèrent à des douleurs ostéocopes, succédant à une syphilis invétérée; des chancres vénériens, qui remplacèrent une blennorrhagie; une induration du testicule qui fut occasionnée par plusieurs gonorrhées dont l'irritation s'était propagée dans le scrotum; un œdème des jambes, etc., etc.

1. Douleurs ostéocopes. 1. Chancres vénériens. 1. Induration du testicule. 1. OEdème. 1. Fièvre inflammatoire. 1. Embarras gastrique. 1. Plaie par inst. coup. 1. Blessure, contusion. 2. Furoncles.

§. XXVIII.

SÉJOUR A DORÉRY (NOUVELLE-GUINÉE).

Du 26 juillet 1824 au 9 août suivant.

Une relâche de quatorze jours sur cette terre de promission pour le naturaliste, ne nous a pas permis sans doute de faire de nombreuses observations sur l'influence du climat, sur la santé. Cependant, par les courses nombreuses auxquelles se livrèrent un grand nombre de personnes, quelques maladies légères apparurent : elles furent occasionnées principalement par les longs trajets qu'il fallait faire dans l'eau avant d'atteindre la grève ou de pouvoir gagner les embarcations.

Le havre de Doréry, dont l'ancrage est sûr et commode, gît par 0° 51′ 49″ de latitude sud, et 131° 44′ 59″ de longitude orientale, sur la côte est de la grande terre des Papous, et au nord du golfe de Geel-Wing, golfe qui, par sa profondeur, concourt avec une baie opposée à transformer la Nouvelle-Guinée en deux presqu'îles, que réunit un isthme étroit.

Les bords du havre de Doréry sont en partie recouverts d'un limon épais, où croissent d'énormes mangliers, et où coulent plusieurs rivières limpides dans lesquelles les eaux de la mer remontent assez loin. A l'est s'offre une légère plage de sable, où quelques naturels avaient autrefois placé deux ou trois cabanes, auxquelles ils donnaient le nom d'*inkamorei*. Les naturels appellent *mamorysuary* ce que les Européens connaissent sous le nom de *havre de Doréry*, et *fanoåke* la crique sur le bord de laquelle était l'ancien village de Doréry. La côte, dans cette partie de la Nouvelle-Guinée, est formée en entier de masses de coraux, que recouvre une couche épaisse de terre végétale, et qui supportent une végétation magnifique : l'épaisseur de cette lisière du sol varie, en étendue et en hauteur, par les morcellemens nombreux qu'elle a éprouvés, et qui l'ont déchirée de manière à s'étendre dans la mer en forme de promontoires, ou à se découper en dedans en mille canaux étroits, pour former des criques ou des ports variables en étendue. Non loin du havre de Doréry, le terrain de la Nouvelle-Guinée commence à s'élever, et bientôt se dessine à l'ouest la chaîne considérable des montagnes d'Arfack. Cette chaîne court du nord au sud, s'abaisse insensiblement vers le golfe de Geel-Wing, et se termine au nord au cap de Bonne-Espérance. Le point culminant des montagnes d'Arfack paraît être à quelques lieues dans le sud-ouest du havre Doréry, et le piton le plus élevé n'a guère que deux mille neuf cent et un mètres, d'après une mesure calculée par M. Bérard.

A la forme arrondie et doucement ondulée des montagnes d'Arfack, et bien que quelques cônes arrondis interrompent l'uniformité de la chaîne, on doit supposer que l'ossuaire appartient au terrain primitif et est formé de granit. On ne peut guère en douter, en effet, à l'abondance des cailloux de nature granitique qui encombrent les lits des torrens, et qui sont sans aucun doute charriés par les eaux qui descendent de la chaîne de ces montagnes. Sur le terrain primordial est flanqué un sol tertiaire récemment sorti du sein des eaux, et consistant principalement en débris madréporiques, solidifiés par un ciment calcaire; de sorte que cette partie de la Nouvelle-Guinée, analogue, sous ce rapport, aux rivages de la Nouvelle-Irlande et des Moluques, prouve ce que nous avons imprimé dans nos considérations générales sur les îles de l'Océanie.

Au fond du havre de Doréry se dessinent les embouchures de plusieurs petites rivières, dont les lits semblent le plus souvent creusés par des torrens. La mer y remonte assez avant ; mais, pendant notre séjour, ils étaient presque à sec, et l'eau douce ne coulait plus que comme un mince filet qui s'épanche dans le sable du rivage et se perd inaperçu. Mais, lorsque dans l'hivernage ces ravines sont alimentées par les pluies, les eaux s'écoulent à pleins bords et avec impétuosité, à en juger par les troncs énormes des arbres déracinés qui sont tombés dans leur cours, aux pierres renversées et amoncelées; enfin, à des obstacles ou aux accidens du sol qu'ils ont surmontés. Le thermomètre, à l'ombre et à midi, s'éleva jusqu'à 32° centigrades, et la température de l'eau, à la même heure, ne fut jamais au-dessous de 29 à 30°.

Les productions utiles pour l'homme que le règne végétal peut fournir spontanément à la Nouvelle-Guinée sont nombreuses et variées, mais cependant complétement négligées par les naturels. Toutefois, dans des temps reculés dont nous n'avons que de vagues notions, à cette époque où les peuples orientaux n'avaient point vu restreindre leur puissance dans ces mers par celle des Européens, il paraît que les Chinois et les Malais avaient établi des relations de commerce avec les Papous. Au premier rang des substances utiles on ne peut se dispenser de citer le sagoutier. Ce palmier, qu'on trouve abondamment aux Moluques, est le don le plus précieux que la nature ait fait aux habitans de la Malaisie. Son tronc contient une abondante fécule, qu'ils convertissent en pains aplatis et quadrilatères, d'une saveur agréable et d'une qualité très nutritive. Les cocotiers sont très rares sur les bords du havre de Doréry; mais on y trouve en abondance, en échange, le chou caraïbe, la canne à sucre, les ignames, les patates douces, la courge, le maïs, le riz rouge, l'arbre à pain, à châtaignes et sans noyaux, l'aubergine, et trois sortes de bananiers. Nulle part nous n'avions rencontré deux espèces de ce dernier végétal : l'une, dont la banane a la peau colorée en beau rouge; et l'autre, dont le fruit est très petit, jaune, et d'une saveur fondante exquise. Une des grandes cultures du pays est le tabac, et les naturels en préparent des provisions pour échanger avec les trafiquans malais, ou avec les équipages des navires européens. Ils soignent encore deux autres plantes farineuses, qui sont : un petit haricot, nommé *aberou*, d'une délicatesse et d'une bonté qui nous le firent estimer comme un excellent aliment; et un pois, nommé *abrefore*, qu'ils conservent comme objet d'approvisionnement. A ces ressources premières on doit ajouter les produits qu'ils retirent de plantes qui croissent spontanément dans les forêts, et qui sont les citronniers, les orangers, les cotonniers, les *spondias dulcis*, le gingembre, les pimens, etc. Le teck, divers bois de fer et d'ébène, seraient précieux pour les constructions navales et les arts; mais les objets qui paraissent être la base du commerce par échange des Papous avec les Chinois et les Malais de Tidor consistent en légumes, poissons desséchés, écailles de tortues, trépangs, oiseaux de paradis, résine de Dammar, cire des abeilles sauvages, ambre, et surtout écorce de massohy. Ce dernier aromate, recherché par les Chinois, est produit par un arbre dont les feuilles ont la plus grande analogie avec celles du cannellier. Deux espèces de muscadiers sont aussi fort communes, et étaient chargées de fruits à l'époque de notre séjour. La noix de l'espèce sauvage est très petite, sans odeur aromatique et de forme allongée et pointue; l'autre, au contraire, est la vraie muscade ronde, non modifiée par la culture, mais complétement susceptible d'acquérir le volume et le parfum de la muscade cultivée dans les possessions hollandaises des Moluques. Avec les feuilles d'un grand vaquois les habitans font les toitures de leurs cabanes, et les chapeaux à la chinoise dont ils se couvrent la tête. Les fibres de ces feuilles sont douces, moelleuses et tenaces, de sorte qu'il serait très facile d'en fabriquer de bonnes cordes. Ce vaquois nous paraît nouveau et ses tiges arborescentes, complétement droites et inermes, se couronnent par un immense faisceau de feuilles qui, examinées isolément, ont chacune trois pouces de largeur sur dix, quinze et même vingt pieds de longueur.

Les navigateurs ne trouveraient point à Doréry une relâche avantageuse, puisqu'ils ne s'y procureraient que quelques cochons et une petite quantité de poissons, de chair de tortue et de coquillages; mais il paraît que les corocores malais et des jonques chinoises viennent fréquemment les visiter dans le but d'en retirer des peaux d'oiseaux de paradis, des trépangs, des loris vivans, de l'écaille de tortue, et surtout des esclaves. Le prix d'un jeune homme fort et robuste est de dix piastres, et celui d'une femme est d'environ cinquante brasses de toile de Guinée. Pour un couteau, ou pour un morceau de fer-blanc, les Papous donnaient aux gens de notre équipage une grosse carotte ficelée d'un tabac doux et presque complétement privé de l'odeur nauséeuse qui caractérise celui d'Europe. Quelques habitans nous dirent que leur pays produisait en quantité de la poudre d'or et des perles, dont ils ne nous présentèrent jamais d'ailleurs aucun échantillon.

Dans une relâche d'aussi courte durée que le fut celle que nous exécutâmes sur les côtes de la Nouvelle-Guinée, nous n'eûmes point le loisir d'étudier l'influence du climat sur la santé de l'homme; cependant, si l'on peut juger par analogie des affections qui vinrent fondre sur les gens de notre équipage, nous sommes autorisés à le croire malsain. Le havre de Doréry, d'ailleurs, par le peu d'air qui y circule, par les vases fétides couvertes de mangliers qui l'enceignent, doit être ravagé par les dysenteries et le *cholera-morbus*. C'est en effet là que nous puisâmes les germes de ces maladies qui menaçaient de devenir inquiétantes.

Soit l'influence du climat, soit l'effet de l'eau nouvellement embarquée, les deux tiers de l'équipage, sans exception, furent atteints de vomissemens et de selles abondantes, accompagnés de coliques très vives et d'une élévation subite du pouls. Ces premiers symptômes, sur les personnes nerveuses surtout, devinrent très alarmans; mais ils cédèrent au deuxième ou troisième jour. Comme cette apparence cholérique atteignit indifféremment les individus qui restèrent à bord, paisibles, et ceux qui fatiguaient dans les corvées, on ne peut en attribuer la source qu'aux deux causes énumérées plus haut, et plus spécialement encore à la première.

Les seules affections chirurgicales, proprement dites, qu'on puisse citer, sont de légères blessures faites par les pointes de corail sur lequel nos matelots marchaient à pieds nus. Un seul, le nommé Chesne, nous fit craindre le tétanos, à la suite d'une dilacération profonde de la face dorsale du pied, par l'introduction d'une pointe aiguisée d'une large lame de bambou. Le gonflement fut énorme, et la fièvre inflammatoire très vive; quelques symptômes nerveux s'y joignirent; mais ces accidens cédèrent à une médication active et anti-phlogistique : pendant plus de trois mois, ce sujet éprouva des douleurs alternatives qui paraissaient avoir leur siége dans la capsule synoviale de l'articulation tibio-tarsienne.

Les naturels des environs de Doréry nous présentèrent presque tous des plaies nombreuses et variées, des ulcères anciens, et une foule d'infirmités que leur état de nudité, leurs combats fréquens, doivent leur procurer. Presque tous portaient des cicatrices bien consolidées, de blessures faites par les flèches de leurs ennemis : l'un d'eux avait même une jambe coupée ; et, ce qui est remarquable, le mognon offrait un cône dû aux portions osseuses du tibia et péroné que recouvrait une cicatrice solide. Ce Papou n'avait rien qui tînt lieu de jambe de bois, et malgré cela il était fort agile.

La lèpre, que les habitans du havre de Doréry nomment *babara*, et ceux du district de Rony *hanné*, est extrêmement commune. Quelques hommes en sont entièrement recouverts ; et, quoique analogue à la lèpre répandue dans d'autres parties du Grand-Océan, celle-ci est plus prononcée : les écailles affectent des cercles excentriques qui imitent par leur disposition certains moirés métalliques.

Les forêts de la Nouvelle-Guinée produisent le *massohy* ou *massoy*, le *cortex oninius* de Rumphius, que les Chinois et les Malais vont y chercher. Nous recueillîmes une grande quantité de ces écorces fraîches, dont l'odeur est parfaitement analogue à celle du sassafras, et dont les feuilles sont nervées comme celles du cannelier. On croit que le massohy est fourni par le *laurus culilawang;* mais comme il n'avait point de fleurs ni de fruits pendant notre séjour, nous ne pouvons rien affirmer à ce sujet.

Les habitans emploient pour s'éclairer une résine très abondante à Amboine, à Bourou, à Waigiou, et, à ce qu'il paraît, dans toutes les îles Moluques, qui s'offre sous forme de pains quadrilatères et aplatis, et dont l'analogie avec l'élémi est frappante : cette matière est produite par le *canarium commune,* grand arbre dont l'amande donne une huile délicieuse.

Les Papous aussi-bien que les Malais attribuent les propriétés les plus merveilleuses aux petites concrétions de forme ovée et de carbonate de chaux qui parfois se forment au centre des noix de cocos : ces concrétions sont très rares et d'une grande beauté.

21. Vomissemens et selles cholériques, fièvres. 1. Blessure. 1. Blessure au pied. 1. Ophthalmie par le suc corrosif d'une plante.

§. XXIX.

TRAVERSÉE DE LA NOUVELLE-GUINÉE A SOURABAYA (ÎLE DE JAVA).

Du 9 août 1824 au 28 dudit.

Cette navigation, dont la durée n'a point dépassé vingt jours, a constamment été favorisée par un temps superbe et par une brise fraîche. Nous traversâmes ainsi très rapidement les iles Moluques, renommées par les calmes qu'on y éprouve habituellement. Le ciel fut toujours serein, la température très fraîche et très supportable.

Sur dix-neuf hommes qui réclamèrent nos soins, trois surtout ne cessèrent point d'être traités pour des syphilis sans cesse renaissantes. L'un d'eux avait aussi un abcès, et un autre des douleurs ostéocopes, etc., etc.

1. Syphilis générale. 1. Rhumatisme. 2. Otites. 1. Angine tonsillaire. 2. Contusions. 2. Furoncles. 9. Blessures. 2. Affections catarrhales. 1. Plaie ulcérée envenimée. 2. Douleurs vénériennes.

§. XXX.

SÉJOUR A SOURABAYA (ÎLE DE JAVA).

Du 28 août 1824 au 11 septembre suivant.

Nous séjournâmes treize jours dans ce port maritime des établissemens hollandais à Java ; et malgré la grande chaleur et le défaut d'air qui se faisait ressentir chaque jour, malgré l'éloignement de la ville, ce qui obligeait les matelots à tirer à la cordelle les embarcations le long de la rivière, nous n'avons eu aucune maladie pendant cette relâche. Les Hollandais, pour ne point fatiguer leurs équipages, ont la judicieuse pratique de soustraire leurs marins d'Europe aux effets du climat, en n'employant que des Javans pour les corvées, et pour nager les embarcations des navires de guerre sur rade : il en est de même pour le service des casernes et les besoins des troupes de la garnison.

Pendant notre séjour, aucune maladie particulière ne sévissait sur la population : le calme succédait aux ravages effrayans du choléra-morbus qui, naguère, y avait porté une mortalité jusqu'alors sans exemple ; cependant, on remarquait que, de temps à autre, il saisissait encore quelques victimes. C'est ainsi que deux hommes des frégates hollandaises l'*Aurore* et le *Derf* moururent, quelques jours avant notre départ, en moins de trois heures, et à peu d'intervalle l'un de l'autre. Le choléra qui régnait à Sourabaya, il y avait à peine quatre mois (septembre 1824), était peu susceptible de guérison : les médecins de la colonie avouaient eux-mêmes que tous les moyens qu'ils ont employés ont échoué, et que seulement ils se sont bien trouvés du mercure administré jusqu'à salivation. Le choléra-morbus, à Sourabaya, débutait par des anxiétés et des spasmes violens, avec une excitation abdominale désordonnée.

L'hôpital de Sourabaya est un monument de bon goût : situé hors de la ville, et dans la campagne, il est tenu avec toute la propreté généralement reconnue des Hollandais. Il ne renfermait que cent vingt-quatre malades à l'époque de notre passage, la plupart ayant la syphilis, maladie excessivement répandue dans le pays, et que le plus grand nombre des Javanaises ne cherchent point à guérir, malgré son intensité. Quelques dysenteries, un certain nombre de phthisiques, ainsi que des hommes atteints d'inflammations chroniques du foie, formaient la masse des malades qui y étaient traités.

La ville de Sourabaya est bâtie à près de trois milles de la rade, au milieu des marécages, et sur le bord d'une rivière. Les Hollandais ont un goût singulier pour élever leurs édifices dans des positions si disgraciées pour la santé des habitans, et il faut que des motifs de politique aient présidé à cette habitude que la saine raison désavoue. Quoique les rues de Sourabaya soient tenues avec propreté, et que des branches nombreuses de la rivière y coulent pour recevoir toutes les immondices et les décharger à la mer, les vases fétides des alentours, les débris putrescibles qui s'y accumulent ne peuvent qu'avoir de

funestes effets sur la santé des habitans : Sourabaya, malgré
cela, est réputé être un des points les plus salubres de Java. Si
un grand nombre d'Européens y succombent chaque année,
cela tient à la manière de vivre de ceux-ci, qui passent de la
table la plus incendiaire aux plaisirs les plus énervans, et coulent des jours filés par la mollesse, faisant un usage énorme du
vin, breuvage qui semble être en contradiction avec le climat
dévorant au milieu duquel ces hommes du nord vivent.

Depuis cinq mois cette partie de Java n'avait pas reçu une
goutte de pluie. La chaleur était énorme, surtout depuis huit
heures du matin jusqu'à midi, où pas le moindre souffle aéri-
forme se faisait ressentir. Ce n'était que vers midi que la brise
se levait régulièrement, et soufflait avec une force croissante
jusque vers minuit. La température était délicieuse le soir ou le
matin. Le thermomètre centigrade, à l'ombre, marquait à midi
très habituellement 29°, quelquefois 30 et 31.

Parmi plusieurs substances intéressantes pour la médecine
expérimentale, nous nous y procurâmes des racines et des tiges
de tsetittik, poison aussi atroce que l'antshar, et tous les deux
très célèbres par les travaux de MM. Leschenault de La Tour
et Horsfield. Le Mémoire de ce dernier avait jusqu'à ce jour
été ignoré en France, et nous avons cru devoir en publier une
traduction. (1)

1. Fièvre éphémère. 1. Chancres vénériens. 1. Blessure.

§. XXXI.

TRAVERSÉE DE SOURABAYA (JAVA) A PORT-LOUIS (ÎLE MAURICE).

Du 11 septembre 1824 au 3 octobre suivant.

Dans cette traversée, qui fut de vingt-deux jours, nous
eûmes constamment une brise favorable, et avant notre sortie
du détroit de la Sonde, nous essuyâmes des chaleurs très fati-

(1) Elle a été imprimée dans le *Journal de Physiologie* de M. Magendie.

gantes, surtout par le travers de Batavia. En général la température devint très agréable à mesure que nous nous éloignâmes des côtes de Java et de Sumatra; le ciel fut couvert, nuageux, et donna parfois de la pluie.

Trois à quatre jours après notre départ, plusieurs personnes vinrent déclarer des dysenteries contractées à Sourabaya. Quelques autres se déclarèrent dans le courant de la traversée. Plusieurs se présentèrent avec des symptômes inquiétans. Toutes débutèrent d'une manière très aiguë et étaient accompagnées de symptômes inflammatoires et d'une fièvre de même nature très vive. Les selles étaient d'une fréquence extraordinaire et presque sans interruption. Nous employâmes une médication très active, et, nous devons l'avouer, le laudanum à haute dose et en lavemens, toujours avec succès. Une expérience heureuse nous ayant permis de reconnaître, dans ce moyen peut-être peu rationnel, des avantages marqués. Dans bien des cas, la teinture vineuse d'opium, donnée dans des temps inopportuns, paraît aggraver les accidens de la dysenterie, et plusieurs médecins de l'Ile-de-France sont bien éloignés d'avoir à se louer de son application.

Sur les six hommes atteints de dysenterie, trois surtout étaient plus fortement affectés; mais la maladie parcourut franchement et rapidement ses périodes, car à notre arrivée à Port-Louis de l'île Maurice, tous étaient rétablis.

Deux matelots contractèrent la gonorrhée à Sourabaya. Un autre fut atteint du rhumatisme, connu dans l'Inde sous le nom de *barbiers*. Un troisième eut une angine tonsillaire.

6. Dysenteries. 2. Fièvres catarrhales. 1. Angine tonsillaire. 1. Point pleurétique. 2. Rhumatismes. 2. Coryzas. 2. Gonorrhées, chancres. 1. Phlegmon. 1. Furoncles. 9. Blessures.

§. XXXII.

SÉJOUR A PORT-LOUIS (ÎLE MAURICE).

Du 3 octobre 1824 au 16 novembre suivant.

Notre relâche dans cette ancienne et riche colonie française, naguère si opulente, aujourd'hui déchue de ses principaux avantages, a été de quarante-deux jours. Pendant ce laps de temps, nous avons eu constamment une climature superbe, une température chaude, mais très supportable et très salubre. Aucune maladie ne sévissait sur la population, et sans le choléra-morbus, importé par une frégate anglaise, cette contrée eût ignoré jusqu'à ce jour quelques uns des fléaux qui sévissent si opiniâtrément sur un grand nombre d'îles intertropicales.

L'île Maurice, située par 20° de lat. S., n'est cependant pas exempte de ces maladies endémiques qui règnent dans la zone torride, telles que le tétanos, la dysenterie, la phthisie, les affections vermineuses des noirs, la lèpre, si commune chez les noirs qu'on expatriait dans l'île Diégo, et la petite-vérole, importée en 1764 par des navires négriers : mais toutes ces affections sont peu multipliées et ne font jamais de grands ravages. Ainsi, la dysenterie y est très commune sans avoir ce caractère destructeur et intense qu'elle présente ailleurs. Elle dépend sans doute du climat, mais il est certain aussi qu'elle est alimentée par l'excès d'épicurisme que les Européens ont porté dans cette colonie. Son caractère le plus habituel est inflammatoire, et quelques praticiens nous ont assuré que l'opium, dans les neuf dixièmes des cas, était nuisible sous quelque forme qu'on l'administrât.

Peu de contrées offrent un aussi grand nombre de phthisies pulmonaires et laryngées, et des catarrhes chroniques, que l'île Maurice. La première de ces affections moissonne un grand nombre d'individus et parait être héréditaire dans plusieurs familles. L'une et l'autre sont dues le plus souvent à cette vive chaleur, qui, dans le jour, épanouit le derme, et à la fraîcheur des nuits qui supprime les transpirations abondantes et les répercute sur les poumons.

Les maladies vénériennes se présentent sous les formes les plus hideuses. Nous en avons vu un grand nombre où les symptômes étaient au maximum d'intensité. Les malades appartenaient à la race nègre, et ils étaient traités à l'hospice civil de la grande rivière. Il est vrai que ceux-ci, avant de déclarer cette infirmité, essaient de la combattre par des remèdes qu'ils croient propres à cet effet, et en buvant des tisanes faites avec des écorces d'arbres qu'ils vont dépouiller dans les bois.

Peu de pays offrent autant de ressources à l'exercice de l'art médical que l'île Maurice; mais il faut dire aussi qu'il n'y en a pas où les jongleurs de toute espèce soient plus certains de réussir. Pas un mulâtre qui ne possède le secret de drogues douées de vertus infaillibles, pas un habitant qui ne se croie en droit de traiter ses noirs comme un chasseur en Europe traite ses chiens lorsqu'ils ont la *gourme*. On avait une sorte d'engoûment universel pour le purgatif Le Roy, pendant notre séjour. Deux ou trois fanatiques le prônaient et le débitaient avec cet acharnement qui est propre à la ferveur du *prosélytisme*. De nombreux cliens entouraient chaque matin le propriétaire dont l'humanité vendait cette précieuse liqueur, que le Purgon de Molière légua sans doute à ses héritiers. « Il faut à la multi- « tude des prestiges et des erreurs, le langage pur et simple de « la vérité ne peut lui convenir », a dit un homme vraiment philosophe.

L'île Maurice renferme un grand nombre de plantes qui jouissent de propriétés médicales bien avérées; plusieurs sont mal décrites ou peu connues, et il serait intéressant qu'un médecin instruit s'en occupât sur les lieux, bien que M. Chapotin en ait mentionné quelques unes dans sa thèse inaugurale. On doit citer le ben (*hyperanthera moringa*), originaire de l'Indostan, nommé *mourungue* dans l'île. M. Cossigny lui accorde diverses propriétés, et dit que ses feuilles sont laxatives, son écorce anti-spasmodique, et que le suc exprimé de la racine fraîche, uni au poivre, apaise les spasmes et le *tétanos*, qu'on appelle *janior* dans le pays. Les feuilles broyées sont anthelmintiques, et enfin l'huile de ses semences est, dit M. Cossigny, excellente en médecine et dans les arts.

Le suc de la plante nommée dartrier (*cassia alata*), originaire de l'Amérique du Sud, est regardé comme très propre à combattre les affections de la peau, ainsi que l'indique son nom. Le *cynanchum ipecacuanha*, propre au sol de Maurice, donne un bon émétique. L'*eupatorium ayapana* a joui d'une grande réputation populaire en infusion théiforme, lors de son introduction par Baudin, qui l'enleva au Brésil. Le tandron-vahou (*hymenæa verrucosa*), apporté, en 1768, de Madagascar par M. Rochon, laisse exsuder une belle résine, assez analogue à celle du copale. Le *maranta arundinacea*, apporté des Antilles en 1815, s'est propagé de manière à fournir abondamment une fécule recherchée. On cultive le gingembre, aromate énergique, le vetivert (*andropogon muricatus*), la citronelle (*andropogon schœnanthus*), graminées qu'on emploie comme boissons aqueuses, stimulantes, très agréables. On fait, dans le pays, des cataplasmes très réputés par le vulgaire pour la guérison des plaies et des ulcères, sous le nom de *baume de l'Isle plate*, avec les feuilles d'un arbrisseau nommé *psadia glutinosa*, qui laisse exsuder une gomme épaisse sur ses feuilles; ses fleurs sont en corymbe, et ont leurs corolles blanches; il se plaît sur l'îlot, au vent de Maurice, que la mer, dans les gros temps, submerge en entier, tandis qu'il ne vient pas bien et qu'il est rare dans les autres parties de l'île. Le *ficus elastica* de Madagascar donne un excellent caoutchouc. On a propagé la colocase d'Égypte et le cambare des Malais, espèce nouvelle d'arum, décrite par Rumphius sous le nom de *tacca phallifera*: cette plante, très curieuse, est abondante dans les îles de la mer du Sud, et surtout à O-taïti, où on en retire, par le lavage de la racine vénéneuse, une très belle fécule. Le ricin s'est naturalisé dans les champs, dont le médicinier (*jatropha curcas*) et le sappan forment les haies. Le *cambare marron* ou arbre fougère (*cyathæa excelsa*) croît abondamment sur les montagnes, et sa fécule médullaire est employée à la nourriture des noirs fugi-

10

tifs. Diverses espèces de capillaires jouissent des mêmes propriétés que celles d'Europe.

D'autres plantes, dont nous n'avons entrevu que des portions mutilées, sont employées dans la médecine populaire, et nous n'avons pu nous procurer sur elles aucun renseignement. On nous donna un fruit d'un arbre de Madagascar, qui jouit dans sa patrie d'une réputation aussi grande que celle qu'on a répandue sur le fameux oupas de Java. Le tanguin, produit par le *cerbera tanghin*, est un poison des plus atroces ; ceux qui sont chargés de le préparer à Madagascar se nomment *ampamoussavez*, et doivent l'administrer aux nègres malgaches, condamnés à mourir par sentence des Cambares ou assemblées publiques. Cet arbre est cultivé à Maurice ; son fruit est de la grosseur d'une noix avec son brou, et son enveloppe extérieure est noire et rugueuse.

Comme plante alimentaire, on fait une consommation énorme du *solanum nigrum*, qui est en possession, sous le nom de *brède*, de figurer sur toutes les tables et de fournir aux créoles un mets très recherché par eux, et en quelque sorte indispensable à leur existence.

Nous ignorons si on pourrait utiliser en médecine l'écorce du *cinchona Stadtmanii*, et si elle jouit des propriétés dévolues aux arbres de ce genre précieux : cette espèce croît au milieu des forêts de l'île.

L'hôpital civil est placé assez loin de la ville et du port Louis, dans le lieu nommé la Grande-Rivière ; c'est un édifice qui n'a rien de remarquable et qui est mal tenu ; les salles inférieures sont destinées aux esclaves nègres, et les supérieures sont occupées par les marins des navires de commerce. Cet hospice est placé sous la direction du docteur anglais Burke, et deux médecins lui sont adjoints.

Dans l'enceinte des montagnes qui enveloppent le port Louis, au lieu dit le Champ de Lort, existait une source d'eau minérale. Un anglais, M. Tielemann, qui aujourd'hui occupe cette propriété, a remis cette eau en vogue en la vendant au public, après en avoir fait faire l'analyse. Le puits qu'il a fait creuser a près de quatre-vingts pieds de profondeur, et coûte

8000 piastres. On a rencontré, en le creusant, une grande quantité de fragmens de trachytes et de masses ferrugineuses ; mais à cinquante pieds au niveau du sol, on a percé une veine épaisse de cristaux de quartz disposés en géodes.

Cette eau minérale est parfaitement incolore et inodore ; elle est, au goût, excessivement salée : on la préconise dans les engorgemens des viscères, dans les débilités de l'estomac. Analysée par le docteur J. W. Watson, elle a fourni les substances suivantes :

Sur un quart d'eau,

Carbonate de magnésie.	} a a	5 grains	5o
de chaux....			
Muriate de soude.........		5o	oo
de magnésie......		6	oo
de chaux........		7	75
Sulfate de magnésie.......		32	oo
de chaux.........		6	25
Oxide de fer...........		o	75
Silice..................		1	75

Pendant notre séjour, on nous a dit qu'une sorte d'épidémie d'anthrax avait fait de grands ravages parmi les noirs du quartier de Flacq, où la maladie était confinée ; qu'elle existait encore, mais qu'elle s'éteignait sensiblement.

Nous eûmes à traiter, parmi les hommes de l'équipage, quelques fièvres inflammatoires suivies de diarrhées survenues à la suite de l'abondance inusitée des vivres frais. Le nommé Étienne, maître calfat, eut une fièvre bilieuse ; le nommé Abernot eut une fièvre comateuse ; quelques vénériens, atteints de gonorrhées ou de chancres, signalèrent cette relâche.

6. Blessures. 1. Fièvre comateuse. 3. Fièvres inflammatoires, diarrhées. 1. Fièvre bilieuse. 3. Gonorrhées. 2. Chancres. 1. Contusions. 1. Porreaux.

§. XXXIII.

SÉJOUR A SAINT-DENIS (ÎLE BOURBON).

Du 17 novembre 1824 au 23 dudit.

Notre séjour sur la rade de Saint-Denis ne fut que de six jours. Nous eûmes fréquemment une mer un peu grosse, du vent et de la pluie. Quelques uns de nos hommes ressentirent quelques mouvemens fébriles de nature catarrhale. Nous prîmes neuf passagers, parmi lesquels étaient six condamnés aux galères; l'un d'eux, aussitôt notre mise en mer, eut une gastralgie et un abcès dans la muqueuse du conduit auditif; un autre présenta quelques symptômes du scorbut de terre, contracté dans les prisons; diverses syphilis se déclarèrent dans cette relâche.

2. Fièvre catarrhale. 2. Gastrites. 1. Chancres vénériens. 1. Porreaux. 2. Gonorrhées. 1. Luxation des ligamens de l'articulation péronéo-tibiale. 2. Blessures.

§. XXXIV.

TRAVERSÉE DE BOURBON A SAINTE-HÉLÈNE.

Du 23 novembre 1824 au 3 janvier 1825.

Cette traversée a été de quarante-un jours. Nous n'avons rien eu de remarquable jusqu'au cap de Bonne-Espérance, où de forts vents contraires, joints à des brouillards et même à une petite pluie constante, donnèrent naissance à quelques otites ou à des angines, ainsi qu'à un très grand nombre de coryzas, ainsi que nous l'avons déjà vu, en sortant des tropiques, pour gagner des latitudes plus élevées. Deux marins eurent des rhumatismes, un autre un ictère. Le nommé Roux fut atteint d'une inflammation de l'estomac et du foie, qui se compliqua de symptômes inquiétans, dont la marche fut très aiguë, et dont la solution heureuse se fit attendre. Le nommé

Breynier rendit un grand nombre de vers lombrics. L'essence de térébenthine nous servit efficacement dans cette circonstance.

Lorsque nous arrivâmes sur la rade de James-Town, à Saint-Hélène, un médecin militaire vint s'informer des malades que nous pouvions avoir à bord, et ne nous donna la libre entrée qu'après s'être assuré que nous n'avions aucun cas morbide de nature contagieuse, tels que la rougeole, etc., etc.

1. Bubons. 1. Chancre. 1. Végétations vénériennes. 3. Fièvres inflammatoires avec angines. 1. Otite et fièvre inflammatoires. 3. Gastrites. 1. Hépatite. 2. Gonorrhées, 2. Rhumatismes. 1. Affection vermineuse. 2. Épilepsie. 1. Ictère. 5. Blessures. 1. Hernie inguinale.

§. XXXV.

SÉJOUR A SAINTE-HÉLÈNE.

Du 3 janvier 1825 au 12 dudit.

Notre séjour sur la rade de James-Town a été de dix jours. Nulle maladie ne régnait dans l'île, dont le climat est regardé comme très salubre et très convenable pour le rétablissement des malades qui arrivent de la mer. Le ruisseau qui arrose la ville de James, en circulant dans la vallée de ce nom, est couvert de cresson, anti-scorbutique précieux et utile aux navires baleiniers qui viennent relâcher sur ce point, et qui sont les seuls aujourd'hui qui présentent ce fléau des anciennes navigations. Cela tient à leur long séjour en mer sans communiquer et sans vivres frais, au peu d'eau qu'ils possèdent lorsque leur cargaison est avancée.

La petite-vérole est inconnue dans l'île, par les soins qu'on apporte à vacciner les enfans; mais un navire de l'Inde y introduisit, en 1807, la rougeole, qui régnait alors au Cap où il avait séjourné. Cette maladie sévit avec violence et moissonna une grande partie de la population, et s'éteignit au bout de quelques mois : depuis elle n'a pas reparu; mais on a le soin de faire araisonner chaque navire qui vient au mouillage. Une plante du pays, nommée *San-Helena tea* (*Beatsonia portulaci-folia* de Roxburg), donne une boisson théiforme estimée des Anglais de la colonie. Le *conyza gommifera*, R. produit une exsudation gommeuse susceptible d'être utilisée en médecine et dans les arts ; il en est de même de celle nommée *toddy*, qui suinte du *conyza robusta* R.

1. Diarrhée. 1. Rhumatisme aigu.

§. XXXVI.

TRAVERSÉE DE SAINTE-HÉLÈNE A L'ÎLE DE L'ASCENSION.

Du 12 janvier 1825 au 18 dudit.

Cette courte traversée n'a rien offert de particulier. L'équipage jouissait d'une parfaite santé, et les vivres frais étaient encore en abondance. Le ciel était serein, la mer belle, et les vents favorables et modérés.

1. Apoplexie sanguine. 1. Cautérisation d'une humeur indolente.

§. XXXVII.

SÉJOUR A L'ÎLE DE L'ASCENSION.

Du 18 janvier 1825 au 28 dudit.

Le rocher volcanique de l'Ascension, nu et brûlé sur son pourtour, n'offrant de végétation que sur la haute montagne centrale, nommée, à cause de cela, Green-Hill, n'ayant qu'un mince filet d'eau, a cependant reçu, dans ces derniers temps, un établissement anglais, tant ce peuple se tourmente et s'agite pour faire flotter son pavillon sur tous les points du globe. Cette île n'a jamais été fréquentée que passagèrement par les navires venant de l'Inde, qui s'y procuraient des tortues qu'on sait y être très communes pendant six mois de l'année, où elles vont pondre sur les sables des rivages : leur réputation est très connue, et fondée à la fois sur leur bonté et sur leur taille.

Le climat de cette île est très salubre, au dire de ceux qui y sont établis, et nulle maladie de nature dangereuse ne s'y était montrée avant la fièvre maligne que le navire de guerre *the Bann* y importa de *Sierra-Leone* en 1823. Cette fâcheuse pyrexie contagieuse moissonna d'abord le capitaine et seize hommes du *Bann*, puis dépeupla rapidement la faible garnison de l'établissement de Sandy-Bay, enleva femmes et enfans; et le cimetière au pied de *Cross-Hill* prouve quels ont été ses ravages, dans le court intervalle du 30 mars au 19 mai 1823.

Parmi quelques cas ordinaires, nous avons eu occasion de voir un soldat, arrivé récemment de *Free-Town*, sur la côte d'Afrique, qui avait trois *vers de Médine* introduits sous les tégumens, d'où on en retirait chaque jour un pouce de longueur environ; les bords de la plaie étaient tuméfiés et ulcérés, et le sujet ressentait des douleurs vives et prolongées.

Le sommet de *Green-Hill*, où les Anglais ont des jardins à 2142 pieds au-dessus du niveau de la mer, est presque constamment enveloppé de nuages épais, qui y entretiennent une profonde humidité, de même que dans les appartemens des maisonnettes qu'on y a bâties et que des officiers de la garnison habitent. Comme le corps est toujours baigné de sueurs, pour y parvenir par des chemins étroits et roides tracés sur les flancs de la montagne, les péripneumonies et les catarrhes y doivent être fréquens.

Dans ce moment, quarante-cinq hommes, sans y comprendre les noirs, les femmes et les enfans, forment la garnison de l'Ascension, sous les ordres d'un colonel des *Royal-Marines*. Ils y sont traités comme un équipage de navire, et nourris en vivres de mer; mais les tortues et une pêche extraordinairement abondante fournissent bien au-delà de leurs besoins.

1. Fièvre catarrhale. 1. Douleurs lombaires. 1. Diarrhée tenace. 1. Plaie tranchante. 2. Plaies de jambes ulcérées.

§. XXXVIII.

TRAVERSÉE DE L'ÎLE DE L'ASCENSION EN FRANCE.

Du 28 janvier 1825 au 24 mars suivant.

Nous partîmes de l'Ascension sans avoir de maladies internes à bord. Le nommé Roux, convalescent d'une hépatite, éprouva toutefois des diarrhées qui récidivèrent pendant trois fois, et notre maître canonnier, Roland, eut un iléus qui ne fut que passager.

Une brise favorable et constante nous rapprochait de la France, et le désir de revoir la patrie semblait animer chaque homme de l'équipage et le garantir de toute indisposition. Nous ressentîmes vivement le brusque et rapide changement de température en approchant des terres d'Europe ; et malgré cela, les affections catarrhales ne furent point aussi nombreuses que dans nos traversées précédentes hors des tropiques.

Le 8 mars, dans la nuit, nous entrâmes dans le détroit de Gibraltar, dans lequel nous louvoyâmes, toute la journée du lendemain, par le plus beau temps du monde ; mais bientôt des vents frais de la partie de l'est nous firent capéyer près de Minorque, et firent éclore des coryzas et des catarrhes dont nous ne fûmes pas exempts. Le 23 nous attérîmes sous le cap Cicier, et, malgré nos efforts, nous ne pûmes gagner la rade de Toulon, terme tant désiré de notre campagne : les vents étaient par raffales violentes, la mer grosse ; aussi nous laissâmes arriver sur Marseille, dont le port nous reçut dans la matinée du 24. La Commission de santé nous accorda aussitôt la libre pratique.

Là se termine notre voyage, après une navigation de près de cinq cent vingt et un jours sous voiles et trois cent cinquante et un jours passés en relâche.

La corvette *la Coquille*, à son retour, avait cinquante-six hommes d'équipage et neuf passagers de l'île Bourbon ; elle n'a perdu personne dans ce long espace de temps, malgré qu'elle ait séjourné sur les points les plus insalubres du monde.

Chacun de nous, en revoyant le sol de la patrie, a senti son cœur s'entr'ouvrir à la joie, que l'ennui et les fatigues inséparables de ces longues campagnes en avaient banni depuis longtemps.

MÉMOIRE

SUR LES DIVERSES RACES HUMAINES RÉPANDUES SUR LES ÎLES DU GRAND-OCÉAN, ET CONSIDÉRÉES SOUS LES DIVERS RAPPORTS PHYSIOLOGIQUES, NATURELS ET MORAUX. (1)

L'HOMME et les variétés qui en composent les races diverses sont sans doute le sujet le plus vaste et le plus intéressant dont puissent traiter les sciences naturelles, la philosophie et la morale (2). Cette étude a, de tout temps, occupé quelques esprits supérieurs, qui cherchèrent à mettre à la portée de leurs contemporains cette pensée sublime de *Solon*, inscrite sur le temple d'Éphèse : *Nosce te ipsum*; mais, à cet égard, les modernes (3) ont bien surpassé les anciens, réduits à des

(1) Nous avons placé à la suite de nos observations médicales le résumé que nous avons publié sur les races humaines dans la partie zoologique du voyage de *la Coquille*. Nous avons cru, en agissant ainsi, être utile à un grand nombre de médecins physiologistes qui n'auront point occasion de se procurer ce travail, enfoui parmi des Mémoires d'histoire naturelle descriptive. Les personnes qui désireraient plus de développemens sur un sujet jusqu'à ce jour assez négligé, les trouveront avec d'amples commentaires dans les tomes II et III de notre *Supplément aux Œuvres de Buffon*, Paris 1828 et 1829, Baudouin frères.

(2) *La science la plus intéressante et la plus importante pour l'homme est celle de l'homme même*. Marsden, Hist. of Sumatra.

(3) Pour l'homme, considéré en général comme premier être zoologique, consulter LINNÉ (*Systema naturæ*, ed. 13, cur. *Gmelin*); BLUMENBACH (*De generis humani varietate nativâ*, Gœttingue, 1795, 3e édit. in-8°); BUFFON (*Histoire de l'homme*); G. CUVIER (Tab. élém. d'hist. nat., et Règne Animal); LACÉPÈDE (Dict. des Sc. nat.); VIREY (Dict. des Sciences médicales.

relations extérieures bornées, et chez lesquels le peu de progrès des sciences naturelles ne permettait d'envisager une telle question qu'obscurcie par de vains sophismes. Nous nous abstiendrons ici de toute excursion extérieure, et nous ne chercherons qu'à ajouter quelques faits susceptibles d'éclaircir l'histoire des peuples que nous avons visités ; car, chaque jour, la physionomie originelle de ces tribus disparaît par des relations journalières avec d'autres nations. Le croisement des races, de nouveaux usages, de nouvelles habitudes, ne peuvent manquer d'apporter, dans un laps de temps peu considérable, des changemens qui déjà effacent chaque jour ce qui subsistait de leurs anciennes traditions. Au premier coup d'œil, on pourrait croire qu'il n'est point difficile de tracer le tableau physique et moral de ces peuplades, puisque les voyageurs ont recueilli, sur la plupart, de nombreux documens publiés dans toutes les langues. Depuis Bougainville, Byron, Wallis, Carteret et Cook, en effet, peu d'années se sont écoulées sans que des expéditions aient visité ces insulaires : des établissemens permanens d'Européens ont été fondés au milieu d'eux, et cependant nous ne possédons encore que des esquisses fort imparfaites sur cette matière. Une telle question mérite bien aujourd'hui d'être éclaircie ; et peut-être le gouvernement qui ordonnerait une expédition dans ce seul but servirait-il plus efficacement les sciences qu'on ne le pense communément (1). N'est-il pas étonnant, d'ailleurs, que la question (2) sur les Océaniens,

et Histoire naturelle du genre humain, 3 vol. in-8°, 1824, 2e édit.) ; DESMOULINS (Journ. de Physiol., 1825) ; le colonel BORY DE SAINT-VINCENT (Dict. class. d'hist. nat., t. VIII) et M. EDWARDS. Parmi les travaux remarquables sur l'angle facial et les diverses modifications qu'éprouve, suivant les races, la capacité du crâne, voy. Wolterus Henricus CRULL, *Dissertatio anthropologico-medica inauguralis de cranio, ejusque ad faciem ratione, etc.* Thèse in-8°, 14 juin 1810, Groningæ.

(1) On sait que la pensée dominante de Péron, de cette âme de feu, sitôt enlevée aux sciences, était d'écrire une histoire de l'homme, pour laquelle il avait déjà rassemblé des notes, qui ont été égarées après sa mort.

(2) Elle est ainsi conçue : « Rechercher l'origine des divers peuples répandus dans l'Océanie ou les îles du Grand-Océan situées au sud-est du continent d'Asie, en examinant les différences et les ressemblances qui existent entre eux et avec les autres peuples sous le rapport de la configuration

mise au concours par la Société de géographie, soit restée, plusieurs années de suite, sans réponse, et qu'on n'ait point encore cherché à la résoudre? Mais voilà, à notre avis, où gît la difficulté. Comment faire concorder les observations de tous les genres, consignées dans des relations écrites par leurs auteurs avec un mérite très variable, des principes différens, et souvent sous l'influence des sensations opposées? Le savant qui voudra coordonner dans son cabinet ce qu'ont dit les voyageurs sur les races des insulaires de l'Océan-Pacifique, sur leurs migrations; qui essaiera de suivre la filiation de leurs idées, de leurs arts, ou les types de leur organisation, ne doit-il pas reculer devant la divergence des opinions et rester indécis au milieu des erreurs ou des incertitudes dont rien ne peut le dégager? Aussi cet écueil est tel, que la plupart des écrits relatifs à l'homme, et il en est où se montre la plus vaste érudition, sont pleins de rapprochemens erronés qu'il était impossible d'éviter. Malgré les connaissances dont nous sommes redevables à Forster, à de Chamisso, à sir Raffles et au docteur Leyden; malgré des descriptions complètes et détaillées de plusieurs îles, où séjournèrent long-temps des Européens, tant de chaînons manquent et interrompent la série des faits qui doivent lier, par une continuité de rapports, les peuplades les unes aux autres, que nous ne pouvons généraliser encore que les traits les plus saillans de leur histoire. Ce n'est donc, dans l'état actuel des choses, qu'une esquisse très imparfaite qu'il nous est possible de présenter : le seul mérite qu'elle pourra avoir sera d'être basée, en grande partie, sur des observations faites pendant notre campagne, ou parfois étayées du témoignage de quelques voyageurs dont le talent d'observation est généralement reconnu.

Les sources où l'on peut puiser pour étudier l'organisation

---

et de la constitution physique, des mœurs, des usages, des institutions civiles et religieuses, des traditions et des monumens; en comparant les élémens des langues, relativement à l'analogie des mots et aux formes grammaticales, et en prenant en considération les moyens de communication, d'après les positions géographiques, les vents régnans, les courans, et l'état de la navigation. »

et les mœurs des peuples de l'Océanie, de la Polynésie et de l'Australie, ne sont point nombreuses. Forster (1), le premier, traça d'une main habile le vaste cadre des productions des terres du Grand-Océan, et des insulaires qui y vivent. Combien l'on doit regretter que le cours de l'expédition ne l'ait pas mis à même de voir un plus grand nombre de points, et de suivre le fil des idées qu'il avait émises avec tant de succès sur les lieux qu'il visita! Forster ne distingue que deux variétés dans l'espèce humaine de l'Océan-Pacifique : l'une blanche, et l'autre noire; mais il établit à chaque ligne cette pensée fondamentale, que l'homme ne constitue qu'une *espèce unique* dont les variétés se sont propagées à la longue, ou se sont transmises intactes, ou ont été modifiées par l'influence des croisemens ou par une foule de causes locales. On ne devrait, en effet, adopter les distinctions de races ou d'espèces que comme des moyens artificiels destinés à préciser nos idées dans l'étude de l'homme, et à la rendre plus facile. M. de Chamisso (2), plus récemment, écrivit sur le même sujet, et, s'entourant de toutes les ressources d'une érudition riche et féconde, il emprunta aux langues parlées par les divers peuples ses principales lumières pour remonter à leur origine (3). Enfin, si la race malaise, circonscrite dans des bornes plus étroites, a été mieux connue, on le doit aux travaux de sir *Raffles* (4), de *Marsden* (5), de *Crawfurd* et de *Leyden* (6), qui séjournèrent au

---

(1) Cook, deuxième voyage, t. V et VI, édit. in-8°, Paris 1778, ou t. V, in-4°, sous le titre d'*Observations faites pendant le Second Voyage de Cook dans l'hémisphère austral et autour du monde*, etc.

(2) *A Voyage of discovery into the South-sea, and Beering's straits*, etc. By *Otto von* KOTZEBUE, tom. II, pag. 353.

(3) M. BALBI, dans un ouvrage important, intitulé *Atlas Ethnographique du globe*, Paris 1827, vient de classer les langues de tous les peuples de la terre, qu'il réunit ainsi par l'analogie des idiomes et des racines, des coutumes et des usages.

(4) *History of Java*, 2 vol. in-4°.

(5) *Voyage à l'île de Sumatra*, trad. par *Parraud*, 2 vol. in-8°, Paris 1794.

(6) *Notice sur Bornéo* (Transact. bataves, t. VII), et dans divers *Mémoires sur les peuples de l'Inde*, insérés dans les recueils de la Société asiatique de Calcutta.

milieu d'elle, et qui en firent l'objet de recherches appro-
fondies. Le long séjour de M. Mariner (1) aux îles de Tonga,
a, d'un autre côté, fait connaître ces naturels de manière à
ne rien laisser à désirer; et les documens que nous fournit une
habitation plus ou moins longue au milieu des Océaniens s'ac-
croissent journellement des travaux de quelques missionnaires
anglais plus instruits que leurs collègues; et, sous ce rapport,
la grammaire zélandaise de M. Kendall (2) rend les plus grands
services au philologue, en même temps qu'elle éclaircit plusieurs des habitudes et des usages de ce peuple singulier.

Sans donner une grande importance au tableau suivant,
nous grouperons les divers Océaniens à l'aide de distinctions
spécifiques dont les noms, communément adoptés, n'ont d'ailleurs à nos yeux aucune valeur absolue qui puisse répugner à
l'intelligence.

1re race, HINDOUE-CAUCASIQUE ...	1er rameau.. MALAIS.	Hab. les archipels nombreux des Indes orientales ou de la Malaisie.
	2e rameau.. OCÉANIEN.	Hab. les îles innombrables et éparses comme au hasard au milieu de l'immense surface du Grand-Océan.
2e race, MONGO-LIQUE.........	3e rameau.. MONGOL-PÉLAGIEN ou CA-ROLIN.	Hab. la longue suite des archipels des Carolines, depuis les Philippines jusqu'aux îles Mulgraves.
3e race, NOIRE....	4e rameau.. CAFRO-MADÉCASSE.	1re var., *papoue.* Hab. le littoral de la Nouvelle-Guinée et des îles des Papous. 2e var., *tasmanienne.* Habite la terre de Diémen.
	5e rameau... ALFOU-ROUS.	1re var., *endamène.* Hab. l'intérieur des grandes îles de la Polynésie et de la Nouvelle-Guinée. 2e var., *australienne.* Hab. le continent entier de la Nouvelle-Hollande.

(1) *Histoire des naturels des îles Tonga ou des Amis*, rédigée par *John Martin*, traduct. franç., 2 vol. in-8°, Paris 1817.

(2) *A Grammar and Vocabulary of the language of New Zealand*, published by the Church-Missionary Society, in-12, London 1820.

1. DES MALAIS.

La conformation physique et l'habitude générale de ces peuples a porté quelques auteurs à les distinguer, parmi les variétés de l'espèce humaine, sous le nom de *race malaise*. Ils nous paraissent être un simple rameau détaché de la grande famille *Hindoue* caucasique, mélangé au sang mongol, et fixé sur les îles Malaisiennes depuis leur éloignement du continent d'Asie; car l'opinion des orientalistes les plus éclairés leur donne pour patrie primitive la Tartarie ou le royaume d'Ava. Disséminés en un grand nombre de petits États, les Malais (1) qui peuplèrent les grandes îles conservèrent sur les unes les traditions de leurs ancêtres, ailleurs les modifièrent ou les dénaturèrent, se créèrent de nouvelles idées, et pratiquèrent des coutumes différentes. Tous, cependant, quelle que soit la dispersion de leurs tribus, conservent une forme typique caractérisée, et dans l'ensemble de leur organisation et dans leurs mœurs. Mais ces peuples, qu'on a dit si faussement être répandus sur toutes les îles du Grand-Océan, ne dépassèrent jamais les îles Tidoriennes, les plus orientales des Moluques; et quelques traces de leur fusion dans le Grand-Océan se font remarquer seulement à la Nouvelle-Guinée, où le commerce les a attirés dans ces derniers temps, et aux Philippines, où ils ont fondé une petite colonie à Marigondon, sur les bords de la grande baie de Manille (Chamisso). Le rameau malais est bien loin d'être à nos yeux, comme le veut l'opinion reçue, la souche des Taïtiens, des Sandwichiens, des Mendocins et des Nouveaux-Zélandais; et on ne reconnaît, dans ces peuples, ni la même conformation physique, nulle analogie dans la langue, nulle ressemblance dans la tradition, les arts et les usages. Le seul point de rapprochement serait une sorte d'identité de croyance religieuse; mais, chez ces rameaux distincts, et d'une même origine, ce fait n'a rien de remarquable : il indique que tous les deux ont conservé les traditions indiennes.

---

(1) Consultez l'excellent tableau intitulé *Mœurs et usages des habitans de Timor*, par Péron et de Freycinet, t. IV, p. 1, du *Voyage de découvertes aux Terres Australes*, seconde édition.

Les Malais, dont l'existence politique est moderne dans l'histoire de l'Asie, et dont les légendes de Malacca et quelques écrits anciens nous mettent à même de suivre les traces obscures et quelques unes des migrations, ne sont bien connus que depuis le douzième siècle, où quelques unes de leurs tribus émigrèrent de *Ménang-Kabou*, la capitale des États malais, à Sumatra, étendirent leurs conquêtes, fondèrent *Singhapoura*, leur premier établissement sur la Terre-Ferme, et placèrent le siége de leur principale autorité à *Johor*, sur la presqu'île de *Malacca*. Ces peuples, avides de gain et de guerre, s'adonnèrent particulièrement au commerce ; et, par leurs communications avec les Maures de la mer Rouge, ils reçurent avec lenteur et successivement quelques coutumes arabes, et surtout l'islamisme (1). Chez eux, la navigation se perfectionna, les richesses s'accumulèrent, et des envahissemens successifs vinrent chasser les habitans de la plupart des îles orientales, car telle est la manière dont les Malais s'emparèrent du littoral de la plupart de ces terres, en reléguant dans l'intérieur les anciens propriétaires, ou en les exterminant. Cet état de choses est démontré d'une manière évidente par ce qu'on sait de l'élévation de plusieurs États malais de Bornéo, de Célèbes et de Timor ; et les historiens des îles de l'*Est* sont remplis de documens qui prouvent la continuelle fusion des Malais sur les îles de la Polynésie. Mais, sur toutes celles dont les Européens n'ont pas fait la conquête, les montagnes de l'intérieur sont peuplées par des tribus, tantôt noires, tantôt jaunâtres, qui, confondues sous les noms d'*Alfours*, *Alforèzes*, *Alfourous*, ont été l'objet des opinions les plus contradictoires et les plus absurdes. C'est ainsi que, dans les Moluques, les Hollandais qui y sont établis n'en ont point une idée distincte, et qu'ils en font la peinture la plus hideuse, en nommant sans distinction *Papouas* les habitans de l'est, *Battas* ceux de l'ouest, et *Idaans* ceux de Bornéo, quoiqu'ils appartiennent, d'ailleurs,

(1) MARCO-PAULO (édit. in-4°, p. 192) dit de Ferlec et du petit Java : « Sous *Magat*, cette île fut habitée par des marchands sarrasins, qui jouissent des prérogatives de citoyens, et qui les ont convertis à la foi musulmane. Ils vivent seulement dans la ville. »

évidemment à des races différentes. Or, ces peuples, ainsi refoulés, sans cesse expulsés par des hommes qui tenaient de l'Inde la coutume de faire des esclaves et de les vendre, sont restés stationnaires dans leurs idées. Ils ont fui les nouveaux venus, qui, les chassant de leur territoire, les opprimaient; et, séparés d'eux par des remparts naturels et puissans, leur existence est restée inconnue des Européens : ou ce qu'on en sait est si imparfait, tant de fables obscurcissent les rapports qu'on a obtenus de quelques Malais qui trafiquent avec eux, qu'on ne peut faire aucun rapprochement positif, soit d'après leurs habitudes ou leurs mœurs, soit d'après leur organisation.

Le rameau malais, depuis long-temps mélangé au sang arabe, a toujours conservé un type caractéristique, quoiqu'il présente quelques variétés assez distinctes. Une des plus remarquables est sans contredit celle des *Javans*. Assemblés naguère en corps de nation, les habitans de Java formèrent des États populeux, et conservèrent, pendant long-temps, les traditions de l'Inde; ce qui nous est prouvé par les ruines d'un grand nombre de monumens imposans, qui subsistent encore sur cette grande et belle île; par le faste des cours des sultans et des *sousounangs*; par les objets de leur culte et leurs divers emblêmes. Toutes les îles environnantes, d'ailleurs, avant l'arrivée des Portugais dans l'Inde, qui date de 1497, malgré les habitudes locales, avaient les mêmes formes de gouvernement, suivaient les mêmes coutumes, se servaient des mêmes titres; tels étaient surtout les États de Célèbes, de Tidor, de Ternate, de Soulou, de Bornéo (1), de Sumatra, etc. Java seule paraissait en entier soumise à la même race humaine : aussi doit-on, à bien dire, la considérer comme colonisée par l'Inde bien avant les autres terres. Mais il n'en est pas de

_____

(1) Les Malais de *Benjar-Massin*, royaume de Bornéo, suivant sir Raffles, possédaient des attributs indiens, tels que les figures d'*Ishwara*, des empreintes de la vache et de l'éléphant, qui attestent leur ligne primordiale. Ils font descendre leurs ancêtres de *Johor* même, sur la presqu'île de *Malacca*, suivant le docte Leyden (*Trans. bat.*, t. VII), qui ajoute que le *javanais* pur a les plus grands rapports avec le sanskrit.

même des îles que nous venons de nommer ; et voilà ce qui explique comment le rameau malais se trouve réduit à n'y occuper que le littoral, tandis que l'intérieur est peuplé par les plus anciens propriétaires, avec lesquels ils ne se sont presque jamais mêlés. Cette explication de la manière dont les Malais se sont emparés du sol qui leur paraissait avantageux est tellement satisfaisante, qu'on ne voit jamais, en effet, qu'ils aient assis leurs *campongs*, ou villes, ailleurs que sur les bords des grandes baies, ou sur les rives des fleuves navigables. C'est principalement à Céram, à Bourou, qu'on peut observer l'isolement dans lequel vivent réciproquement les Malais et les naturels de l'intérieur, ou les *Alfourous*. Ceux-ci conservent intacte et pure la langue et les usages qui leur furent transmis par leurs pères. Leur existence se borne au cercle étroit d'un petit nombre d'idées qui leur suffisent ; et leurs mœurs se ressentent naturellement de cet isolement, et conservent cette férocité de l'homme grossier primitif.

Dans les îles soumises aux Européens, on conçoit que les Malais ont subi des modifications, et qu'ils ont pris, par leurs rapports continuels avec divers peuples, et surtout avec les émigrations chinoises, des habitudes qui ne leur étaient point naturelles. Elles sont en petit nombre toutefois ; mais le type malais dans toute sa pureté se retrouve dans les îles où il a conservé son indépendance, telles que Guebé, Oby, Gilolo ou Halamahira, Flores, Lombok, Bali, etc. Cependant, quoique le Javanais soit la branche la plus distincte du Malais, on ne peut se dispenser de reconnaître quelques nuances entre l'*Amboinais* naturel, le Timorien, le Macassar et le Budgis ; mais toujours est-il vrai de dire que ces caractères sont peu saillans, et ne dérangent aucun trait de l'ensemble typique.

Les Malais, dans tous leurs gouvernemens, ont consacré la forme despotique des Indiens. La personne de leurs sultans ou de leurs *Radjahs* est sacrée ; et la vénération la plus profonde, ou une humilité servile, leur prodigue des hommages qui tiennent aux coutumes d'Orient. La perfidie la plus noire, la duplicité, une soif ardente de vengeance, qui naît avec d'autant plus de violence sous des lois oppressives, qu'elle est plus concentrée., caractérisent ces peuples : la mauvaise foi malaise est aussi célèbre que le fut jadis celle des Carthaginois, et nos relations sont remplies d'actes d'assassinats et de trahisons des Malais, qui ont toujours exercé la piraterie avec un goût décidé. Fanatisés par la religion mahométane, dont ils reçurent les dogmes, tout en conservant un très grand nombre de cérémonies hindoues, ces peuples ont surtout adopté la polygamie, et les préceptes les plus vulgaires du Coran, sans être cependant très rigoristes sur leur exacte observance. En suivant les diverses familles éparses de ce rameau, les usages ne présentent, en effet, que très peu de différences : et si nous examinons leur manière de s'habiller, nous verrons partout les chefs richement vêtus à l'orientale, tandis que les gens du peuple ne voilent une complète nudité que par quelque légère portion d'étoffe. Le turban, le *sarong*, ou une large pagne, composent en grande partie tout l'habillement d'un *orang caya*, ou d'un homme de la classe fortunée.

Les Malais sont adonnés à la sensualité, et leur jalousie est extrême. Ils ont le cœur avili et corrompu; et les débauches auxquelles ils se livrent sont inouïes, au dire de tous ceux qui ont été à même d'en dévoiler les turpitudes; et, sous ce rapport, les Chinois et les Japonais sont leurs seuls rivaux. C'est chez eux que les analeptiques de toutes les sortes jouissent d'une vogue générale, et que se consomment surtout l'opium, les trépangs et les nids d'oiseaux. Un usage qui paraît leur être propre est celui de mâcher le bétel. Ce sialogue bien connu, et qu'il serait inutile de décrire, leur procure des sensations agréables; et ce mélange est un besoin très vif pour les deux sexes, qui l'ont constamment à la bouche. On retrouve cependant l'habitude de se servir de cet excitant des membranes buccales chez les peuples de race noire de la Nouvelle-Guinée et de la Nouvelle-Irlande; mais nul doute qu'elle ne provienne de communications entre les peuplades les plus voisines et de proche en proche. En remontant à la source de cette coutume, on la voit naître dans l'Inde et se propager en Cochinchine. Le Camoëns, dans une note de *la Lusiade*, a décrit le cérémonial suivi à la cour du Samorin de Calicut, lorsqu'il présenta du bétel à Gama; cérémonial qui s'observe encore présentement

dans toutes les réceptions d'apparat des sultans et des radjahs.
Le bétel était autrefois, comme de nos jours, l'interprète des
sentimens d'amour; et c'est par l'offre du *siri* qu'une femme
malaise décèle ses secrètes pensées à celui qui en est l'objet.
L'usage du bétel, au reste, n'a pu naître que sous l'équateur et
sur les îles d'Asie, là où croissent en abondance et le pinang
(*areca*) et le poivre, qui, unis à la chaux et souvent au cachou,
en fournissent les principaux ingrédiens.

En dernière analyse, il est bien reconnu aujourd'hui par tous
ceux qui ont le plus étudié l'histoire des Malais que le rameau
qu'ils forment tire son origine de la race répandue dans l'Inde,
et qu'il est limité entre les 92ᵉ et 132ᵉ méridiens; que le point
le plus éloigné où ils se soient avancés à l'ouest sont les côtes
de Madagascar, où ils se mélangèrent aux Maures, qui y abor-
daient par le nord, en refoulant au sud les nègres *vinzimbers*,
maintenant disséminés, et probablement les premiers habitans
de cette île immense; qu'ainsi, ils formèrent les populations ri-
veraines de toutes les îles des archipels de la Polynésie, telles
que celles de la Sonde et des Moluques; qu'ils se propagèrent
sur une ou plusieurs des Philippines; et qu'enfin quelques essaims aventurés s'avancèrent jusque sur les îles des Papous et
au nord de la Nouvelle-Guinée, où ils fondèrent quelques villages, et s'y arrogèrent l'autorité. On trouve, en effet, des
Malais à Waigiou, aux îles d'Arou et dans le détroit de Dampier; mais ils ne dépassèrent point le 132ᵉ méridien, ou, s'ils le
firent, ce ne fut qu'accidentellement et sans projets.

La conformation physique du rameau malais est aussi caractérisée que l'ensemble de leurs coutumes, de leurs mœurs et de
leurs institutions. En général, les hommes de cette race sont
remarquables par la médiocrité de leur taille et par la couleur
jaune cuivrée, mélangée d'une partie d'orangé, de leur peau (1).
Les femmes surtout ont des proportions peu développées; et
dans plusieurs de nos relâches, soit à Amboine, Bourou, Java,
Madura, et autres lieux, nous ne vîmes que peu d'exceptions à ce

(1) M. Bory de Saint-Vincent dit que les membranes muqueuses des Malais ont une couleur fortement violette. Ce fait intéressant, que nous avons
négligé de vérifier, mérite bien de fixer l'attention des voyageurs futurs.

fait. La taille commune des hommes est, au plus, de cinq pieds quatre ou cinq pouces; mais il n'est pas rare d'en rencontrer qui aient davantage, et dont les proportions soient robustes. Les Malais sont, en général, bien faits, et leur système musculaire est dessiné avec vigueur. Les femmes ont des formes arrondies et courtes, des mamelles volumineuses, une chevelure rude et très noire, une bouche très ouverte, des dents qui seraient très belles si elles n'étaient pas noircies et corrodées par le bétel. Le caractère des deux sexes est inflammable, irascible, porté à la vengeance et à l'artifice, bas et rampant sous le joug du plus fort, barbare et sans pitié pour leurs ennemis ou leurs esclaves.

Nous ne nous occuperons pas de la langue malaise, et des divers rapprochemens qu'il serait possible d'y trouver. L'ouvrage de M. Marsden ne laisse rien à désirer, et prouve que, malgré ses divers idiomes, elle est parlée partout avec de très légères modifications locales. Douce, harmonieuse, et simple dans ses règles, la langue malaise est pleine de tournures orientales, et emploie souvent le style figuré. En recevant la religion des Arabes et leurs sciences, les Malais adoptèrent les caractères de leur alphabet et l'usage d'écrire de droite à gauche; tandis que les habitans de Sumatra, les Javanais, et plusieurs autres peuples indiens, écrivent, comme les européens, de gauche à droite.

2. DES OCÉANIENS. (1)

La variété de l'espèce humaine que nous nommons *océanienne* est remarquable par sa beauté, relativement aux autres rameaux dont nous aurons à parler ensuite; c'est elle qui peuple la plus grande partie des îles de l'Océanie proprement dite, et que M. Bory de Saint-Vincent a nommée, dans son ingénieux travail sur l'*Homme*, race *océanique*. Son histoire, dans l'état actuel des choses, est satisfaisante à tracer; car le long séjour des Européens sur plusieurs des îles de la mer du Sud, les nombreux voyages entrepris dans le but de les explorer, les vocabu-

(1) Mémoire lu à la Société d'Histoire naturelle de Paris, en novembre 1825.

laires qu'on a dressés des mots usités dans la langue de chacune d'elles, permettent assurément de s'en former une idée plus nette et beaucoup plus précise. Quant à la migration de ces insulaires, de la source originelle, c'est là le point le plus difficile à expliquer; mais les hypothèses doivent se taire devant les faits : et puisque tout nous prouve que le cachet *hindou* est imprimé sur les hommes du rameau *océanien*, il serait absurde de chercher trop minutieusement à expliquer comment ils se sont répandus sur ces terres séparées par de grands espaces de mer, et surtout contre la direction habituelle des vents régnans. Ce qu'on pourrait dire pour ou contre, sans preuves certaines, rentrerait dans le cas de ces nombreuses conceptions, plus ou moins ingénieuses, qu'on peut attaquer et défendre avec des armes à peu près égales.

La race océanienne se trouve occuper des îles séparées les unes des autres par d'immenses distances, au milieu du Grand-Océan ; et son existence est démontrée sur la plus grande partie des îles placées au sud-est de la Polynésie et à l'est de l'Australie. Les hommes de ce rameau, disséminés sur les îles volcaniques ou madréporiques du tropique du Capricorne ou de la zone tempérée australe, ne paraissent avoir envoyé dans l'hémisphère nord et sous le tropique du Cancer qu'une seule colonie, qui a peuplé les îles Sandwich. Les insulaires de cet archipel, en effet, ont conservé avec une religieuse fidélité la physionomie de leurs pères, tandis que des hommes d'une autre race occupent évidemment les Philippines, les Marianes, et la totalité du vaste archipel des Carolines.

Les Océaniens, ainsi isolés, se sont répandus, sans éprouver que de bien légères modifications, sur les îles des Amis, de la Société : plus tard, on les voit s'établir sur les rescifs des îles basses, et la tradition de cette migration récente se conserve encore à Raïatea et à Borabora. Un essaim égaré s'est avancé jusque sur l'île de Pâques (*Paschá*) (1) ; mais déjà ils étaient fixés sur les îles de Mandaña, Washington, Mangia, Rorotunga,

---

(1) *Les traits, les coutumes et la langue du peuple de l'île de Pâques ont la plus grande affinité avec ce qu'on observe dans les autres îles de la mer du Sud.* FORSTER, t. II, p. 202, in-4., 2ᵉ voy. de Cook.

Lady Penrhyn, Sauvage, Tonga, et sur les terres de la Nouvelle-Zélande. La moitié environ de la population des Fidjis et
des îles des Navigateurs appartient à ce rameau, qui s'arrête
au nord, d'après nos propres observations, sur l'île de Rotouma (1). Supposer les Océaniens autochthones sur le sol qu'ils
habitent serait une exagération ridicule que tous les faits physique démentiraient; car leur établissement sur les îles de la
mer du Sud doit être d'une époque bien récente, par rapport
aux âges du monde, et dater, au plus, des temps primitifs de la
civilisation *hindoue*. L'organisation physique, leurs habitudes
et leurs lois, leurs idées religieuses et la poésie qu'ils ont conservées, attestent cette origine; et, quelle que soit la difficulté
d'expliquer la descendance de ces peuples, toujours est-il vrai
qu'on ne peut soutenir une opinion contraire, sans heurter une
analogie fort remarquable. Sur les îles de la Polynésie, que durent traverser les premières migrations indiennes, lorsqu'elles
s'irradièrent du golfe de Siam et du Camboge, devraient rester, toutefois, quelques indices de ce passage. C'est ici, il faut
l'avouer, que cette théorie est en défaut, et que les faits nous
abandonnent complétement. Peut-être, cependant, les Océaniens pourraient-ils être représentés, dans quelques unes de
ces îles, par cette belle race d'un blanc jaunâtre, mentionnée
par des auteurs estimables, et qu'un état permanent d'hostilité
a refoulée dans l'intérieur. Cette question est sans contredit bien
épineuse; et, quoique nous ne cherchions nullement à la résoudre, nous soumettons avec confiance le rapprochement qu'il
est possible de faire de ce passage du savant docteur Leyden,
concernant les *Dayaks*, habitans de l'intérieur de Bornéo : « Les
« *Dayaks* ont un extérieur agréable, et sont mieux faits que les
« Malais : leur physionomie est plus délicate; le nez et le front
« sont plus élevés. Leurs cheveux sont longs, roides et droits.
« Leurs femmes sont jolies et gracieuses. Ils ont le corps couvert
« de dessins tatoués. Leurs maisons sont assez grandes pour que

---

(1) Le capitaine MÉARES (Voy. à la côte N. O., t. II, p. 360.) observe
que, sur les îles *Freewill* de Carteret, les habitans, quoique si voisins de la
Nouvelle-Guinée, *ressemblaient aux Sandwichiens, avaient des pirogues
construites de la même manière, et parlaient absolument le même langage.*

« plusieurs familles puissent les habiter à la fois, jusqu'à cent
« personnes. Dans la construction de leurs pirogues, comme
« pour fabriquer divers ustensiles, les Dayaks déploient une
« grande adresse. Ils reconnaissent la suprématie de l'Ouvrier
« du monde, adorent quelques espèces d'oiseaux, font des sa-
« crifices d'esclaves à la mort d'un chef, conservent les têtes de
« leurs ennemis, etc., etc. » En un mot, ce tableau, peint à grands
traits, est entièrement applicable aux Océaniens.

L'opinion la plus probable est donc celle-ci : Des peuples
indiens et navigateurs, partant du golfe de Siam, s'avancèrent
successivement d'îles en îles. Ils s'emparèrent des unes, et
furent repoussés des autres, qu'occupaient des hommes de
race noire. C'est ainsi qu'on les voit déjà, aux Hébrides et à la
Nouvelle-Calédonie, se mélanger avec eux, et que, même à
la Nouvelle-Zélande, où les navigateurs modernes n'indiquent
que de vrais Océaniens, ceux plus anciens y trouvèrent une
espèce hybride (1). Enfin, on suit ce rameau sur les îles des
Amis, Vasquez, Kermadec, s'étendant naturellement à l'est
par les Fidjis, les îles des Navigateurs, les Roggeween, Pal-
merston, Scilly, Hervey, jusqu'aux îles de la Société ; s'irra-
diant de celles-ci sur les îles basses, jusqu'à l'île de Pâques,
et, poussé par les vents du sud-est, se trouvant transporté
aux Marquises, à Christmas et aux Sandwich (2). Qu'on ne
pense point que de telles navigations ne soient qu'une fiction.
Le hasard et les vents, en chassant au large un grand nombre
de pirogues, en ont jeté quelques unes sur des terres où leurs

(1) « MARION (*Voy. aux Indes*, par Rochon, p. 364) n'a pas été peu
« surpris de trouver à la Nouvelle-Zélande trois espèces d'hommes *tout-à-fait*
« *distinctes*, des blancs, des noirs et des jaunes. On suppose que les noirs
« tirent leur origine de la Nouvelle-Guinée, et que ceux à peau jaune des-
« cendent des Chinois. » Marion a bien pu se tromper : cependant, il est de
fait que nous y vîmes deux ou trois naturels très bruns, à chevelure laineuse
et crépue.

(2) TURNBULL (*Voy. autour du monde*, in-8., 1807, p. 169) dit, en parlant des Sandwichiens : « Il est assez probable, néanmoins, que la plupart
« des îles de la mer du Sud ont été peuplées, à diverses époques, par des
« émigrans chassés de leur pays. Cela expliquerait les rapports de mœurs et
« de langues entre des contrées qui ne paraissent avoir eu aucune commu-
« nication. »

tribus ont ensuite été s'établir; et ces faits nous sont claire-
ment démontrés par les expéditions des Carolins et des Océaniens, qui font annuellement des trajets de cent cinquante à
deux cents lieues dans leurs grandes pirogues de mer. Ces embarcations, d'ailleurs, sont très propres pour des navigations
lointaines; et nous en avons vu qui servaient aux naturels
des îles basses pour leurs campagnes habituelles, et dont les
emménagemens étaient propres à de longues traversées sur
mer sans communiquer. Bligh, d'ailleurs, a bien pu faire
douze cents lieues dans une chaloupe non pontée!

Le rameau océanien est supérieur à ceux qui forment avec
lui la population des îles de la mer du Sud, par la régularité
des traits et par l'ensemble des formes corporelles. Les naturels qui lui appartiennent ont, en général, une haute stature
et des saillies musculaires nettement dessinées, une tête belle
et caractérisée, une physionomie mâle, sur laquelle s'épanouit
ordinairement une feinte douceur, ou qui souvent décèle une
férocité guerrière. Les yeux sont gros, à fleur de tête, protégés par d'épais sourcils. La couleur de la peau est d'un jaune
clair, plus foncé chez les naturels habitués à chercher sur les
coraux leurs moyens de subsistance, et beaucoup plus affaibli
chez les femmes. Les Océaniens ont aussi le nez épaté, les
narines dilatées, la bouche grande, les lèvres grosses, les
dents très blanches et très belles, et les oreilles singulièrement petites. Les femmes, quoique en général trop vantées,
sont, dans l'âge de puberté, remarquables par une certaine
élégance dans les traits, tels que les yeux grands et ouverts,
les dents du plus bel émail, une peau douce et lisse, une longue chevelure noire, qu'elles arrangent diversement, et un
sein régulièrement demi-sphérique; mais, toutefois, mal faites
dans l'ensemble du corps, et ayant, comme les hommes, une
grande bouche, un nez épaté, une taille grosse et ramassée.
La teinte de leur peau est, d'ailleurs, presque blanche. Les
habitans des îles de Mendoce (1) et de Rotouma sont, à ce

(1) Krusenstern, en parlant des insulaires de Mendoce, s'exprime ainsi :
« Les femmes ont la tête belle, plutôt arrondie qu'ovale, de grands yeux
« brillans, le teint fleuri, de très belles dents, les cheveux bouclés naturel-

qu'on rapporte, les Océaniens les mieux faits : viennent ensuite les Taïtiens, les Sandwichiens, les Tonga; et déjà la
dégradation de la beauté chez les femmes est très sensible à
la Nouvelle-Zélande, tandis, au contraire, que les hommes
sont plus robustes et doués de formes plus athlétiques qu'aucun autre peuple de la même race.

Si nous suivons chacun de ces peuples insulaires dans l'ensemble de leurs habitudes journalières, nous y remarquerons
l'analogie la plus grande; et chez la plupart d'entre eux, les
mêmes circonstances se reproduiront avec des nuances, légères toutefois, qu'ont amenées l'isolement et les localités (1).
Ainsi, placés dans la zone intertropicale, les habitans des
îles Marquises et des Sandwich ne se servent que de vêtemens
légers et imparfaits, ou ne portent qu'une pagne étroite ou
maro; mais ils savent, comme les Taïtiens, et de même que
les insulaires de Rotouma et des Tonga, fabriquer avec l'é-
corce de l'aouté (*broussonetia papyrifera*) une étoffe très fine,
réservée le plus ordinairement aux femmes, et des toiles plus
grossières, qu'ils retirent du liber de l'arbre à pain (*artocarpus incisa*) (2). Comme les naturels des îles de la Société,
ils les teignent en rouge très brillant avec des fruits d'un

« lement, et la teinte de leur peau est claire. Les *Noukahiviens*, ajoute-t-il,
« sont de haute taille, bien faits, robustes, doués de belles formes, et ayant
« les traits du visage régulier. » (Voy. autour du monde, de 1803 à 1806,
sur la *Nadiejeda* et la *Neva*, 2 vol. in-8. et atlas.)

(1) Aujourd'hui, cette manière de voir semble être adoptée universellement parmi les étrangers. On lit, dans le n° 51 de la Revue de l'Amérique
septentrionale, avril 1826, cette phrase positive : *In all those particulars,
which are considered as marking the broad features of the human constitution and character, the inhabitants of Oceania exhibit a striking resemblance
of no races or tribes of men, can it be inferred with greater certainty,
that they originated from a common stock.* (Journ. of a tour round *Hawaii*,
the largest of the Sandwich islands; by a deputation from the mission of
those islands, Boston, 1826, in-12.)

(2) L'usage de fabriquer un papier vestimental avec des écorces d'arbre
est indien; et Marco-Paulo, dans son langage naïf, s'exprime ainsi, en parlant des habitans de l'île de *Cipingu*, et de la province de *Caigui*, dans l'archipel des Indes : *Ils sunt jens balances, de beles maineres, et biaus : ils sunt
ydules, e se tiennent por elz; vivent de marcandise e dars, et si voz di quil
sunt dras des scorses d'arbres,* etc. (P. 147.)

figuier sauvage (*ficus tinctoria*, Forst.), ou avec l'écorce du *morinda citrifolia*, et en jaune fugace avec le *curcuma*. C'est avec un maillet quadrilatère et strié sur ses quatre faces que tous ces peuples façonnent leurs étoffes, en frappant sur les écorces ramollies et invisquées avec un gluten. Dans toutes les îles que nous avons mentionnées, on retrouve les mêmes procédés de fabrication, ainsi que l'art de les enduire d'une sorte de caoutchouc pour les rendre imperméables à la pluie. Certes, de tels rapprochemens ne sont point le résultat du hasard, ils doivent dériver des arts que pratiquait naguère la souche de ces peuples, que nous verrons, d'ailleurs, rattachés les uns aux autres par des liens de parenté encore bien plus forts.

Les deux sexes du rameau océanien se drapent avec leurs légers vêtemens de la manière la plus gracieuse, lorsque la température variable leur en impose l'obligation. Souvent les femmes jettent sur leurs épaules une large pièce d'étoffe, dont les plis ondulent sur le corps et retracent le costume antique. Les chefs seuls jouissent de la prérogative de porter le *tipouta*, vêtement qui présente l'analogie la plus remarquable avec le poncho des Araucanos de l'Amérique du sud. Les Nouveaux Zélandais, placés en dehors des tropiques, ont senti le besoin de vêtemens plus appropriés aux rigueurs de leur climat : ils ont trouvé, dans les fibres soyeuses du *phormium*, une substance propre à remplir avantageusement ce but, et leur industrie s'est tournée vers la confection de nattes fines et serrées, qu'ils fabriquent avec des procédés très simples, mais avec une grande habileté. Les manteaux dont ils s'enveloppent sont plus épais et plus chauds que les nattes, qu'ils roulent simplement autour du corps, et qui descendent jusqu'à moitié des jambes; et parfois cet ajustement, chez les chefs, est formé de larges bandes de peau de chien, cousues ensemble, et dont le poil est en dehors.

Tous les peuples de l'Océanie ont un goût à peu près égal pour la parure. Ainsi, les Taïtiens, les Sandwichiens, aiment à se couronner de fleurs (1), et ceux des îles Marquises et

(1) Les fleurs plus particulièrement choisies par ces naturels jouissent de

Washington (1), de même que les naturels de Rotouma et des Fidjis, attachent le plus grand prix aux dents des cachalots; et cette matière, que la superstition rend si précieuse à leurs yeux, est pour eux ce que sont les diamans pour un Européen. Les Zélandais et les habitans de l'île de Pâques remplacent les fleurs par des touffes de plumes, qu'ils placent dans leur chevelure, et passent des bâtonnets peints dans les lobes des oreilles. Les Rotoumaïens, comme les insulaires des archipels de la Société et des Pomotous, quoiqu'un immense espace de mer les sépare, ont conservé la même coutume de se garantir des rayons du soleil avec des visières de feuilles de cocotier (2). Aux Fidjis, on suit cet usage; et là aussi se fabriquent ces nattes fines qui servent de *maros* aux Taïtiens, et qu'on nomme *gnatou* aux îles des Amis. Les Océaniens ont tous le goût des frictions huileuses, dont ils s'oignent le corps et les cheveux : ceux des tropiques emploient l'huile de coco; ceux placés hors de cette limite se servent d'huile de phoque ou de poisson. Une remarque assez intéressante est relative à cette habitude des femmes de Sandwich et de Rotouma de se poudrer les cheveux avec de la chaux de corail; et on ne trouve l'usage de se barioler le corps de poudre jaune de curcuma, ou de se couvrir la tête ou la figure de poussière d'ocre, qu'aux Fidjis, à Rotouma et à la Nouvelle-Zélande. Dans cette dernière île, nous avons vu pratiquer un embellissement dont on ne retrouve des traces que chez des peuplades éparses au nord de l'Asie et de l'Amérique, et qui consiste à s'appliquer sur le visage de larges mouches noires ou bleu de ciel. Comme l'usage de ces fards semble être un apanage exclusif

---

l'éclat le plus vif, ou laissent exhaler les plus suaves odeurs : ce sont surtout les corolles de l'*hibiscus rosa sinensis*, ou celles du *gardenia florida*, qu'ils choisissent pour tresser des guirlandes, ou pour placer dans les lobes des oreilles et en recevoir plus aisément l'arome.

(1) Le groupe des îles Washington fut découvert à la fois par le capitaine francais Marchand, sur le *Solide*, et, en mai 1791, par le capitaine américain Ingraham, commandant le navire *the Hope*, de Boston.

(2) Cette coiffure, nommée *ischao* à Rotouma, *niao* à Taïti, est façonnée à l'instant même où un naturel veut s'en servir. Elle a quelque chose de gracieux sur la tête des jeunes gens.

du rameau nègre, il est intéressant d'en indiquer l'habitude chez quelques peuples océaniens.

La coutume de porter la chevelure flottante, ou coupée ras, est peu caractéristique, et a subi des modifications locales sans nombre. Les Taïtiens (1) ont leur chevelure rasée; les Mendocins ne conservent que deux grosses touffes, nouées sur les côtés du crâne; les Zélandais, les Rotoumaïens, ainsi que la plus grande partie des Océaniens, portent cette parure naturelle, tombant en boucles ondoyantes sur le cou.

Un genre d'ornement généralement pratiqué par tous les insulaires de la mer du Sud, quel que soit leur rameau, ou océanien ou mongol, est le tatouage. Ces dessins, que l'art grave sur la peau d'une manière indélébile, et qui la revêtent et voilent en quelque sorte sa nudité, paraissent étrangers à la race nègre, qui ne les pratique que rarement, toujours d'une manière imparfaite et grossière, et qui les remplace par les tubercules douloureux et de forme conique que des incisions y font élever. Cette opération, dont le nom varie toutefois chez les divers insulaires des grands archipels (2), ne peut ici nous occuper sous le rapport du sens qu'on y attache, soit pour la désignation des classes ou des rangs, soit comme ornement de fantaisie ou hiéroglyphique. Cependant, le soin et la fidélité que les divers insulaires apportent à reproduire ces dessins, doivent nous porter à penser que des motifs qui nous sont inconnus, ou des idées dont la tradition s'est effacée, y attachaient un sens. L'analogie du tatouage, d'ailleurs, mérite que nous l'examinions chez plusieurs des peuplades que sépare aujourd'hui l'espace des mers.

Les insulaires des *Pomotous* se couvrent le corps de figures tatouées; et déjà leurs voisins, les Taïtiens, en ont beaucoup

(1) Le nom de Taïtien, pour nous, est collectif, et comprend les insulaires de Taha, Raïatea, Borabora, Eymeo, Maupiti, etc., etc.

(2) *Tatou*, Taïti; *Moko*, Nouvelle-Zélande; *Scache*, Rotouma. Krusenstern dit des insulaires de Noukahiva : « Les principaux chefs sont tatoués de « la tête aux pieds, et surtout les grands-prêtres. Ils se tatouent le visage et « les yeux. » Suivant King : « Cette coutume se retrouve aux Sandwich. Les « femmes ne sont tatouées qu'aux pieds, aux mains, aux lèvres et aux lobes « des oreilles. »

moins, et surtout n'en placent jamais sur le visage, et se bornent, avec ceux de Tonga, à y dessiner quelques traits légers, tels que des cercles ou des étoiles; mais plusieurs des naturels des Sandwich (1) et la masse des peuples zélandais et mendocins (2) ont le visage entièrement recouvert de traits, toujours disposés d'après des principes reçus et significatifs. On conçoit que leur aspect doit en acquérir un caractère de férocité remarquable, et que cet usage, né du désir d'inspirer une plus grande terreur à l'ennemi, ou de blasonner des titres de gloire, s'est conservé, par suite, comme le témoignage de la patience du guerrier à endurer la douleur qui accompagne toujours une pratique qui blesse les organes les plus sensibles de la périphérie du corps.

Les femmes, à la Nouvelle-Zélande, comme aux îles Marquises, se font piquer de dessins à l'angle interne des sourcils et aux commissures des lèvres, et souvent sur le menton. En général, le tatouage des Océaniens se compose de cercles ou demi-cercles, opposés ou bordés de dentelures, qui se rapportent au *cercle sans fin* du monde de la mythologie indienne. Cependant, celui des naturels de Rotouma diffère assez essentiellement, puisque le haut du corps est recouvert de dessins délicats, de traits légers de poissons, ou autres objets, tandis que celui qui revêt l'abdomen, le dos et les cuisses, est disposé par masses confuses et épaisses.

Nous retrouvons dans le paraé, ornement singulier et emblématique des Taïtiens, destiné anciennement aux cérémonies funèbres, la représentation de ce que portent au cou, comme un hausse-col, les prêtres des îles Marquises.

Si nous suivons les insulaires de la mer du Sud dans leur vie domestique, nous verrons pratiquer les mêmes coutumes chez tous ceux qui vivent entre les tropiques. Tous préparent et font cuire leurs alimens dans des fours souterrains, à l'aide

(1) KING (3e voyage de Cook).
(2) KRUSENSTERN (t. I, p. 164) observa à *Noukahiva* que les femmes n'avaient de tatouage que sur les pieds et les mains, *comme les gants courts que nos dames portaient autrefois*, dit-il. A Taïti, les femmes des classes supérieures suivent encore le même usage.

de pierres chaudes (1); ils se servent de feuilles de végétaux pour leurs besoins divers; ils convertissent le fruit à pain, la chair du coco, le taro, en bouillies : tous boivent le kava ou l'ava, suc d'un poivrier qui les enivre et les délecte. Avant l'arrivée des Européens dans leurs îles, ces peuples éloignaient de leurs repas les femmes, qu'ils regardaient comme des êtres impurs, susceptibles de souiller leurs alimens. Chacun connaît, par les voyageurs, l'état de gêne, le tabou, que les Océaniens s'étaient imposé : et cette prohibition que M. de Chamisso a découverte dans les lois de Moïse ne doit-elle pas provenir de la même source?... Des productions différentes, un climat soumis à des rigueurs inconnues dans les îles précédentes, ont imposé aux Nouveaux-Zélandais un nouvel ordre de besoins à satisfaire et d'industrie à employer. Ainsi, on retrouve encore la cuisson, opérée le plus souvent avec des pierres chaudes. Seulement, ils ont appris à faire des provisions d'hiver pour la saison rigoureuse, féconde en tempêtes; et ils ont panifié la racine de fougère et desséché le poisson à la fumée.

Dans la construction de leurs demeures, les Océaniens ont, en général, apporté les modifications nécessitées par les régions dans lesquelles ils vivent. Vastes, spacieuses, logeant plusieurs familles, sans parois closes, telles sont les maisons des insulaires des îles de la Société, de Tonga, de Mangia, des Marquises, de Rotouma : toutes sont sur un modèle à peu près identique. Mais, obligés de vivre sur des îles dont les hivers sont intenses et prolongés, que battent des vents tempétueux, les Nouveaux-Zélandais, sans cesse en guerre de tribu à tribu, se sont retirés sur des pitons, sur des crêtes aiguës, inabordables; ont palissadé leurs *hippahs*, et ont construit rez de terre leurs cabanes étroites, dans lesquelles ils n'entrent

---

(1) Toutes les îles hautes, peuplées seulement par le rameau océanien, possédaient, à l'exception de la Nouvelle-Zélande, s'il faut en croire Cook, le cochon de race dite de Siam. Cette circonstance en elle-même est assez caractéristique; et c'est bien gratuitement que quelques personnes pensent que cet animal a pu y être porté par les anciens navigateurs espagnols, qui connaissaient ces îles bien avant l'époque historique de leur découverte.

qu'en rampant, et où deux ou trois personnes au plus peuvent se retirer. Ces demeures n'ont guère plus d'un mètre audessus du sol; et les coups de vent qui règnent fréquemment dans ces parages respectent ces singuliers ajoupas, plutôt faits pour servir de retraite à des animaux que pour être l'habitation de l'homme. Chez tous ces peuples, soit de race hindoue océanienne, ou mongole, nous voyons des maisons communales destinées aux assemblées publiques ou aux réceptions d'apparat. Partout on remarque l'usage de traiter les affaires avec recueillement et dans la position assise, et les personnes les plus élevées en dignité se couchant seules sur des naltes. Dans la plupart de ces îles, les réceptions amicales sont pratiquées à la suite d'un long discours, et en présentant une feuille de bananier ou un rameau.

Disséminés sur des îles qui fournissent une nourriture abondante et facile, les Océaniens de la zone équatoriale se livrent peu à la pêche, tandis que les Zélandais lui empruntent leurs ressources pendant l'hiver : aussi ces derniers y sont-ils habiles, et ils ont su faire, avec le phormium, d'immenses filets, absolument semblables à ceux qu'on fabrique en Europe sous le nom de *sennes*. A Taïti, aux Sandwich, et ailleurs, les cordes sont faites de faou, de fara (*pandanus*), ou de pouraou (*hibiscus tiliaceus*); et nous retrouvons aux îles de la Société ce que le général Krusenstern avait remarqué à Noukahiva, l'usage de prendre le poisson en jetant sur la mer la semence soporifère du taonou (*calophyllum inophyllum*).

Les pirogues ont été, jusqu'à ces derniers temps, l'objet sur lequel les insulaires déployaient toutes les ressources de leur industrie. Chez cette race, la forme universellement adoptée est caractéristique. Les pirogues simples, creusées dans un tronc d'arbre, peuvent se reproduire ailleurs; mais il n'en est pas de même des pirogues doubles ou accolées deux à deux, qu'on ne rencontre nulle part chez des peuples d'une descendance étrangère aux Océaniens (1). Nous vîmes à Taïti des pi-

(1) Si l'on s'en rapporte à *Marco-Paulo*, les anciennes pirogues de l'Inde étaient doubles (p. 181) : *Elle sunt clauée en tel mainere, car toutes sunt dobles : elle ne sunt pas empece depèce, por ce qe il n'en ont.*

rogues doubles qui arrivaient des îles Pomotou : c'étaient de vrais petits navires propres à faire de longues traversées, et capables de contenir des vivres, en proportion déterminée, pour l'équipage, qui est logé dans une banne en bois, solidement tissée et disposée sur le tillac. La coque de chacune des deux pirogues est calfatée avec soin, enduite de mastic, et de forts madriers, solidement liés, les unissent. Leur gouvernail est remarquable par un mécanisme ingénieux que nous ne pouvons point indiquer ici.

Ces pirogues étaient anciennement, chez les Taïtiens, décorées de sculptures, qu'on retrouve encore aujourd'hui sur les embarcations sveltes des Nouveaux-Zélandais. Ces reliefs, débris des arts traditionnels que ces peuples ont conservés, et dont le fini étonne lorsqu'on examine l'imperfection des instrumens qu'ils employaient, sont toujours identiques par leurs représentations. Ils les négligent depuis que les Européens leur ont porté le fer : les idées nouvelles qu'ils ont reçues feront bientôt disparaître les traces de ces ingénieux travaux, qui s'effaceront avec le sens mythologique qu'on y attachait, et que remplace déjà, chez plusieurs, une imitation plus ou moins grossière de nos arts et de nos procédés. Les pirogues doubles sont usitées à Taïti et dans les archipels voisins, aux Sandwich, aux îles Marquises, et jusqu'à Rotouma. Nous ne les avons pas vues à la Nouvelle-Zélande ; mais la nature des baies nécessite des embarcations plus maniables. On nous assura, cependant, et quelques navigateurs, Cook notamment (p. 283, premier voyage), affirment que ces insulaires s'en sont parfois servi. Toutes les pirogues zélandaises ont leur avant surmonté d'une tête hideuse, tirant la langue, ce qui est chez eux le signe de guerre et de gloire ; et l'arrière est terminé par une pièce sculptée, haute de quatre pieds, présentant un dieu et des cercles sans fin, dont la signification est entièrement symbolique.

Adonnés à la guerre, comme toutes les tribus dont les droits se trouvent renfermés dans la force, la ruse ou la trahison, ces peuples ont fabriqué diverses armes et n'ont jamais manqué de les embellir par des reliefs sculptés avec soin. Mais on remarque que l'arc et la flèche n'étaient usités que chez très peu d'Océaniens (1). Les armes principales, et presque partout identiques dans les diverses îles, sont les longues javelines en bois dur, les casse-tête sous diverses formes, les haches en basalte ou en serpentine, et les frondes. Les instrumens d'utilité domestique sont également analogues, et consistent partout en petits tabourets, en vases de bois sculptés, en molettes de basalte pour broyer le kava, en nattes tressées en paille, etc., etc.

Nous ne pouvons, cependant, nous dispenser de rappeler un objet fort remarquable, qu'on ne voit que chez les Sand-wichiens. Il s'agit ici des casques, surmontés d'un cimier, in-génieusement fabriqués en paille, et dont la forme est exacte-ment calquée sur les casques grecs ou romains. D'où ces insulaires ont-ils eu la connaissance de ce genre d'ornement? L'ont-ils apporté de l'Inde, après qu'Alexandre leur eut montré cette coiffure guerrière? Il serait difficile de répondre à cette question ; mais il est de fait que les autres Océaniens en igno-rent l'usage.

Si nous fouillons dans les débris des arts qui subsistent en-core chez les divers peuples répandus dans la mer du Sud, nous y distinguerons sans doute quelques disparates ; mais nous y retrouverons aussi-bien des points d'analogie. En effet, si on examine attentivement leurs habitudes, leurs lois, leurs mœurs, leurs arts, leur musique, leur grammaire, leur poésie, et même jusqu'à l'ensemble de leurs idées religieuses, on sera frappé de l'analogie qui existe entre ces familles d'un même rameau, iso-lées sur des terres semées à de si grandes distances les unes des autres. L'identité des divers peuples de l'Océanie entre eux, si on en excepte les habitans des terres du prolongement d'Asie et de la bande des îles Carolines et Mulgraves, sera reconnue jusqu'à l'évidence ; nous l'espérons du moins : mais il n'en sera peut-être pas tout-à-fait de même pour leur descendance di-

____

(1) Chez les Taïtiens, par exemple, qui se servaient de flèches et de lances, de casse-tête, et de frondes en cordes de coco pour lancer les pierres. Aux Marquises, une tête d'homme est sculptée sur le casse-tête. Il en est de même à la Nouvelle-Zélande. Seulement, il paraît que les habitans des îles des Amis avaient reçu l'usage des flèches des îles Fidjis, qui elles-mêmes l'avaient emprunté aux peuples noirs qui y émigrèrent. *Voy.* Labillardière, t. II, p. 108.

12

récte du continent de l'Inde. Ici, trop de ténèbres couvrent les usages primitifs de ces peuples dans les temps reculés, pour trouver des rapports exacts avec les usages des peuplades actuelles, qui sont restées stationnaires dans leurs idées, bornées dans leurs ressources, et dont l'industrie n'a point été au-delà de quelques besoins et de quelques circonstances usuelles de la vie. Toutefois, de nouveaux points de contact se présentent encore; et, soit à la Nouvelle-Zélande, soit aux Tonga, des vestiges remarquables et caractéristiques d'idées hindoues, qu'on ne peut récuser, semblent jeter quelque jour sur cette question obscure.

Tous les Océaniens reconnaissent l'autorité de chefs dont les distinctions honorifiques et la puissance se ressemblent dans beaucoup d'îles, ou sont plus restreintes dans quelques autres. L'hérédité du pouvoir dans quelques familles privilégiées, qui est encore observée religieusement par les classes inférieures, dénote cependant bien une source indienne, ou, du moins, prouve que ces peuples, en s'isolant de la souche commune, emportèrent et conservèrent avec eux les idées dominantes de leur patrie; qu'habitués à vénérer la caste des brames, leurs prêtres ou *arikis* (1) héritèrent de la considération dont ont toujours joui, chez ces peuples, les ministres de la divinité; qu'enfin, ils respectèrent plusieurs des traditions, en modifièrent quelques autres, mais, dans toutes, et quoiqu'elles nous soient mal connues, leur conservèrent, pour nous, une physionomie commune. Cook, Vancouver, Bougainville, Wallis, Turnbull, donnent la mesure du respect dont on entoure les chefs aux îles de la Société, des Amis et des Sandwich. Ils possèdent les terres et les fruits, ont des vassaux, qu'ils nourrissent et qui composent leur cour; tandis que les *toutous*, derniers débris d'une caste de parias, sont regardés comme d'ignobles serviteurs, ainsi que les esclaves pris à la guerre. Les femmes, quoique considérées comme des êtres d'un ordre inférieur, n'en jouissent pas moins de beaucoup de liberté; et bien qu'il leur soit défendu de manger en présence des hommes, dans la

---

(1) Soit qu'on les nomme *erü*, Marquises; *ariki*, Taïti, Nouvelle-Zélande, Rotouma; *egi*, îles Tonga.

plupart des îles, toujours est-il vrai qu'elles succèdent parfois
à leurs maris, et que les enfans héritent d'une considération
d'autant plus grande, que le rang ou la noblesse du côté de la
mère est plus pure et plus ancienne. Telles sont les opinions des
Taïtiens, des Tonga, aussi-bien que des Nouveaux-Zélandais.
Une coutume indienne, singulièrement remarquable, nous
prouve la force des traditions, et nous fournit un document
du plus grand poids. Les exemples de veuves qui se brûlent sur
le bûcher de leurs époux, pour ne point leur survivre, se reproduisent aux îles des Amis et aux Fidjis; et ici, nous ne pouvons nous dispenser, pour éclairer ceux qui douteraient d'un si
grand rapprochement, de citer le texte même de l'auteur qui
rapporte ce fait, et qui est d'autant plus croyable, que long-
temps il séjourna dans les îles Tonga. Ainsi s'exprime Mariner
(t. II, pag. 278) : « La cérémonie des obsèques du *toïtonga* (1)
« se nomme *langi* : ses veuves viennent pleurer près de lui; et,
« suivant l'ancienne coutume, celle qui tient le principal rang
« parmi elles doit être étranglée. Son corps est ensuite enterré
« avec celui de son époux, et souvent des enfans sont massa-
« crés sur sa tombe. » Ce dernier usage se retrouve aussi-bien
aux Tonga, aux Fidjis, qu'aux îles de Rotouma et de la Société,
et à la Nouvelle-Zélande; les mânes des chefs sont honorés par
des holocaustes sanglans, et par la mort de sept ou huit esclaves, ou même plus, immolés sur leurs tombeaux. L'histoire
ancienne nous représente souvent les funérailles de ses héros
célébrées par le trépas des prisonniers de guerre; et ce n'est pas
sans quelque étonnement que de telles coutumes nous sont of-
fertes aujourd'hui par des peuples dans un état de demi-civilisation, et qui les ont conservées, à travers un laps considérable
de temps, par la simple tradition orale.

Déjà, l'identité des Océaniens avec les Indiens, leurs ancêtres, a été reconnue d'abord par Forster, puis par un auteur
français, peu connu, qui s'exprime ainsi : « Les naturels des îles

(1) Le *toïtonga* est le grand-prêtre des îles des Amis. Aux îles Marquises,
les funérailles étaient également célébrées par la mort de trois victimes
(KRUSENSTERN, *Voy.* 1804). Le sacrifice des veuves s'exécute surtout religieusement aux Fidjis (MARINER, t. II, p. 349).

« de la Société et des Amis , etc., par le respect et les attentions
« qu'ils conservent pour les corps des morts, pendant un assez
« long espace de temps , peuvent avoir reçu , dans l'origine ,
« cet usage qui se rapproche beaucoup de ceux des Égyptiens ;
« car il est fort probable qu'ils sont originaires de la partie
« méridionale de l'Inde , où la doctrine de la métempsycose
« était établie , depuis un temps immémorial , bien avant que
« Pythagore en eût puisé la doctrine dans les conversations
« qu'il eut avec les anciens bracmanes. » (*Hist. des Peuples sau-*
vages.) Les divers rites religieux des Océaniens ont long-temps
été un sujet de doutes et d'erreurs pour ceux qui cherchaient
à les approfondir. Ce qu'on en savait était si vague , que, jusqu'à ce jour, il n'était pas possible d'en présenter une idée bien
nette ; et nous sommes certainement loin encore de connaître
la filiation de leur croyance : il est même probable que les fréquentes communications qu'ils ont actuellement avec les Européens leur feront perdre bientôt la tradition de la plupart de
leurs opinions et des sources d'où elles découlent. Aussi nous
ne chercherons point à entrer dans de grands détails à ce
sujet.

Les Nouveaux-Zélandais sont les insulaires qui ont le mieux
conservé les traces de l'antique religion du législateur indien
Menou, qui consacra les trois principes de *Brahma,* de *Chiven*
et de *Wichenou.* Les sculptures qui ornent les pirogues des
chefs principaux ou les palissades de l'*hippah,* représentent
presque toujours ces trois principes , entourés de cercles nombreux et sans fin , image sans doute du grand serpent *Calen-*
gam, qui voulut dévorer le monde , et dont Wichenou délivra
la terre. La figure du centre de ces ornemens offre constamment
le *lingam,* attribut qui se reproduit sur d'autres reliefs, et même
sur des vases. Le fétiche de Jade , qui se porte au cou, représente évidemment une figure indienne, et peut-être *Chiven* ou
le génie du mal. Enfin , des poésies anciennes, dont le sens mé-
taphorique n'est plus compris par les habitans d'aujourd'hui ,
semblent renfermer quelques unes des premières idées mys-
tiques, sabéennes et bracmanes de leurs ancêtres, que la tradition n'a pu sauver de l'oubli. Les Zélandais, comme tous les
Océaniens , quelles que soient les variations qu'a éprouvées

leur théogonie, reconnaissent une trinité. Ils nomment *Atoua*, *Akoua*, leurs dieux, et pensent que les âmes des justes sont les bons génies, *Eatouas*, et que les méchans ne deviennent point meilleurs dans un autre monde ; et que, sous l'attribut de *Tü*, ils sont investis du pouvoir de pousser l'homme au mal. Malgré des nuances légères, ne retrouvons-nous pas cet ensemble de faits dans ce que l'on sait du culte des autres peuplades ? Et soit que *Faroa*, brisant la coquille qui le tenait emprisonné, s'en servît pour jeter les bases de la grande terre (*Fenoa nui*), ou l'île de Taïti, et en composer, avec les parcelles qui se détachèrent, les autres îles qui l'entourent; soit que *Tangaloa* (Mariner, t. II, p. 168) tirât le monde (les îles de Tonga) de la mer, en pêchant à la ligne (1), partout, chez les Océaniens, nous voyons établis une identité de croyance frappante, la divinisation des âmes, l'adoration de plusieurs sortes d'animaux et de certaines plantes, la puissance intellectuelle des prêtres, et les augures, les sacrifices humains, les Maraïs, les idoles (2), et l'anthropophagie, qui naquit de leurs

---

(1) Les Dayaks adorent *Deouata*, l'*Ouvrier du monde*, et les mânes de leurs ancêtres : ils vénèrent aussi certains oiseaux, et pratiquent les augures; ce que font les Océaniens (*voyez* Mémoire sur les idées religieuses des Taïtiens, par LESSON; *Ann. marit. et colon.*, 2ᵉ partie, p. 209, 1825). La religion des Zélandais de la partie nord est assez connue, ainsi que leurs diverses cérémonies. Il n'en est pas de même pour ceux de la partie sud, qui n'ont jamais été visités que très passagèrement, et par des marins le plus souvent peu instruits. Voici quelques renseignemens que nous nous procurâmes du capitaine *Edwardson*. On pourra juger comment les mêmes idées sont plus ou moins travesties par ceux qui les professent ou plutôt par ceux qui les recueillent.

« Les Nouveaux-Zélandais méridionaux croient qu'un être suprême a créé « toutes choses, excepté ce qui est l'ouvrage de leur propre industrie. Cet « être est clément, et se nomme *Maaouha*. Ils reconnaissent un bon esprit, « appelé *Noui-Atou*, auquel ils adressent des prières, la nuit et le jour, pour « qu'il les préserve de tout accident. *Rowkoula*, l'esprit, aussi nommé *Eatoua*, gouverne le monde, pendant le jour seulement, depuis le lever « jusqu'au coucher du soleil. L'esprit nocturne est *Rockiolia*, la cause de la « mort, des maladies et des accidens qui viennent fondre sur les hommes pen- « dant le temps de sa puissance. Enfin, ils ont encore l'histoire fabuleuse « d'un homme et d'une femme qui habitaient la lune. » Or, la plupart de ces idées, nous les retrouvons chez les habitans des îles de la Société.

(2) Les idoles se ressemblent toutes, quant à la forme générale, depuis l'île

préjugés religieux, mais qui s'est effacée de plusieurs îles abondantes en substances alimentaires, et qui s'est conservée intacte
sur celles où la rigueur du climat et la pauvreté du sol ont fait
sentir le besoin d'une nourriture substantielle. (1)

Les îles de la Société avaient leur paradis, où se rendaient
les âmes heureuses des *tavanas*, que le dieu, esprit ailé, em-
portait et purifiait : celles des *mataboles* des îles des Amis habitaient le délicieux séjour de *Bolotou*, d'où étaient bannies les
âmes du vulgaire, qui mourait en entier. Les Nouveaux-Zélandais ont la ferme croyance qu'après la mort, les esprits de
leurs pères planent sur l'*hippah* qui leur donna le jour, et se
rendent à l'Élysée, qu'ils nomment *Ata-Mira*, en plongeant dans
la mer, au lieu nommé *Reinga*, vers le cap Nord. Ces âmes, au
contraire, errent autour du *Pouke-Tapou*, ou montagne sacrée,
et sont éternellement malheureuses, lorsque les corps qui les
renfermaient ont été mangés sur le champ de carnage, que leurs
têtes sont restées au pouvoir des ennemis, et que les cadavres
sont ainsi privés de l'*oudoupa*, ou sépulture de leurs pères. A
ces principes d'une religion corrompue, mais dont l'ensemble
ne nous est malheureusement que peu connu, à ces restes d'un
fanatisme barbare, sont liées des idées de sabéisme; et, dans
leur croyance, ils placent au ciel quelques uns de leurs organes, qu'ils transforment en météores célestes. Arracher les
yeux d'un ennemi (2), boire son sang, dévorer ses chairs pal-

---

de Pâques jusqu'aux îles Sandwich, Mendoce, et de la Société, etc. Consultez les Voy. de Lisianskoï, de Langsdorff, de Krusenstern, de La Pérouse, etc.

(1) L'anthropophagie est d'origine indienne. *Marco-Paulo* (p. 186) décrit
ainsi les coutumes de plusieurs peuples qu'il visita : « Lorsqu'ils prennent
« un homme qui n'est point de leurs amis, et qui ne peut se racheter, ils le
« tuent, et le font servir à tous leurs parens, comme un régal, *et ceste chars*
« *d'ome, ont-ils por la meilor viande qu'ils pensent avoir.* » Or, c'est ce que
pratiquent encore les Nouveaux-Zélandais, et, à ce qu'assurent plusieurs
navigateurs d'un grand mérite, l'amiral de Krusenstern entre autres, ce
qu'on remarque chez les habitans des îles Mendoce, des Fidjis, de Salomon,
des Navigateurs, de la Nouvelle-Calédonie, et ce que pratiquaient naguère
les Sandwichiens.

(2) TURNBULL rapporte (page 341) qu'à Taïti « lorsque le corps d'un
« homme, choisi pour servir de victime expiatoire, est déposé sur le Moraï,

pitantes, c'est hériter de son courage, de sa valeur, commander à son dieu, et, enfin, accroître ainsi la puissance que chaque guerrier ambitionne. Tels sont les fondemens du droit de la guerre chez les insulaires des Marquises (*Krusenstern*), des Fidjis (*à Navihi-Levou, Mariner*, t. I, p. 335), et des Tonga (*Mar.*, t. I, p. 338).

Il serait trop long de rechercher les rapports d'analogie qui existent sur les devoirs à rendre aux morts, comme type caractéristique des Océaniens. Leurs prêtres, leurs sacrifices, leurs cérémonies funèbres, leurs tombeaux, les arbres de deuil, annoncent une croyance commune. La poésie même de ces peuples, semblable à leur langue, qui ne varie que par l'introduction fréquente de mots nouveaux; leur poésie, unie à une musique dans l'enfance, mais composée de mesures lentes, de sons graves, attestent une civilisation régulière et une méditation bien entendue du but primitif et religieux de ces deux arts.

Leur langue, bien que simple en apparence, est riche en tournures orientales; et les règles de leur grammaire, généralement analogues, d'après celles que nous connaissons (1), diffèrent singulièrement du malais pur, dont le génie est opposé (2). Tous ceux qui lisent attentivement les Voyageurs, et

---

« on lui enlève les yeux pour les présenter au roi sur une feuille d'arbre à
« pain. Celui-ci ouvre la bouche comme pour avaler ce qu'on lui offre, et
« il est supposé en acquérir plus de force et d'adresse. » M. Marsden, dans
son Voy. à la Nouvelle-Zélande, observa la même coutume; et c'est ainsi que
le fameux chef *Shongi* avait arraché et dévoré les yeux de plusieurs de ses
ennemis, dans la ferme persuasion qu'il se les appropriait, et que le nombre
des étoiles qui lui étaient consacrées au ciel s'augmentait ainsi de celles des
chefs qu'il avait vaincus, car, suivant la croyance de ces peuples, chaque
œil, après la mort, est une étoile qui brille au firmament.

(1) *A Grammar and Vocabulary of the language of New-Zealand*, 1 vol.
in-12, 230 pages, 1820.
Grammaire des îles de Tonga, à la fin du tome II de la relation de Mariner, par Martin, édit. orig., 2 vol. in-8°.
Tahitian Grammar, publiée à Taïti, en 1823, par les missionnaires.

(2) Nous avions écrit ceci bien avant d'avoir connu l'opinion des missionnaires américains qui sont fixés dans plusieurs des îles océaniennes, et qui
disent : *It has been a theory, in which geographers and philologists have universally concurred, that the Malayan and Polynesian languages were from*

qui mettent de côté les variantes que chacun d'eux, suivant sa langue maternelle, apporte dans la manière d'écrire les mots, ou de rendre des sons par des lettres, reconnaissent qu'une identité palpable de langage règne entre tous ces insulaires épars et semés sur le Grand-Océan, dans les limites que nous assignons aux Océaniens. Ils savent qu'un Taïtien peut être entendu aux îles Marquises, ceux-ci aux Sandwich, et un naturel de ces dernières îles à la Nouvelle-Zélande. Cependant, on conçoit qu'une terre placée hors des tropiques, et, par conséquent, n'offrant pas les mêmes productions, a dû nécessiter de nouveaux termes pour les peindre ou pour les exprimer.

Ne sait-on pas, d'ailleurs, qu'une sorte de dialecte, conservée par la classe supérieure, et consacrée aux traditions anciennes, permet aux *arikis* de se comprendre entre eux, tandis que le vulgaire en ignore les règles, que les prêtres et les chefs transmettent intactes à leurs enfans? Il serait facile de donner de longues preuves de ceci, pour compléter nos idées; mais nous les croyons superflues : et d'ailleurs, les relations journalières des Européens avec ces peuples en altèrent singulièrement la langue vulgaire; et, déjà corrompue, celle-ci, dans quelques années, présentera sans doute un grand nombre de nos dénominations introduites dans les îles, où l'influence des voyageurs d'Europe est permanente. Dans toutes ces contrées, on retrouve les noms communs de *taro*, pain; *tané*, homme; *wahiné*, ou *fafiné*, femme; *motou*, île; *mataou*, hameçon; *mate*, mort, tuer (mot d'origine hébraïque), et tant d'autres, qu'il serait aussi fastidieux qu'inutile de rappeler ici.

Pourquoi cette identité de noms et de coutumes se retrouve-t-elle de la Nouvelle-Zélande aux îles Sandwich; des Marquises

---

the same stock, or rather that the latter was only a branch of the former. The investigations of the missionaries have shown this theory to have no foundation in fact, and that few languages are more diverse in their radical principles. La langue *océanienne* (les auteurs anglais la nomment *polynésienne*), composée d'un si grand nombre de voyelles, qu'il est rare que chaque mot ne soit pas terminé par une d'elles, leur paraît être *neuve*, *curieuse* et *spéciale* : ils adoptent l'existence de cinq dialectes, qui sont le *hawaïen*, le *taïtien*, le *marquisin*, le *nouveau-zélandais* et le *tongatabou* (the North American Review, avril 1826).

à Routouma ; tandis que les insulaires de cette longue bande de terres presque noyées, connues sous la dénomination vague d'îles Carolines, parlent un autre langage, ont des mœurs différentes, un type autre? C'est que les Océaniens, émigrés à une époque plus ancienne des rivages de l'Inde, habitèrent les premières terres hautes de l'Océanie; et que les Carolins, venus plus tard et rameau isolé de la grande famille mongole, n'ont pris possession, en partant des mers de Chine, que des îles plus récentes sur l'Océan, qui les confinait au sud-est.

3. DES CAROLINS (*rameau Mongol-Pélagien*).

Si les faits abondent pour caractériser le rameau océanien, il n'en est pas de même pour isoler et décrire celui que nous nommons *mongol-pélagien*, qui, jusqu'à ce jour, avait été confondu avec le premier. Les Carolins, cependant, diffèrent des Océaniens par l'ensemble de leur organisation et de leurs habitudes; et des rapports généraux servent à réunir les divers groupes de cette famille, qui s'est avancée de l'est à l'ouest jusqu'au 172ᵉ degré de longitude orientale et jusqu'à l'équateur, sans dépasser ces deux limites dans le Grand-Océan. A en juger par les figures et par les descriptions des voyageurs, on doit penser que ce rameau peuplait primitivement les îles Philippines, Mindanao, les Marianes; qu'il s'est répandu de quelques unes des terres hautes des Carolines sur les longues chaines d'îles basses qui les entourent, et qu'il s'arrêta aux archipels de Radack, de Mulgrave et de Gilbert, ou îles du Scarborough. Déjà, dans un parallèle des insulaires d'*Oualan* (1) avec ceux des îles *Pelew*, si bien décrits par Wilson (2), nous avons indiqué l'analogie parfaite qui existe entre ces deux peuples, séparés par une distance de plus de 500 lieues; et nous savons par les récits du savant de Chamisso (3), et surtout

---

(1) *Notice sur Oualan*, par R.-P. LESSON (Journal des Voyages, cahier de mai et juin 1825).

(2) *An account of the Pelew islands*, by George KEATE, Lond. 1803.

(3) *Remarks and opinions* of the naturalist of the expedition (von CHAMISSO). Tomes II et III (*A Voy. of discov.*, by von KOTZEBUE).

par ceux de son ami Kadu, que ces peuples, navigateurs par excellence, se trouvent souvent transportés par les moussons des archipels de *Lamursek*, par exemple, jusqu'à *Radack*. Comme nous avons suivi avec notre corvette ces nombreuses bandelettes de terres découpées et à fleur d'eau, en communiquant journellement avec leurs habitans, il nous a été facile de les comparer avec les autres insulaires de l'Océanie proprement dite. Ne doit-on pas être étonné que ces naturels aient été confondus, jusqu'à ce jour, avec les Océaniens, dont les éloigne une foule de caractères? Aussi, en attribuant leur origine à la race mongole, nous obéissions à notre conviction intime, lorsque des recherches subséquentes nous prouvèrent que cette idée n'était point neuve, et que déjà le père Charles le Gobien (1) l'avait formellement exprimée dans le passage que nous citons textuellement (p. 45 et suiv.) : « On ne sait en « quel temps ces îles (*les Marianes*) ont été habitées, ni de « quel pays ces peuples tirent leur origine. Comme ils ont à « peu près les mêmes inclinations que les Japonais et les mêmes « idées de la noblesse, qui y est aussi fière et aussi hautaine, « quelques uns ont cru que ces insulaires venaient du Japon, « qui n'est éloigné de ces îles que de six à sept journées. Les « autres se persuadent qu'ils sont sortis des Philippines et des « îles voisines, parce que la couleur de leur visage, leur lan- « gue, leurs coutumes, et leur manière de gouvernement, a « beaucoup de rapport à celui des *Tagales*, qui étaient les ha- « bitans des Philippines, avant que les Espagnols s'en fussent « rendus les maîtres. Il y a bien de l'apparence qu'ils tirent « leur origine et des uns et des autres, et que ces îles se sont « peuplées par quelques naufrages des Japonais et des Tagales, « qui y auront été jetés par la tempête. » Le même mission- naire, en parlant des Carolins qui abordèrent à Guam en 1696, ajoute (pag. 404) qu'ils approchaient, par la ressemblance, des habitans des Philippines, mais que leur langage était dif- férent.

---

(1) *Histoire des îles Marianes*, nouvellement converties à la religion chrétienne, etc., par le père CHARLES LE GOBIEN, de la Compagnie de Jé- sus; 2e édit., in-12, Paris 1701.

Nous ne pouvons nous dissimuler, cependant, la difficulté qu'il y a de grouper les habitans des diverses chaînes, depuis les îles Pelew jusqu'aux Mulgraves, par le peu de renseignemens qu'on a sur ces îles. Les seuls guides qu'on puisse consulter pour cet objet sont Wilson, pour les îles de Palaos; de Chamisso, pour les Carolines, et surtout pour la chaîne de Radack; nos propres observations sur Oualan, et celles des premiers missionnaires sur l'ensemble de ces archipels (1). Quoique l'histoire de ces peuplades ait été un peu éclaircie dans ces derniers temps, ce que nous savons de leurs idées religieuses, de leurs coutumes fondamentales et du génie de leur langue, est encore si vague, qu'il serait au moins prématuré d'essayer d'en tracer un tableau définitif.

Il paraîtrait, suivant le récit du père Cantova, que des hommes de diverses races, surtout des nègres, auraient, de son temps, existé parmi les Carolins. Aussi M. de Chamisso (*Voy. de Kotzebue*, t. III, p. 190) pense que des Papous des contrées placées au sud ont abordé sur ces îles, s'y sont mélangés, et que des Européens, tels que Martin-Lopez et ses compagnons, ont bien pu les fréquenter souvent dans le cours de leur navigation. Enfin, ce savant ajoute : *La race de ces insulaires est la même que celle qui peuple toutes les îles du Grand-Océan;* manière de voir en opposition directe avec l'opinion que nous cherchons à faire prévaloir dans cet aperçu, mais qui nous démontre, d'un autre côté, qu'il ne voyait, parmi les habitans de toutes les Carolines, aucune différence, et qu'il trouvait dans la généralité de leurs habitudes physiques et morales la plus grande analogie.

On peut reconnaître, dans la manière dont les îles Carolines ont été peuplées, deux migrations qui ont eu lieu à des temps divers et séparés. D'abord, les terres hautes reçurent des colonies qui ne s'étendirent que successivement et plus tard sur les terres basses. Ces colonies sont certainement venues des côtes du Japon ou des archipels chinois; car les vents y pous-

---

(1) La relation historique du capitaine de Freycinet, dont les premières parties viennent d'être publiées, renfermera aussi de nombreux documens, qui nous auraient été fort utiles, mais qui n'ont point encore vu le jour.

sent fréquemment des navigateurs de ces mers : et dès 1648, pendant le séjour des premiers missionnaires espagnols à Guam, un Chinois, nommé Choco, s'y fixa, après y avoir été jeté par un naufrage. Les moussons régulières d'ailleurs, et les typhons des mers placées à l'Occident, enlèvent souvent des insulaires des archipels de l'ouest, et les transportent sur les côtes des îles qui sont placées à l'extrémité orientale du système entier de ces terres. De la nécessité de vivre sur des îles basses et comme noyées, il résulte que les habitudes des Carolins ont été entièrement dirigées vers la navigation : aussi ces peuples y sont-ils habiles, et c'est avec le plus grand art qu'ils manœuvrent leurs *pros* élégans et légers ; qu'ils se dirigent à l'aide des astres et de la boussole. Mais, quoique leurs connaissances pratiques soient très étendues, beaucoup de ces insulaires, surpris par les ouragans qui règnent à certaine époque de l'année, périssent dans leurs voyages, ou voguent au hasard, jusqu'à ce que leurs provisions soient épuisées, ou qu'ils trouvent un refuge sur quelques plateaux de récifs, que déjà la végétation a envahis, et dont ils deviennent alors les premiers colons.

En longeant les chaînes nombreuses des îles Carolines jusqu'aux archipels de Marshall, nous n'aperçûmes que de légères nuances dans la physionomie générale et les habitudes des insulaires de chaque groupe d'îles, qui, comparés les uns aux autres, présentaient tous les rapports les plus évidens. Lorsque, dans notre traversée de la Nouvelle-Zélande à l'équateur, nous eûmes laissé derrière nous, et par conséquent au sud, l'île de Rotouma, où nous observâmes les derniers Océaniens, nous remontâmes au nord en suivant une ligne oblique sous les 74e et 72e méridiens. Après avoir atteint les îles du Grand Cocal et Saint-Augustin, nous ne cessâmes plus ensuite d'avoir en vue les chaînes d'îles basses et à peine élevées au-dessus de la mer, de Gilbert, de Marshall, de Mulgrave. Chaque jour nous communiquâmes avec les naturels qui les habitent, et dont la pauvreté nous attesta le peu de ressources de ces récifs, et combien l'industrie des habitans devait suppléer aux privations diverses qui tourmentent leur existence.

Le 15 mai 1824, des pirogues que montaient des naturels de l'île de *Kingsmill*, vue en 1799 par le *Nautilus*, vinrent communiquer avec la corvette la *Coquille*. Ces hommes étaient d'une taille assez élevée, quoique ayant des membres grêles; la couleur de leur peau était d'un jaune cuivré, assez foncé, et différait, par cette teinte, du jaune clair des Carolins de l'ouest. Leurs pirogues étaient faites sur le même modèle que les pros; mais le manque de bois de certaine dimension avait nui à leur exécution. Ces insulaires portaient un poncho, fabriqué avec des nattes, et nous avons retrouvé cet ajustement chez les Chiliens indigènes et chez les Araucanos d'Amérique, comme chez tous les Carolins indistinctement; sa forme caractéristique se reproduit dans le *tipouta*, ou vêtement des chefs des Océaniens.

Les jours suivans, nous communiquâmes avec les îles de Blaney, Dundas, Hopper, Woodle, Hall, Mulgrave, Bonham, etc. Leurs habitans nous présentèrent la plus grande ressemblance; mais tous paraissaient plongés dans un état de misère que nous ne vîmes point chez les Carolins orientaux. Leur corps, couvert de cicatrices, attestait des hostilités fréquentes. Ils parlaient avec une telle volubilité, que nous ne pûmes saisir aucun mot de leur langue; mais, du reste, nous retrouvâmes, dans la forme de leurs pirogues et dans leur tactique pour les évoluer, dans les instrumens qu'ils nous montrèrent, les mêmes principes et la plus grande analogie. Plusieurs de ces insulaires étaient coiffés avec des chapeaux de forme chinoise, faits avec des feuilles de vaquois, et tous portaient des ornemens divers, fabriqués le plus ordinairement avec des tests de coquilles. A mesure que nous nous avançâmes à l'ouest, il nous sembla que la teinte foncée de la peau diminuait d'intensité, et qu'elle affectait une couleur jaune plus pure, ce qui pourrait tenir à ce que les uns sont sans cesse occupés sur les récifs des lagons à la pêche, qui les fait vivre, et que les autres habitent des îles basses sur lesquelles s'élèvent des forêts nourricières de cocotiers, qui les ombragent. Nous continuâmes à longer l'ensemble des îles que peuple le rameau mongol-pélagien, ou les Carolins, et nous pûmes ainsi compléter nos idées sur les points de contact de tous ces insulaires, et puiser des documens dans nos communications journalières avec les naturels de Pénélap, de Taka, d'Aouera, de Doublon ou Hogoulous, de Tamatam, et de Sataoëlle. Voici le résultat de ce que nous avons vu et ce que rapportent, à ce sujet, les voyageurs et les premiers Européens qui s'établirent aux Marianes.

Nous ne pourrions reconnaître les anciens habitans des îles Marianes dans ceux d'aujourd'hui, dont le sang est mêlé au sang espagnol. A plus forte raison il nous serait fort difficile d'établir l'analogie qui peut exister entre eux et les Carolins, maintenant que des principes divers dus aux Européens, et une nouvelle religion, ont changé leur physionomie originelle. Nous sommes donc forcé de recourir aux auteurs qui les premiers les ont décrits, lorsque leurs îles furent découvertes; mais, il faut l'avouer, les lumières que nous en tirons sont un peu vagues, et les religieux qui traçaient l'histoire de ces peuples préféraient s'étendre sur le nombre de leurs néophytes que sur leurs usages et leur physionomie. Cependant, le père Le Gobien dit, p. 46, en parlant des Marianais : « Ces insulaires sont basanés, mais leur teint est « d'un brun plus clair que celui des habitans des Philippines. « Ils sont plus forts et plus robustes que les Européens; leur « taille est haute, et leur corps est bien proportionné. Quoi- « qu'ils se nourrissent de fruits et de poissons, ils ont tant « d'embonpoint, qu'ils en paraissent enflés, ce qui ne les em- « pêche pas d'être souples et agiles. Ils vont nus. Les hommes « se rasent la chevelure, et ne conservent, sur le haut de la « tête, qu'une mèche, à la manière des Japonais. Leur langue « a les plus grands rapports avec la tagale des Philippines. Ils « ont des histoires et une poésie, qu'ils aiment beaucoup. Il « y a trois états parmi ce peuple, la noblesse, le peuple, et « une condition médiocre. La noblesse et d'une fierté incroya- « ble ; elle tient le peuple dans un abaissement extrême. Les « *Chamorris*, c'est ainsi qu'on les nomme, ne veulent pas « souffrir de mésalliance d'un membre de leur ordre avec « quelqu'un d'une autre classe. Les canots dont ils se servent « pour pêcher et pour aller d'une île à l'autre, sont d'une lé- « gèreté surprenante, et la propreté de ces petits vaisseaux ne

« déplairait pas en Europe. Ils les calfatent avec une espèce
« de bitume et de la chaux, qu'ils détrempent dans de l'huile
« de coco, etc., etc. »

Cette esquisse rapide est entièrement celle que nous pourrions tracer des naturels de Oualan, placé au milieu des Carolines, où nous avons séjourné ; et la plupart des observations puisées dans cette ile coïncident d'une manière étonnante
avec celles que nous possédons sur les Carolins occidentaux
ou les habitans de Pelew, d'après Wilson. M. de Chamisso, à
ce sujet, s'exprime ainsi : « Le peuple des Mariancs, sui-
« vant le frère Juan de la Conception, ressemble aux Bisayas
« aussi-bien par la physionomie que par le langage, et n'en
« diffère que par des nuances diverses. » En parlant des peuples qui habitent ce que ce savant voyageur a désigné par sa
première province, M. de Chamisso nous fournit une excellente peinture du groupe entier des Carolines ; et nous ne
concevons pas comment il se fait qu'il ait pu, au milieu des
traits de rapport et d'analogie qu'il reconnaît dans cette famille, ne pas distinguer combien elle s'éloigne des insulaires
de l'Océanie proprement dite. « Nous pensons, disait-il, que
« ses dialectes sont moins simples que ceux de la Polynésie orien-
« tale ; et nous trouvons dans leurs habitans un ensemble de
« nations, qui sont diversement liées par les mêmes arts et
« par les mêmes manières, par une grande habileté dans la
« navigation et dans le commerce. Ils forment des populations
« paisibles et douces, n'adorant aucune idole, vivant, sans
« posséder d'animaux domestiques, des bienfaits de la terre,
« et seulement offrant à d'invisibles dieux les prémices des
« fruits dont ils se nourrissent. Ils construisent les pirogues
« les plus ingénieuses, et font des voyages lointains à l'aide
« de leurs grandes connaissances des moussons, des courans
« et des étoiles. Mais, malgré les rapports frappans de ces
« diverses tribus, elles parlent plusieurs langues. » Ce premier
examen nous démontre donc une ressemblance incontestable
de ces insulaires entre eux ; il ne nous reste plus qu'à en résu-
mer les caractères généraux.

La physionomie des Carolins, qui composent notre rameau
mongol-pélagien, est agréable ; la taille des individus est com-

munément moyenne ; leurs formes sont bien faites et arrondies, mais petites : quelques chefs seuls nous ont paru d'une stature élevée. Leur chevelure est très noire, la barbe ordinairement grêle et rare, quoique cependant divers naturels nous l'aient montrée épaisse, rude et touffue. Le front est étroit, les yeux sont manifestement obliques et les dents très belles ; ils ont une certaine gravité dans le caractère, au milieu même de la gaîté des jeunes gens. Leur peau jaune-citron est plus brune lorsqu'ils vivent sur les récifs non boisés, et beaucoup plus claire chez les chefs. Les femmes sont assez blanches, ont des formes potelées, et généralement grasses ; le visage est élargi transversalement, le nez un peu épaté. Leur taille est courte, et les filles nubiles l'ont souvent très bien faite.

De même que tous les insulaires qui vivent sur les terres placées entre les tropiques, les Mongols-Pélagiens ne portent pour tout vêtement qu'une étroite bande d'étoffe, qui leur ceint le corps ; ou, parfois, ils jettent sur les épaules deux morceaux de nattes tissées, cousues aux deux bouts, mais non au milieu où ils passent la tête, ce qui constitue le véritable *poncho* des Araucanos ; et nous dirons en passant, d'ailleurs, que d'autres traits de ressemblance ont même fait présumer à quelques auteurs que les peuples du Chili, dont nous parlons, dérivaient de la même source. On sait, du reste, que plusieurs savans s'accordent à dire que des Mongols ont également peuplé une grande portion de l'Amérique (1). Quoi

---

(1) Il faut avouer que, parmi toutes les opinions émises sur les migrations des Mongols en Amérique, plusieurs sont appuyées par des observations si judicieuses, qu'on ne peut se refuser à admettre un tel rapprochement. Par exemple, M. Auguste de Saint-Hilaire, dans l'aperçu qu'il a donné de son voyage dans l'intérieur du Brésil (*Mém. du Muséum*, t. IX, 1823), fait cette remarque : « Les Botocudos, souvent presque blancs, ressemblent plus en-« core à la race mongole que les autres Indiens. Quand le jeune homme de « cette nation qui m'a accompagné vit des Chinois à Rio-Janeiro, il les ap-« pela ses oncles ; et le chant de ce dernier peuple n'est réellement que celui « des Botocudos extrêmement radouci. » On trouve aussi une grande similitude dans les coutumes ; et c'est ainsi que les *Botocudos*, comme les Carolins, se percent les oreilles et la lèvre inférieure, pour y placer des bâton-

qu'il en soit, une autre partie de leur ajustement, dont on ne suspectera pas l'origine, est le chapeau, de forme entièrement chinoise, fait de feuilles de pandanus, dont ces insulaires se servent pour se garantir de la pluie ou de l'action du soleil : nous le remarquâmes particulièrement chez les habitans de l'île de Sataoëlle (Tucker de Wilson), d'Hogoulous ou Doublon, d'Aouerra, etc.; et à Oualan, un chapeau chinois, fait de coquilles enfilées, artistement travaillé, sert à distinguer les pirogues des chefs. Cependant, nous retrouvâmes aussi cette forme de chapeau chez les Papous de la Nouvelle-Guinée, et ceux-ci ont dû la recevoir des marchands chinois, qui étaient dans l'habitude de trafiquer sur ces côtes, il n'y a pas encore un demi-siècle.

Nous regardons comme une industrie essentiellement propre à ce rameau la confection des étoffes. Tous les Océaniens emploient, pour leur fabrication, des écorces battues et amincies sous forme de papier; les Carolins, au contraire, se servent d'un petit métier, seul débris des arts de leurs pères, pour assembler les fils et composer une toile par un procédé et par des instrumens parfaitement analogues à ceux dont se servent les Européens. On ne peut, en voyant ces tissus formés de fils soyeux de bananier, teints en jaune, en noir ou en rouge, entrelacés sur un métier élégant, ornés de dessins qui annoncent du goût, que faire remonter la source d'un art ainsi perfectionné à une race plus anciennement civilisée, et depuis long-temps établie en corps de nation. Pourquoi, d'ailleurs, les Carolins n'ont-ils jamais eu recours à l'écorce de l'arbre à pain, si commun sur la plupart de leurs îles, et qu'ils n'avaient qu'à battre avec un maillet pour la convertir en étoffe ? Cela tient à ce qu'ils ont retenu par la tradition les principes d'un art très perfectionné dans leur patrie primitive, et que leur industie a su en conserver l'usage pour perfectionner les seuls ajustemens réclamés par le climat qu'ils habitent.

Le tatouage, diversement nommé suivant les îles, nous paraît aussi particulier à ces peuples, et, quoique nous n'y atta-

nets, dont ils augmentent chaque jour le diamètre de manière à donner à ces parties une extrême dilatation, etc., etc.

chions pas une grande importance, nous le trouvons cependant
partout à peu près identique, par sa distribution générale,
c'est-à-dire qu'il est placé par larges masses sur le corps, et
que, chez divers insulaires, il couvre le tronc en entier, en
formant ainsi une sorte de vêtement indélébile, mais arbitraire
par les détails.

Le genre de vie des Carolins, chez ceux dont les habitudes
sont bien connues, diffère peu de celui des Océaniens. Ce sont
les mêmes productions qui servent aux mêmes usages ; et, sur
les îles les plus fertiles, le fruit à pain à châtaignes (*a. incisa,*
var. à semences), le cocotier, le taro et la pêche en font tous
les frais. Seulement, ceux qui vivent sur les îles basses, où leurs
moyens d'existence sont très restreints, sont obligés de recourir
parfois aux fruits demi-ligneux du pandanus. Partout existe la
méthode de cuire les alimens dans des fours souterrains, de
composer des bouillies avec les bananes, la pulpe du rima et le
coco. Enfin, nous retrouvâmes à Oualan l'usage de boire de
l'ava après le repas ; mais cette boisson, nommée *schiaka* (1),
au lieu d'être faite avec les racines du poivrier, comme chez les
Océaniens, est obtenue des feuilles, qu'on broie avec une mo-
lette en pierre dans des vases en bois.

Il paraît que les fibres qu'ils retirent d'un *Musa,* analogue
au *Musa textilis* des Philippines, qui fournit l'*abaca,* étaient
obtenues de Marianais, de la même espèce de bananier, sous
le nom de *balibago,* et que tous faisaient des étoffes, et s'en
servaient. Les habitans de Pelew et les Marianais étaient nus,
d'après M. de Chamisso (2) et le père Le Gobien ; mais ils sa-
vaient également confectionner ces étoffes, puisqu'on lit dans
son *Histoire des Marianes* (p. 58) cette phrase remarquable :
« Les femmes Marianaises ajoutent à toutes ces parures de

---

(1) Les Chiliens et les Péruviens ont conservé l'usage de composer des
breuvages enivrans avec le *schinus molle* et le maïs, qu'ils appellent *kava* et
schicka : c'est ainsi que nous les avons toujours entendu nommer. Or, quelle
singulière analogie dans l'usage de ces liqueurs et dans leur nom !

(2) *A piece of banana stuff, worn almost like the maro of Owhyee and
Otaheite, is the usual dress, and only at Pelli the men are entirely naked, as
was also formerly the case in the Mariana islands.* (Chamisso's Obs., t. III,
p. 191, de l'édit. angl.)

« certains tissus de racines d'arbre, dont elles s'habillent les
« jours de fête : ce qui les défigure fort. »

Les ornemens que ces divers insulaires recherchent, quoique
variables de leur nature, sont assez caractéristiques pour ces
peuples. Ainsi, tous présentent un goût décidé pour entrelacer
des fleurs rouges d'*ixora* dans les cheveux, ou des feuilles odorantes, et des spadices d'arum dans les oreilles : ces parties ont
toujours le lobe fendu d'une manière démesurée ; et depuis les
îles de Palaos jusqu'à la chaîne de Radack, on observe la coutume presque générale de placer dans cet organe, graduellement, des morceaux arrondis d'un bois léger, peint en jaune
avec le curcuma, et dont on augmente sans cesse le diamètre.
Mais cette mode, ainsi que celle de se couvrir d'habitude la
lèvre inférieure avec une valve de coquille, se représente avec
la plus grande similitude sur les îles du nord de l'Océan-Pacifique, et même sur la côte Nord-Ouest, là où le rameau mongol
est reconnu par tous les voyageurs. Il en est de même des cha-
pelets de petites coquilles dont ils se serrent le ventre, et des
ornemens de testacés dont ils se font des colliers. Certains Carolins se servent de bracelets faits avec des portions de coquilles
ou d'os polis et imitant l'ivoire. Ce dernier usage est essentiellement propre aux peuples de race noire, qui habitent la terre
des Papous, la Nouvelle-Irlande et les Hébrides; et nous
avons déjà dit que le père Cantova indiquait une fusion de
quelques insulaires nègres au milieu de plusieurs îles Carolines.

La manière dont les Carolins construisent leurs maisons diffère notablement de celle des Océaniens. C'est un système d'architecture qui tient à d'autres idées, et le soin qui préside à
leur arrangement, les peintures diverses qui les ornent, leur
forme singulière, mais remarquablement appropriée au climat, mériteraient des détails descriptifs complets, si cela ne
nous était pas interdit dans le cadre étroit que nous avons dû
nous tracer. Tous ces peuples ont de grandes maisons communales pour traiter des affaires en public, ou pour préparer
leurs repas.

La construction des pirogues des Carolins est depuis long-
temps célèbre ; elle ne ressemble en rien à celle des Océaniens.

Ici, on ne peut se dispenser de reconnaître des insulaires
essentiellement navigateurs, observateurs exacts du cours des
astres, possédant une sorte de boussole, instrument que l'on
sait exister depuis long-temps en Chine et au Japon, quoique
les habitans de ce pays soient loin d'être aujourd'hui d'habiles
marins. Si tous les Carolins évoluent avec facilité leurs *pros*
gracieux, si leur construction montre un talent d'exécution
bien supérieur à l'imperfection des instrumens qu'ils possèdent,
on est cependant étonné de voir quelques uns d'entre eux, tels
que les Oualanais, ignorer l'art de les manœuvrer, et ne pas
connaître l'usage des voiles et des mâts. Mais, à part cette exception remarquable, les pirogues, toujours à un seul balancier, sont faites avec ce soin, ce fini, qui rendent leurs formes
aussi gracieuse que leur coupe est svelte. Elles sont peintes en
rouge, frottées avec quelques substances qui leur donnent l'aspect d'un ouvrage vernissé; et, par cela déjà, on peut remonter aisément à la source d'un art qui est encore poussé au plus
haut degré de perfection chez les Mongols des mers de Chine.
La marche des pros des Carolins est remarquable, quoiqu'elle
soit loin de légitimer ce qu'en ont dit quelques navigateurs,
et surtout Anson: elle est de cinq à six nœuds au plus. Mais avec
quelle adresse on fait changer indistinctement à ces pirogues
l'avant en arrière, par un simple renversement de la voile! et
ces fragiles embarcations conservent toutes un genre de construction qui ne varie point dans aucune île, et que nous eûmes
occasion de voir sur la plupart de ces longues chaînes d'archipels. Cependant, à mesure qu'on avance dans l'est, la pénurie
des matériaux se fait remarquer; et déjà les pros sont moins
soignés, et se ressentent du manque de bois, dont ces îles à fleur
d'eau sont privées. Toutefois, le même esprit a présidé à leur
forme générale; et tels s'offrirent à nous ceux des archipels Gilbert et Mulgrave. Les pros des Marianais ne différaient point
de ceux que nous décrivons ici; et ce n'est qu'après la sanglante
conquête de leurs îles par les Espagnols, qu'ils négligèrent leur
architecture maritime (1). Mais tel est le goût du rameau mon-

(1) On a long-temps adopté sans examen l'idée ridicule que les missionnaires

gol-pélagien pour la navigation, que, si chez les Océaniens un chef est renommé par son courage ou par son habileté comme guerrier, chez les Carolins, il n'a de réputation qu'autant qu'il est le plus habile pilote, et qu'il connaît le mieux le cours des astres, les phases des saisons et les vents régnans. Enfin, peu d'insulaires font de plus longs trajets, dans de frêles pirogues, que ceux qui nous occupent. Leurs voyages annuels à *Waghal* (Guam), pour y chercher du *loulou* (fer), n'en fourniraient encore qu'une preuve secondaire, si M. de Chamisso, en traçant les aventures du Carolin *Kadu,* ne nous en donnait un témoignage devenu historique. En remontant à des considérations plus élevées, nous trouvons chez ce peuple, comme chez les Océaniens, une noblesse héréditaire, des classes moyennes, et des serfs avilis. Fière de ces prérogatives, la classe privilégiée, soit qu'elle se nomme *Urosse, Tamole, Rupack*, etc., tient dans une soumission servile le peuple qu'elle regarde comme façonné pour lui obéir : elle possède seule les terres, et même les individus ; et, quoique n'ayant aucune marque distinctive, elle jouit d'une autorité d'autant plus forte, que la basse classe se croit seulement faite pour obéir à ses volontés.

Leur croyance religieuse, peu connue, semble n'avoir de culte pour aucun objet extérieur (1). Point de cabane servant de temple, point d'idoles ! Que de traits propres à isoler ces peuples ! Mais, de même que les Océaniens, ils possèdent le dogme consolant d'une autre vie ; et si les premiers placent les dépouilles de leurs proches sur les *moraïs,* les Carolins, en général, leur élèvent des abris de chaume au milieu des bois ou des plantations de cannes à sucre. Ce n'est pas sans étonnement qu'on ne voit chez ces peuples, nulle trace extérieure de l'idolâtrie qui règne chez tous les autres rameaux épars dans les mers du Sud.

Adonnés à la guerre, parce que l'homme y est naturellement

---

avaient émise, que les Marianais ne connaissaient point le feu, et qu'ils le prenaient pour un animal qui mordait ceux qui l'approchaient de trop près.

(1) « Au reste, les Marianais ne reconnaissent aucune divinité ; et avant « qu'on leur eût prêché l'Evangile, ils n'avaient pas la moindre idée de re- « ligion ; ils étaient sans temples, sans autels, etc. » (*Le Gobien*, p. 64.)

porté, les Carolins ont aussi conservé ou su faire un grand nombre d'instrumens de destruction. Cependant, nous ne les trouvons point en possession de l'arc et des flèches, réservés à la race nègre, ni du casse-tête, ni des longues javelines, plus particulièrement usitées chez les Océaniens. Des frondes, des pierres, des bâtons pointus et garnis d'os et d'épines de poissons, des haches de coquilles, voilà les armes les plus habituelles, et celles dont ils se servent plus généralement.

Les Carolins ne suivent point l'usage infâme des Océaniens de prostituer leurs filles, ou les esclaves enlevées à leurs familles. Jaloux de leurs épouses, ils paraissent scrupuleux de conserver intacte la fidélité conjugale, et redoutent le commerce de leurs femmes avec les étrangers. La polygamie semble être exclusivement réservée aux chefs. Quant à leur caractère, il paraît enjoué et bienveillant. Leur abord est plein de douceur : mais cette race tient de ses pères l'art de dissimuler avec adresse ; et tel est le tableau que Le Gobien en traça en 1701 : « Ces insulaires en usèrent d'abord avec droiture et bonne foi ; « mais bientôt les Espagnols s'aperçurent qu'ils avaient affaire « à une nation fourbe et artificieuse, contre laquelle il fallait « toujours être en garde pour ne pas être trompé. Ils conser- « vent profondément dans leur cœur le souvenir des injures « qu'ils ont reçues ; et ils sont tellement maîtres de leurs senti- « mens, qu'ils attendent plusieurs années l'instant de la ven- « geance. » Ici, nous n'adopterons point sans examen le caractère que leur donne un Père trompé par son zèle sans doute, et qui n'apprécie point assez ce que ce peuple infortuné avait à endurer d'une nation européenne, qui en opérait la conversion au christianisme avec le fer et le feu. Les Carolins, avec lesquels nous eûmes de fréquentes communications, montrèrent constamment de la bonne foi dans leurs échanges, de la franchise dans leurs manières, de la gaîté, et un certain abandon qui indiquerait de la droiture, à moins que cela ne fût produit par l'appareil d'une force imposante, qui les porta à n'avoir avec nous que des relations franchement amicales.

La musique des Mongols-Pélagiens, comme celle de tous les peuples dans l'enfance d'une demi-civilisation, est grave, peu mélodieuse, parfois mêlée de notes entrecoupées et lentes. Elle est destinée le plus souvent à servir d'accompagnement à leur danse, qui est caractéristique, et qui diffère beaucoup de celle des vrais *Océaniens*. L'instrument dont ils se servent est le tam-tam, qu'on trouve généralement répandu chez la plupart des peuples orientaux et africains, de race nègre et jaune. Cette poésie, qu'on retrouve chez tous les Carolins, dont les idées sont demeurées stationnaires, ne prouve-t-elle point que, découlant d'une source antique, et quoique brute et sauvage, elle peut encore réveiller dans leur âme des émotions agréables et des souvenirs historiques? que chez ces hommes, isolés dans un cercle étroit, elle suffit pour embellir les longues journées, qui s'écouleraient, sans elle, dans une complète inertie?

La langue de ces peuples semble varier à l'infini, et presque dans chaque île. Cependant, malgré la différence de l'orthographe usitée par les collecteurs divers des mots employés par ces insulaires, on reconnaît le même génie, et, comme le dit fort bien M. de Chamisso, *des sortes de règles plus compliquées que chez les vrais Océaniens.* A notre avis, les langues, lorsqu'elles se rapprochent évidemment, peuvent offrir de bons caractères, lorsqu'ils s'adaptent surtout à l'ensemble de ceux qu'on peut tirer des habitudes et de la conformation; mais on ne peut jamais y attacher une valeur absolue. Où en serait-on, en effet, s'il fallait grouper divers peuples de la France, en écrivant des noms tels qu'on les entendrait prononcer? et à quelle race rapporterait-on alors les habitans de telle ou telle province? Cependant, quelques rapprochemens existent dans la langue des Carolins. Çà et là on retrouve les jalons de communications. Ainsi, la numération décimale est seule usitée, et, quoique les noms de nombre varient, le système arithmétique est le même. A Oualan comme à l'île d'Hogoulous, les dénominations numériques sont très arbitraires et doivent tenir, ou à des migrations diverses, ou à des dialectes corrompus, que nous ignorons. Ainsi, le mot *un*, chez ces peuples, se dit *scha* à Oualan (Nob.), *duon* à Radack (Chamisso), *coth* à Ulea, *rep* à Eap, *hatjijai* en chamorien, *sa* à Pénélap (Nob.), *yote* à Doublon ou Hogoulous (Nob.), *tong* aux Pelew (Wilson), *usa* (Bisaya), *isa* (Pampango, Chamisso), *ysa* (Tagale), etc. Le mot *cinq* offre beaucoup plus d'analogie, et il présente la plus grande ressemblance dans presque toutes les langues de la mer du Sud, quels que soient les peuples qui l'emploient; il se dit, comme en malais, *lima*, lime. D'un autre côté, le mot *tamole*, pour désigner un chef, est généralement usité dans les Carolines. Il en est de même du mot *ik*, poisson, qui semble dériver du malais *ikan*, etc.

Nous terminerons ce tableau par une seule réflexion. Les peuples du rameau mongol-pélagien n'avaient point le cochon ni le chien sur leurs îles, avant l'arrivée des Européens; et MM. Quoy et Gaimard nous apprennent que ce dernier est lui-même étranger aux îles Marianes, comme l'indique son nom de *galagou*, qui veut dire *animal venu par la mer*.

4. DES PAPOUAS OU PAPOUS. (1)

Sous le nom de Papous, on connaît, en France, des peuples dont la couleur noire varie en intensité, et dont la chevelure n'est point lisse de sa nature, mais n'est pas laineuse non plus. Ces hommes, qu'on sait habiter le littoral des îles de Waigiou (2), de Sallawaty, de Gammen et de Battenta, et toute la partie nord de la Nouvelle-Guinée, depuis la pointe Sabelo jusqu'au cap de Dory, ont été parfaitement décrits par MM. Quoy et Gaimard (3), qui les premiers ont démontré qu'ils consti-

---

(1) Mémoire lu à la Société d'Hist. nat. de Paris, dans la séance du 23 juin 1826. Les peuples dont la peau est noirâtre, et la chevelure tantôt lisse, tantôt laineuse, et qui vivent sur les grandes terres montagneuses, situées entre l'Asie et la Nouvelle-Hollande, ont été, jusqu'à ce jour, fort peu étudiés. Il est même difficile de se former une idée exacte des dénominations qui leur ont été appliquées. Aussi, dans cet essai, nous présenterons seulement un résumé très succinct des observations que nous avons pu recueillir, pendant le séjour de la corvette *la Coquille* au milieu de ces archipels. On doit, d'ailleurs, espérer que l'expédition de l'*Astrolabe*, qui vient d'explorer ce système d'îles, jettera la plus vive lumière sur ce sujet, en rassemblant les faits nécessaires pour fixer irrévocablement l'opinion des savans sur une matière qui intéresse si particulièrement l'histoire de l'homme.

(2) Le nom de Waigiou est écrit différemment par les Français et par les Anglais. Nous avons toujours entendu les naturels appeler *Ouaighiou* la partie nord de l'île, et *Ouarido* la partie sud.

(3) Observations sur la constitution physique des Papous (*Zool. du Voy. de l'Uranie*, p. 1 à 11).

tuaient une espèce hybride, provenant, sans aucun doute, des
Papouas et des Malais, qui se sont établis sur ces terres, et qui
y forment à peu près la masse de la population. Ces *Négro-
Malais* ont emprunté à ces deux races les habitudes qui les
distinguent; et c'est ainsi que plusieurs ont embrassé le maho-
métisme, et que d'autres ont conservé des Papouas le fétichisme et la manière de vivre. Un grand nombre des mots de
la langue de cette variété humaine sont tirés du malais, et notamment celui de Radjah, qui sert à désigner les chefs. Ces insulaires forment donc une sorte de peuple métis (1), placé naturellement sur les frontières des îles malaises et des terres des
Papouas, et sur le littoral d'un petit nombre d'îles, agglo-
mérées sous l'équateur, et au milieu desquelles s'introduisent
sans interruption des Malais de Tidor et de Ternate, et des Papouas de la Nouvelle-Guinée, et même quelques Alfourous des
montagnes de l'intérieur. Presque toujours l'autorité, peu in-
fluente d'ailleurs, se trouve reposer dans les mains des Malais,
qui exploitent encore le commerce par échanges, et surtout la
vente des esclaves pris à la guerre. La masse de ces Papous
hybribes présente des hommes d'une constitution grêle et peu
vigoureuse. La teinte de leur peau est très claire; mais le plus
souvent elle est recouverte de cette lèpre furfuracée, si abondamment répandue sur les peuples de race noire de la mer du
Sud. Leurs traits ont une certaine délicatesse; leur taille est le
plus ordinairement petite; l'abdomen est très proéminent, et
leur caractère est timide. Tout en eux indique la funeste influence de leur genre de vie et de leur habitation.

Nous ne nous étendrons pas davantage sur ces peuplades

---

(1) La relation de Jacob le Maire (*Miroir Oost et West Indical*, Amst.,
1621, in-4. oblong, p. 164) prouve que déjà ces Papous hybrides n'avaient
point échappé aux observations des premiers navigateurs. Il y est dit : *Vin-
drent aussi quelques negrez qui nous amenerent vivres. Ils avoyent aussi une
monstre de porcelaine chinese ; c'estoit aussi une autre sorte de gens que les
precedens (ceux de la Nouvelle-Guinée), de couleur plus jaulne ; quelques
uns portoyent des cheveux longs , d'autres courts , et usoyent aussi d'arcxs et
flesches, etc.*

En 1699, Dampier (*Voy. aux Terres Australes et à la Nouvelle - Hollande*, t. IV, p. 67, 1714) décrivit également ces Papous hybrides, et les
détails qu'il en donne portent le cachet de son exactitude ordinaire.

que visitèrent d'Entrecasteaux, de Rossel, Labillardière, de Freycinet, Quoy et Gaimard, et qu'il nous suffisait de distinguer des peuples à cheveux crépus (*crispâ tortilique comâ* des Latins), auxquels nous conservons le nom indigène de *Papoua* (1), usité à la Nouvelle-Guinée, où ils sont répandus sur les côtes, de même que sur les grandes îles faisant partie de ce qu'on nomme *terre des Papous*. Enfin, nous retrouverons les Papouas peuplant les îles jusqu'à ce jour peu connues de la Louisiade, de la Nouvelle-Bretagne, de la Nouvelle-Irlande, de Bouka, de Santa-Crux (2) et de Salomon (3), etc.

Les Papous qui doivent nous occuper ont la plus grande ressemblance avec les nègres Cafro-Madécasses (4); et cette analogie se retrouve encore dans plusieurs de leurs habitudes et de leurs traditions, de même que dans leur constitution physique. Ils paraissent provenir d'une migration postérieure à celle des Océaniens, migration qui s'est arrêtée sur le contour des chaînes de la Polynésie, n'a envahi que le littoral de la Nouvelle-Guinée, et s'est répandue sur les îles de la Nouvelle-Bretagne, de la Nouvelle-Irlande, de Bouka, de Bougainville, de l'Amirauté, de Salomon, de Santa-Crux, de la Tierra austral del Espiritu Santo, et de la Nouvelle-Calédonie (5). Les habitans de la Nouvelle-Guinée se désignent par le nom de *Papouas*, en réservant la dénomination d'*Endaménes* aux nègres à cheveux droits et rudes de l'intérieur : ils n'ont point

---

(1) Du mot indigène *pua-pua*, qui veut dire brun-foncé (*Marshall*, Hist. de Java, p. 4.)

(2) Les naturels de l'île de Santa-Crux sont noirs comme les Nègres d'Afrique. Tous ont les cheveux laineux, et les teignent de différentes couleurs, etc. *Second Voy. de Mendaña* (*Fleurieu*, Découv. des Français, p. 26).

(3) Les peuples qui habitent ces terres sont, en général, de l'espèce des nègres : ils ont les cheveux laineux et noirs, le nez épaté et de grosses lèvres, etc., etc. (*Surville*, Découv. des Français, p. 95.)

(4) Ce rapprochement avait déjà été fait il y a un siècle; il a été combattu par M. Crawfurd, dont les raisonnemens, en cette circonstance, ne sont appuyés sur aucun renseignement positif.

(5) Les naturels des îles de *Tatee* paraissent être de la même race que les Papous. Ils ont la tête laineuse, la peau d'un noir de jais, et tous les traits des nègres d'Afrique. (*Meares*, Voy., t. I, p. 357.)

passé le détroit de Torrès; tandis que les Endaménes ou Alfourous (*nègres australiens*) paraissent s'être répartis très anciennement en peuplades misérables, éparses et peu nombreuses,
sur le sol maigre et stérile de la Nouvelle-Hollande. On ne
peut, par suite, concevoir la manière dont la terre de Diémen
a été peuplée, qu'en adoptant l'idée que les nègres à chevelure
laineuse s'y sont introduits par le groupe des Hébrides et de la
Nouvelle-Calédonie.

Ainsi donc, la portion centrale de la Nouvelle Guinée est
habitée par des nègres Alfourous, qui en sont les aborigènes,
et que les Papouas du havre de Doréry nomment *Endaménes*.
Ces peuplades sont toujours en guerre les unes avec les autres,
et n'ont point d'autres communications que celles qu'amène un
état perpétuel d'hostilités. Les nègres, au contraire, qui sont
établis sur les côtes, se distinguent entre eux par la dénomination d'*Arfakis* ou de montagnards, et de *Papouas* ou de rive-
rains. Ces derniers vivent par tribus éparses et isolées, dans un
état continuel de défiance et d'inquiétude. Leurs villages, placés
sur l'eau et sur des pieux, se composent d'un petit nombre de
cabanes, gouvernées par l'autorité des chefs âgés. Leur taille est
assez communément médiocre, quoiqu'on observe parmi eux
de fort beaux hommes. Leurs membres sont ordinairement proportionnés avec régularité, et souvent leurs formes sont robustes et athlétiques. La couleur de leur peau est d'un noir
mêlé d'un huitième de jaune; ce qui lui donne une teinte assez
claire, dont l'intensité varie. Leur chevelure est noire, très
épaisse, médiocrement laineuse : ils ont l'habitude de la porter
ébouriffée d'une manière fort remarquable, ou de la laisser
retomber sur le cou en mèches longues et très flexueuses. Le
visage est assez régulier dans l'ensemble des traits, quoique le
nez soit un peu épaté, et que les narines soient élargies transversalement. Le menton est petit et bien fait; les pommettes
sont assez saillantes, le front est élevé, les sourcils sont épais
et longs. La barbe est rare; mais quelques naturels la conservent au-dessus de la lèvre supérieure et au-dessous du menton,
à l'imitation de plusieurs peuples africains. La physionomie
des Papouas réfléchit aisément les sensations qui les animent
et qui naissent de la défiance, du soupçon et de toutes les pas-

sions les plus haineuses : et l'on observe, chez presque tous les peuples de race noirâtre, une prédominance marquée des facultés purement instinctives (1) sur celles de l'intelligence. Les femmes, qui partout l'emportent sur l'homme par la délicatesse de l'organisation, sont communément laides. Cependant, nous vîmes à la Nouvelle-Guinée quelques filles nubiles très bien faites, et dont les traits réguliers et doux étaient remarquables. Façonné pour la servitude et l'obéissance, ce sexe, chez les Papous comme chez certains nègres d'Afrique, doit vaquer aux travaux les plus rudes que dédaigne de partager un maître inflexible et despote.

Ainsi, les Papouas se sont propagés sur les îles de Bouka, de Bougainville, de la Nouvelle-Bretagne et de la Nouvelle-Irlande. Si l'on en juge par les descriptions des voyageurs les plus exacts, ils se seraient également établis sur les îles de Santa-Crux et des Arsacides, des Hébrides (2) et de la Nouvelle-Calédonie; ils auraient envoyé des colonies sur les îles des Navigateurs et des Fidjis (3), et y auraient donné nais-

---

(1) Plus les hommes sont loin de l'état de civilisation, plus leur intelligence instinctive est développée : les sens sont plus parfaits que chez l'Européen. Aussi le Papoua a-t-il la vue perçante, et l'ouïe très fine. Mais comme son unique occupation est de satisfaire son appétit vorace, que cette fonction absorbe toutes les autres facultés, ou qu'elles ne sont développées que dans ce seul but, il a reçu des muscles masséter et temporaux d'une grande force. C'est ainsi que nous remarquâmes, sur plusieurs crânes, des crêtes nombreuses hérissant toute la partie antérieure de la fosse temporale pour donner aux fibres du crotaphyte des points d'attache plus puissans.

(2) Consultez les excellens détails fournis par *Forster* sur les naturels de l'île de Mallicolo, qui semblent constituer une variété. (2e Voy. de Cook, t. III, p. 59, et t. V, p. 220.)

(3) Suivant M. *Mariner* (t. I, p. 346), les habitans des Fidjis ont les cheveux crépus et de la nature de la laine. Ils les poudrent avec des cendres, et les frisent avec le plus grand soin, de manière qu'ils ressemblent à une immense perruque. Ils portent des bracelets d'écorce et de coquilles autour des bras, et sont presque nus. Plus loin, il ajoute, après avoir séjourné au milieu d'eux (t. II, p. 135) : Les naturels de ces îles paraissent être une race fort inférieure à celle de Tonga, et approcher davantage de la conformation des nègres. La langue est dure, et emploie plus souvent la consonne *r*. C'est au point que, malgré que les îles Fidjis soient très voisines des îles de Tonga, le langage diffère bien plus entre ces deux archipels que

sance à la variété hybride ou *négro-océanienne* qu'on y connaît.

Les naturels de Bouka, avec lesquels nous communiquâmes, avaient une taille moyenne. Ils présentaient absolument tous les caractères et toutes les habitudes des Papouas, et portaient comme eux leur chevelure demi-laineuse, longue et ébouriffée. Les habitans de Port-Praslin à la Nouvelle-Irlande, ceux de l'île d'York, dans le canal Saint-George, ne différaient point de ceux-ci; seulement il y avait parmi eux un plus grand nombre d'hommes grands et robustes. Mais plusieurs individus, dans le nombre, étaient remarquables par la teinte peu foncée de leur peau, ce qui les rapprochait de la couleur jaune faiblement bronzée des Océaniens.

La figure des vieillards de ces diverses peuplades était généralement calme, sereine et impassible. Cependant, nous observâmes des changemens assez brusques dans le jeu de leur physionomie. A la fausseté, aux regards perfides des uns, étaient opposés la défiance et les soupçons des autres, la bonhomie ou la confiance d'un petit nombre. Ces peuples ne hérissent point leur chevelure comme certains Papouas, car cette mode n'est suivie que par quelques tribus.

Si nous examinons enfin la conformation physique des habitans de la grande île de Madagascar, connus sous le nom de *Madécasses* proprement dits (1), nous trouverons, au milieu des trois ou quatre variétés humaines qui habitent cette grande île, des nègres dont les membres sont proportionnés avec régularité, et souvent dessinés avec vigueur. Ces Madécasses ont une taille bien prise, et, parmi eux, on observe un très grand nombre de beaux hommes. Leur chevelure, médiocrement laineuse, est nouée sur l'occiput par gros flocons; la peau est de couleur brune, mêlée de jaune; le nez est légèrement épaté, la bouche grande; en un mot, l'ensemble de leurs traits, qui est régulier, servirait en grande

---

celui de Tonga, par exemple, avec les Sandwich, qui en sont séparées par une distance neuf fois plus considérable.

(1) Consultez *Flaccourt*, Hist. de Madagascar, 1 vol. in-4°; et *Rochon*, Voy. à Madagascar, 1 vol. in-8°, p. 15.

partie à tracer le portrait d'un *Papoua* de Doréry, de Birare (*Nouvelle-Bretagne* de Dampier), de la Nouvelle-Irlande ou de Bouka (1). Il nous reste à généraliser les habitudes de cette grande famille.

Les Papouas vont nus. Jamais nous ne vîmes les habitans des îles Bouka, de la Nouvelle-Bretagne et de Port-Praslin cacher, par le moindre voile, les organes sexuels. Les naturels de Doréry, ainsi que les Papous hybrides, sont les seuls qui fassent exception à cette coutume; et bien qu'ils ne sachent point faire de tissus, ni convertir les écorces d'arbres en étoffes, ils emploient comme ceinture des sortes de toiles naturelles et grossières, qu'ils retirent des enveloppes florales du cocotier ou des gaînes membraneuses des feuilles du bananier. Les tribus qui vivent sur les côtes de la partie du nord de la Nouvelle-Guinée, ayant, chaque jour, des communications avec les Malais, et surtout avec les Guébéens, en reçoivent en échange d'oiseaux de paradis, d'écailles de tortue, ou par la vente des esclaves, des toiles de coton teintes en bleu ou en rouge, et qui sont destinées aux femmes. Ils ont aussi adopté l'usage de chapeaux larges et pointus, faits à la chinoise avec des feuilles de pandanus, cousues et disposées très ingénieusement. Mais un goût commun à tous les peuples de race noire, est celui de se couvrir les épaules et la poitrine d'incisions, élevées et mamelonnées, disposées en lignes courbes ou droites, mais toujours régulières; et cette mode, qui sert à distinguer les diverses tribus nègres de l'intérieur de l'Afrique, est pratiquée par presque tous les habitans de Madagascar, et par tous les naturels de couleur noire répandus dans l'ouest de la mer du Sud, et aussi-bien sur la terre de Diémen que sur l'Australie.

La chevelure de ces peuples est, en général, très frisée, très fine, résistante, et en même temps très épaisse. Quelques

---

(1) « Parmi les habitans de la Louisiade qui vinrent en pirogue le long de « nos navires, et dont la chevelure était laineuse et la peau olivâtre, j'en « remarquai un aussi noir que les nègres de Mozambique, avec lesquels je « lui trouvai beaucoup de rapport. » (*Labillardière*, Voy., t. II, p. 276, in-4°.)

familles de la Nouvelle-Guinée, de Waigiou, de Bouka, lui donnent la forme *ébouriffée* et singulière, qu'on a même regardée comme un caractère des Papous; mais d'autres tribus, telles que celles de Rony, à la Nouvelle-Guinée, de la Nouvelle-Bretagne et de la Nouvelle-Irlande, la laissent tomber sur les épaules en mèches cordonnées et flottantes. Les Papouas aiment à se couvrir la tête de poussière d'ocre, unie à de la graisse, et rougir ainsi leur chevelure et leur visage, et se faire sur la poitrine ou sur la face des bandes diverses avec de la chaux de corail. C'est plus particulièrement au Port-Praslin, à la Louisiade, qu'on retrouve cette singulière mode, qui règne sans partage chez les habitans de la Nouvelle-Galles du sud. Ces peuples emploient peu le tatouage, qu'ils nomment *panaya* à la Nouvelle-Guinée; et, opposés en cela aux Océaniens, ils se bornent à tracer quelques lignes éparses sur les bras et à l'angle des lèvres de leurs femmes, comme une marque particulière. Ils aiment tous les ornemens, de quelque nature qu'ils soient. Nulle part nous ne rencontrâmes en plus grande abondance des colifichets de plumes, d'écailles ou de nacres, destinés à être placés sur la tête, à la ceinture ou sur les armes; mais partout nous observâmes l'usage, exclusif à cette race, de porter des bracelets d'une blancheur éblouissante, faits avec beaucoup d'art, très polis, et qu'ils façonnent probablement avec la grosse extrémité des énormes cônes qui vivent dans les mers environnantes : tous les navigateurs en ont parlé. Bougainville dit, en mentionnant cet objet chez les naturels des grandes Cyclades : « Ils se percent « les narines pour y pendre quelques ornemens (1). Ils por- « tent aussi au bras, en forme de bracelet, une dent de Babi- « roussa, ou un grand anneau d'une matière que je crois de « l'ivoire (2). » Un tel usage est par lui-même caractéristique;

---

(1) Les naturels de Navihi-Levou, l'une des Fidjis, ont adopté cette coutume; et, pour se donner un air plus formidable, ils percent le cartilage du nez, et ils y passent des plumes qui retombent sur les lèvres comme d'épaisses moustaches (*Mariner*, t. 1, p. 335). Or, nous avons vu une habitude identique chez les nègres de Port-Praslin.

(2) SURVILLE, sur le *Saint-Jean-Baptiste*, mentionne ces brasselets de

mais ce qu'il offre de plus remarquable encore est l'analogie qu'il présente avec les coutumes des Égyptiens. Les recherches modernes nous ont en effet indiqué la présence d'un ornement de forme exactement semblable sur un grand nombre de momies.

L'usage de mâcher le bétel avec l'arec et la chaux, propre au rameau malais, a été porté chez les Papouas par ce peuple sans doute; mais on doit supposer que des communications antérieures en ont fait naître le besoin chez les habitans de Port-Praslin, où nous le trouvâmes très répandu; à Bouka, où nous en vîmes des traces; à l'île de Choiseul et à la Louisiade, où Bougainville et Labillardière l'observèrent.

Ces derniers peuples et les Papouas de la Nouvelle-Guinée surtout portent des amulettes façonnées en idoles (1), fixées sur la nuque par un collier fait de dents d'animaux, etc. Mais nous trouvâmes dans leurs cabanes quelques coiffures parfaitement analogues à celles qui servent aux enfans dans nos fêtes religieuse, et que surmontait une feuille de pandanus contournée très adroitement en fleur de lis. Cette forme antique et singulière, conservée fidèlement, et même avec le plus grand goût, chez les peuples encore dans les ténèbres d'une longue enfance, doit provenir de l'Abyssinie. Mais ce qui met hors de doute leurs rapprochemens avec les habitans de l'Afrique, ce sont les oreillers en bois sur lesquels ils appuient la tête pour dormir. A Waigiou, à Doréry, nous trouvâmes chez tous ce meuble travaillé avec adresse, représentant, le plus constamment et avec plus ou moins de perfection, deux têtes de sphinx, attri-

---

cette manière (Port-Praslin) : » La plupart portent un bracelet au bras, « au-dessous du coude, qui peut avoir un demi-pouce d'épaisseur sur un « pouce de largeur. Il est fait, autant qu'on peut en juger, d'un coquillage « dur, opaque, lourd, qui est supérieur en blancheur à l'ivoire du Sénégal « et au marbre de Carrare. » *Découvertes des Français dans le S.-E. de la Nouvelle-Guinée*, par Fleurieu, 1790, p. 128, in-4°.

(1) « Les nègres de Sierra-Leone semblent vénérer de petites statues faites « à peu près à la ressemblance de l'homme. Il n'en coûte que huit ou douze « pouces de bois pour la façon de ces images, qu'on peint en noir, et qui « sont les penates de la hutte. Ils en font des offrandes, qui consistent en « chiffons, vases ébréchés, etc. » (MATTHEWS, Voy. à Sierra-Leone.)

but égyptien; et plusieurs de ces objets, comparés en France, ne diffèrent en rien de ceux trouvés sous la tête des momies d'Égypte, dans les sépulcres, et conservés par les voyageurs récens, qui les ont découverts.

Les Papous de Doréry et de Waigiou ont un goût particulier pour façonner des idoles, qu'ils placent sur leurs tombeaux et dans un endroit particulier de leurs cabanes. Ces sculptures se reproduisent sur le devant de leurs pirogues. Mais comme leur culte est un fétichisme pur, et que quelque teinte de l'islamisme n'a pénétré qu'avec les Malais au nord seulement, nous voyons chez tous cette habitude de consacrer, dans une cabane qui sert de temple, une suite d'idoles, vêtues de guenilles diverses, représentant des divinités rangées par ordre de puissance. Nous trouvâmes cet état de choses au Port-Praslin, grâce à la course hasardeuse du jeune et brave de Blosseville; et ces naturels, sans exception, au milieu de leurs grotesques divinités, consacrent à des animaux des représentations assez fidèles. C'est ainsi que le crocodile est un objet de culte à Waigiou, le requin et le pélandoc au Port-Praslin, le chien à Doréry, etc. Les Papous, toutefois, vénèrent les morts, suspendent les têtes de leurs ennemis comme trophées aux parois de leurs demeures, pour les priver sans doute d'une existence heureuse dans l'autre vie; car ils ont la croyance d'un être suprême infiniment bon, et d'un génie adonné au mal.

L'industrie des peuples de race noire n'est point à citer. Cependant, les femmes des Papouas de Doréry fabriquent de la poterie (1); et, comme ceux de Waigiou, ils savent assembler les belles feuilles satinées du *pandanus longifolius,* pour en faire des nattes, qu'ils festonnent diversement, et qu'ils teignent avec les couleurs les plus éclatantes et les plus solides. Ces nattes, avec lesquelles ils s'abritent de la pluie, sont représentées, au Port-Praslin, par des capuchons qui en ont la

(1) Dans le pays des Kaartans, dans l'Afrique occidentale, le village d'*Asamanga Tary* est renommé pour ses manufactures de poterie de terre, travaillée par les femmes. (Voy. dans l'Afrique occidentale, par *Gray* et *Dochard.*)

14

forme et parfois l'ampleur : elles sont, en effet, le plus souvent pliées au milieu, et cousues à une extrémité.

Les habitans de la Nouvelle-Bretagne, de la Nouvelle-Irlande, avaient divers ornemens passés dans les narines, ou des bâtonnets traversant la cloison du nez, à l'instar des naturels de la Nouvelle-Galles du sud. Cette mode se reproduisit à nos yeux chez les Papouas du havre de Rony, et tous nous assurèrent que les bâtonnets qu'ils portaient étaient bien petits en comparaison de ceux que les farouches Endamênes, leurs ennemis, et les propriétaires des districts plus au sud, se plaçaient ainsi, et comme une vergue civadière, ainsi que l'a dit le premier un marin judicieux et instruit.

Le genre de vie des Papouas ne nous fournit point de caractères bien précis. Cependant ils ne savent point, comme les Océaniens, pratiquer des fours souterrains pour cuire leurs alimens : ils se contentent de les griller sur des charbons ardens, ou bien, de faire des treillages élevés, et de les préparer ainsi par l'action médiate de la chaleur. Vivant, du reste, des fruits équatoriaux, de racines nutritives, que le sol produit en abondance, les Papouas de la Nouvelle-Guinée savent encore cultiver quelques légumes; et l'espèce de haricot qu'ils nomment *aberou* forme principalement la base de leur nourriture, avec les produits de la pêche, ou les coquilles qu'ils vont chercher sur les récifs, et même les reptiles qu'ils attrapent dans les forêts.

Leur gouvernement est peu connu. On a cependant remarqué qu'ils semblaient obéir à des vieillards, dont l'autorité paraissait nettement établie; et ce n'est guère que chez ceux qui ont communiqué avec les Malais, qu'on retrouve le titre de Radjah, par exemple; et encore n'en ont-ils point d'idées bien claires et bien distinctes. Nous avons vu que leur culte était un fétichisme pur; fétichisme sous l'influence duquel toutes les races noires de l'Afrique, excepté l'Abyssinienne, sont plus ou moins soumises. Mais les Papouas entourent d'un profond respect les tombeaux de leurs pères : ils élèvent des cabanes pour les abriter. Ils dressent souvent des estrades en bois, destinées à supporter leurs os desséchés, et ne manquent point de placer sur leur sépulture des vases destinés à recevoir des offrandes, tels que du bétel, du tabac ou du poisson, et de recouvrir des attributs du défunt le lieu où reposent ses cendres.

La construction des cabanes présente, chez les divers peuples de race papoue, des différences assez tranchées. Ainsi les huttes des naturels de la Nouvelle-Irlande sont de forme africaine, arrondies, couvertes de paille, ayant une porte étroite et basse. Chez les habitans de Waigiou et de la Nouvelle-Guinée (1), au contraire, elles nous montrent quelle peut être l'influence des hostilités continuelles auxquelles ils se livrent. Ces peuples, en effet, établissent leurs villages au fond des baies, sur le bord des rivages. Mais, par une prévoyance sans cesse défiante, ils ont placé leurs maisons sur l'eau même des grèves, de manière qu'elles sont supportées par des pieux, qu'on ne peut y parvenir que par des ponts informes, qu'en cas d'alerte du côté des terres, on peut faire disparaître en un clin d'œil; tandis que la fuite est facile par mer, parce qu'ils ont le soin d'avoir leurs pirogues sous le plancher à jour de ces ajoupas. Ils se sauvent aisément dans les bois, au contraire, lorsque l'attaque a lieu avec des embarcations armées. Enfin, ceux même qui habitent l'intérieur du pays ont placé leur gîte sur quelque morne élevé, dont l'approche est défendue par des palissades; et, non satisfaits de la sécurité qu'ils peuvent retirer des obstacles qui se rencontrent sur le chemin, ils ont encore élevé leur demeure sur des troncs d'arbres, rendus lisses, et hauts de douze à quinze pieds, en se servant d'un énorme bambou entaillé pour y parvenir. Chaque soir, cette échelle est retirée dans la cabane, et la famille dort en paix, sur des tas de flèches préparées pour repousser toute attaque, dans l'aire qu'elle a construite à la manière des oiseaux. Ce sont ces cabanes aériennes, que nous examinâmes avec détail, qui ont donné lieu de croire à quelques écrivains, amis du merveilleux, que les Papouas logeaient dans les arbres. Nous ne

(1) Les cabanes des naturels de la Louisiade sont, comme celles des Papous, élevées avec des pieux de deux ou trois mètres au-dessus du terrain (LABILLARDIÈRE, Voyage à la Rech. de La Pérouse, t. II, p. 277).

savons point si les voyageurs mentionnent ailleurs une telle
construction; et on n'en trouve point de traces en Afrique, à
ce que nous croyons. Seulement, le capitaine russe *Krusenstern* (Voy., tom. II, pag. 233) dit que les Tartares qui habitent Sakhalien élèvent leurs cabanes sur des pieux, au-dessus
du sol.

Ces peuples possèdent encore un genre de construction nautique opposé à celui des rameaux océanien et mongol-pélagien.
Navigateurs comme le sont naturellement tous les peuples ri-
verains, on retrouve, chez tous les nègres épars depuis le nord
de la Nouvelle-Guinée, sur ces chaînes de grandes îles, une
forme assez générale de pirogues. Ceux de Port-Praslin, de la
Nouvelle-Bretagne, de l'île d'York, de Bouka enfin, ont des
embarcations sveltes, légères, formées de bordages assemblés
et cousus, et dont les joints sont bouchés par un mastic tenace,
dont les deux extrémités se relèvent, et sont, le plus souvent,
surmontées de quelque attribut. Mais toutes ces pirogues n'ont
point de balancier, tandis que celles qu'on retrouve sur le
pourtour boréal des îles dites des Papous, et qui sont destinées
aux besoins ordinaires, sont, sans exception, à deux balan-
ciers; celles de guerre, toutefois, ressemblent aux précédentes.

Les armes principales des habitans de Waigiou et de Doréry
sont l'arc, les flèches et les longues javelines, terminées par
une lame de bambou, acérée et façonnée en fer de hallebarde.
A Bouka, nous retrouvons les flèches et des arcs parfaitement
fabriqués en beau bois rouge, de même qu'à la Nouvelle-Irlande et à la Nouvelle-Bretagne. Mais ces tribus, inquiètes et
guerrières, emploient principalement le casse-tête de bois dur,
les longues javelines, garnies parfois d'os humains, ce qui an-
noncerait peut-être une habitude d'anthropophagie; les frondes
pour lancer les pierres, et surtout l'usage constant du *bouclier* (1). Cette arme défensive, faite sur le modèle de certains
boucliers romains, garnie de coquilles enchâssées avec symétrie, serait-elle due au hasard? (2)

(1) De Bougainville (*Voyage autour du monde*) vit les naturels de la
Louisiade se servir également de boucliers : la description qu'il en donne est
applicable à ceux que nous avons vus au Port-Praslin.

(2) Les *Antaximes* de la partie sud de Madagascar, à teinte très noire et

Tous les peuples ont une musique en rapport avec leur civilisation sans doute; mais les Océaniens, les Mongols-Pélagiens, et les peuples noirâtres et à cheveux frisés des îles de la mer du Sud, ont chacun un type particulier, suivant leurs habitudes; et, quoique cet art soit resté stationnaire par l'isolement de ces peuplades, il n'en est pas moins caractéristique et ne peut provenir que d'un ensemble d'idées perfectionnées. Nous ne savons rien de la musique des Papouas de Doréry et de Waigiou : celle des habitans de Port-Praslin et de l'île d'York et leurs instrumens nous sont mieux connus. Sur toutes ces grandes terres, nous retrouvâmes le *tamtam*, dont le nom peut varier, mais jamais la forme, qui est l'imitation parfaite du tamtam de la côte de Guinée. Ce tambour, creux, fermé à sa grande extrémité par une peau de lézard, est encore usité dans plusieurs régions de l'Afrique. Mais ce qui dut nous fournir matière à réflexion au Port-Praslin, sont la guimbarde et la flûte à Pan que nous y trouvâmes. La guimbarde est faite avec une lame de bambou, divisée en trois lamelles effilées, qui se placent dans la bouche comme la nôtre. Quant à la flûte à Pan, nous devons nous y arrêter un instant, et indiquer la conclusion d'une note, que nous a remise sur cet instrument un de nos amis, excellent musicien. « Les anciens connaissaient deux « sortes de flûte : la simple, et le syrinx ou flûte à Pan ; et ces « flûtes n'avaient qu'une étendue de sons très bornée, parce « que les Grecs ignoraient l'harmonie proprement dite, et que « leur *mode de musique* était *mineur*, tant l'homme *naturel* « éprouve plus de facilité à attaquer la tierce mineure que celle « majeure. Le syrinx de la Nouvelle-Irlande présente ce ca- « ractère mineur ; et, après un examen sérieux, je conclus que « cet instrument, composé de huit notes, dont cinq appar- « tiennent à la gamme, et trois sont répétées à l'octave en « dessous, est des temps les plus reculés. »

Lorsque M. de Blosseville visita le village de Leukiliki, à une lieue du Port-Praslin dans l'intérieur, il ne fut reçu qu'après que des naturels eurent exécuté une danse nommée

---

à cheveux crépus, se servent du bouclier pour combattre (*Malte-Brun*, Géog., t. IV, p. 123).

louk-louk. Les danseurs étaient entièrement cachés sous un vêtement bizarre, fabriqué avec des lanières de feuilles de pandanus, imitant une ruche ambulante, et qu'ils suspendent à des poteaux sur la grève. Toutes les circonstances de cette sorte de solennité sont rapportées dans le voyage de M. Duperrey ; mais nous devons citer comme rapprochement un usage semblable, observé dans le royaume de Woulli, en Afrique, par le major Gray. « En approchant de Barra-Cunda, nous vîmes « accroché à un poteau, hors des murs de la ville, un vête- « ment fait d'écorce d'arbre, coupée par filamens, et arrangé « de manière à couvrir un homme, espèce de loup-garou « nommé *Mumbo-Jumbo.* »

Des ténèbres trop épaisses couvrent les traditions poétiques de ces peuples, pour que nous puissions en tirer quelques conséquences : nous en ignorons même les faits les plus essentiels. Mais ce qu'on ne peut se dispenser de remarquer, c'est la divergence complète du langage, qui existe non pas d'île à île, mais même de tribu à tribu et de village à village. Quelle peut en être la cause ? rien autre chose sans doute que ces haines héréditaires, ces guerres perpétuelles, dans lesquelles vivent et meurent les générations successives. Le caractère moral de ces peuples en a acquis cette barbarie profonde, cette défiance sombre et continuelle, qui les rendent traîtres, perfides et assassins. « Nous avons observé, dans le cours de « notre voyage, dit Bougainville, qu'en général les hommes « nègres sont beaucoup plus méchans que ceux dont la cou- « leur approche de la blanche. »

Quant aux rapports que peuvent avoir entre eux les idiomes de chaque peuplade, il nous serait impossible de les saisir. Ce langage barbare et guttural se refuse à tout examen ; et on en pourra juger par le tableau suivant, dans lequel nous avons placé les noms de nombre, écrits comme les naturels les prononcent.

NOUVELLE-GUINÉE.		NOUVELLE-GUINÉE.	NOUVELLE-IRLANDE.	MADAGASCAR.	MALAIS.
Canton de RONY.	Havre de DORÉRY.	ALFOUROUS. hab. de l'int.	PORT - PRASLIN.	TAMATAVE.	
1 Hiossaire.	Saha.	Toure.	Ti.	Rec.	Satou.
2 Nourou.	Doui.	Kire.	Irou.	Roui.	Doua.
3 Nokore.	Kiore.	Noure.	Toul.	Telou.	Tiga.
4 Fake.	Fiake.	Ouat.	At.	Effack.	Ampat.
5 Rime.	Rime.	Mai.	Lime.	Dimi.	Lima.
6 Ouonême.	Ouonême.	Imbitoure.	Ouone.	Enine.	Anam.
7 Ounamanourou.	Fike.	Inebiki.	Hiss.	Fitou.	Touyou.
8 Ounamonocore.	Ouart.	Imbinour.	Ouale.	Valou.	Delapan.
9 Fike.	Sihiou.	Imbeboit.	Siou.	Sevi.	Sambilan.
10 Sanfour.	Sanfour.	Ouanguire.	Saouli.	Foulou.	Sapoulou.

5. DES TASMANIENS.

Nous plaçons à la suite des Papouas, et comme deuxième variété du rameau *Cafro-Madécasse*, les habitans de la terre de Diémen. Nous ne les indiquons ici que pour mémoire, parce que la corvette *la Coquille* n'a point visité cette partie du globe, et que les naturels ne nous sont connus que par les récits des voyageurs. On s'accorde généralement à peindre les Tasmaniens comme une race d'hommes d'un noir peu foncé, dont le crâne est déprimé, et qui a des cheveux courts, laineux, très recoquillés. Le nez est écrasé, et l'angle facial médiocrement aigu. On peut, toutefois, s'en faire une idée assez juste par les planches VII et VIII de l'atlas de Labillardière, et par les figures 4 à 8, dessinées par Petit, dans l'atlas de Péron. Ce qui semble autoriser à placer les Tasmaniens à la suite des Papouas, ce sont quelques ressemblances d'organisation, et une certaine similitude dans plusieurs usages, qui paraissent dériver d'une source commune. Ainsi, ils ont l'habitude de se couvrir les cheveux d'argile ferrugineuse très rouge; de se faire naître des mamelons ou des cicatrices en relief sur la peau; de cuire leurs alimens sur des charbons incandescens; de coucher sur la terre, près de grands feux; de fabriquer des paniers élégans avec des tiges d'arbustes; de façonner des ornemens divers, et surtout de se servir d'un petit oreiller en bois, nommé *roéré* (LABILLARDIÈRE, *Voy.*, t. II, pag. 43); de placer des huttes coniques sur les tombeaux de leurs parens décédés (PÉRON, t. IV, pag. 99); et, enfin, d'être polygames. Seulement, on ne retrouve point chez eux l'art de construire des cabanes, dont la pauvreté du sol et l'inclémence du ciel auraient dû leur imposer la nécessité; car ils se bornent à élever des abris temporaires, des *abat-vents* en écorce, insuffisans pour les garantir des rigueurs du climat austral. Leur langage diffère tellement des idiomes barbares et sans nombre des peuples de la Nouvelle-Hollande, que déjà, dès avant qu'on sût que la terre de Diémen en était séparée par le détroit de Bass, M. Labillardière avait dit (t. II, p. 60): *Il prouve que ces peuples n'ont pas la même origine.* Des détails utiles à consulter sur les Tasmaniens sont consignés dans le tome IV (pag. 77 et suiv.) de l'Historique du voyage aux terres australes, rédigé par Péron et le capitaine de Freycinet.

6. DES ALFOUROUS-ENDAMÈNES.

La population primitive des archipels des Indes orientales était une race noire, qui paraît avoir été décimée par d'autres peuples conquérans, sur certaines îles et à diverses époques, ou avoir été chassée des côtes, et reléguée au milieu des montagnes, ainsi que nous l'apprennent les anciennes histoires et les annales de Malacca en particulier. Ces peuples à peau noire et à cheveux rudes, mais lisses, vivent encore dans les lieux inaccessibles de toutes les terres polynésiennes (1); et ·

---

(1) En nous servant du nom de *Polynésie*, exclusivement restreint aux terres si vaguement nommées *archipels d'Asie*, nous encourrons probablement le blâme de quelques géographes fidèles à une nomenclature incertaine et encore plongée dans le chaos. La dénomination d'*Océanie* est si harmonieuse, et peint si bien la dispersion des petites îles volcaniques et madréporiques, éparses sur la surface immense du Grand-Océan, qu'elle survivra indubitablement à toute autre : celle de *Pélagie* traduirait avec exactitude le surnom de *monde maritime*, qui lui fut imposé (d'une manière trop générale cependant) par M. C. A. Walckenaer. Ainsi, le nom de *Polynésie*, que, jusqu'à ce jour, on avait étendu à plusieurs systèmes de terres aussi distantes que séparées par la nature, ne pouvant plus être appliqué aux îles

c'est ainsi que le plateau central de la plupart des îles Moluques est occupé, de nos jours, par les *Haraforas* ou *Alfourous* (1) ; que les Philippines sont peuplées par *los Indios* des
Espagnols (2) ; que l'on mentionne *los Negros del monte* à
Mindanao (3), les *Vinzimbers* à Madagascar, dont ils seraient
les habitans naturels, et que nous apprîmes l'existence des
Endaménes à la Nouvelle-Guinée.

Les Alfourous-Endaménes vivent de la manière la plus sauvage et la plus misérable. Toujours en guerre avec leurs voisins, ils ne sont occupés que des moyens de se préserver de
leurs embûches et d'échapper aux piéges qu'on leur tend sans
cesse. L'habitude qu'ont les Papouas des côtes de les mettre
à mort et d'ériger en trophées leurs dépouilles, rend compte
de la difficulté qu'on éprouve à les observer, même à la Nouvelle-Guinée; et deux ou trois de ces hommes, réduits en esclavage, que nous vîmes à Doréry, sont tout ce que nous en
connaissons. Les Papouas nous les peignirent comme d'un caractère féroce, cruel et sombre, n'ayant aucun art, et dont
toute la vie s'écoule à chercher leur subsistance dans les forêts. Mais ce tableau hideux, que chaque tribu ne manque
point de faire de la tribu voisine, ne peut être regardé comme
authentique. Les Endaménes que nous vîmes avaient une phy-

---

de la mer du Sud, demeure donc aux îles de l'Asie, que la formation primitive, les productions, les races qui les habitent, permettent de grouper par
des caractères très caractéristiques. Il serait préférable de le remplacer par un
nom neuf, dont le sens fût sans équivoque, tel que le mot de *Malaisie*, déjà
adopté par le célèbre géographe italien Balbi.

(1) « Les *Alphouréens* ou *Alfoures* sont vraisemblablement les premiers
« et les plus anciens habitans des Moluques : aujourd'hui même ils ne se
« confondent pas avec les autres habitans; mais ils se tiennent renfermés
« dans les montagnes de Bouro et de Céram. » (STAVORINUS, *Voy. aux
Indes*, t. I, p. 259.)

(2) C'est peut-être à tort qu'on indique, comme appartenant à ces races
mal connues, les *Laos* et les *Miaotsé* de l'intérieur de la Cochinchine, qu'on
nomme aussi *hommes à queue* dans le pays. BARROW les regarde comme des
Cochinchinois encore plongés dans une grossière barbarie. (*Voy. à la Cochinchine*, t. II, p. 226.)

(3) Ainsi nommés, dit MEARES, à cause de leur ressemblance avec les
noirs d'Afrique, tant au physique qu'au moral (*Voy. à la côte N.-O. d'Amérique*, t. I, p. 287). Il est probable que ces *negros* sont des Papouas.

sionomie repoussante, un nez aplati, des pommettes saillantes, de gros yeux, des dents proclives, des extrémités longues et grêles, une chevelure très noire, très fournie, rude et
comme lisse, sans être longue. La barbe était très dure et très
épaisse. Une profonde stupidité était empreinte sur leurs traits;
peut-être était-elle due à l'esclavage. Ces nègres, dont la peau
est d'un noir-brun sale, assez foncé, vont nus. Ils se font des
incisions sur les bras et sur la poitrine, et portent dans la
cloison du nez un bâtonnet long de près de six pouces. Leur
caractère est silencieux et leur physionomie farouche; leurs
mouvemens sont irrésolus et s'exécutent avec lenteur. Les habitans des côtes nous donnèrent quelques détails sur ces Endamênes; mais, comme ils nous parurent dictés par la haine,
et que les versions ne s'accordaient point entre elles, soit que
le sens de ce qu'ils nous exprimaient fût mal compris, soit
qu'eux-mêmes nous racontassent, dans l'intention de nous
inspirer de la frayeur, des habitudes auxquelles ils ne croyaient
point, nous pensons qu'il est inutile de faire connaître, par
des renseignemens faux ou inexacts, une espèce d'hommes
dont l'histoire est encore entourée d'épaisses ténèbres. (1)

Nous avons imprimé ailleurs la description des crânes
d'Alfourous-Endamênes, que nous trouvâmes à Doréry, où ils
servaient de trophées, en les comparant avec ceux de Papous décrits par MM. Quoy et Gaimard, et aussi avec les
crânes de Nègres-Mozambiques, de Nouveaux-Zélandais et d'Européens. La figure que nous en avons publiée est le résultat
de la comparaison de plusieurs têtes; mais elle a été plus particulièrement faite sur un crâne conservé avec soin dans une
cabane, et enchâssé dans une idole grossièrement sculptée
en bois, que nous ne pûmes jamais obtenir des naturels,
même en offrant des présens susceptibles de les tenter, et que
nous fûmes enlever, pendant la nuit, la veille du départ
de la corvette. Cette idole, assez remarquable, et qui est dé-

---

(1) Les Endamênes, retirés dans l'intérieur de la Nouvelle-Guinée, doivent être possesseurs paisibles des côtes méridionales; et ce sont eux, *très*
probablement, qui habitent exclusivement les bords du détroit de Torrès.
Les expéditions futures peuvent seules ou détruire ou confirmer nos doutes.

posée maintenant au Muséum d'histoire naturelle de Paris, représente un homme assis, dont le cou supportait un plateau sur lequel reposait le crâne d'un Alfourous, solidement enchâssé. Les orbites étaient remplies par des rondelles de nacre, simulant des yeux, et fixées par un mastic noir, tandis que les arcades dentaires étaient recouvertes de deux lèvres en bois très proéminentes. D'autres crânes d'Alfourous étaient disposés par rangées et attachés aux parois de la cabane qui servait de temple à ces débris, que les Papouas conservaient avec d'autant plus de satisfaction, qu'ils se complaisaient dans l'idée de faire subir un pareil sort à tout ennemi qui tomberait dans leurs mains.

7. DES AUSTRALIENS.

Toutes les peuplades de race noirâtre qui habitent l'Australie présentent entre elles les rapports les plus évidens, d'après les descriptions des voyageurs Phillips, Collins, White, d'Entrecasteaux, Péron (1), Flinders, Grant, King, etc. Ces Nègres austraux ont toujours montré une profonde ignorance, une grande misère et une sorte d'abrutissement moral. Ils sont réunis par tribus peu nombreuses qui n'ont point de communication entre elles, d'où résulte l'état de barbarie profond dans lequel elles croupissent, et dont rien ne semble devoir les retirer.

---

(1) Les distinctions qui existent entre les Tasmaniens et les Australiens ont été nettement exprimées par Péron, qui dit (t. IV, p. 212) : « De toutes « les observations qu'on peut faire en passant de la terre de Diémen à la « Nouvelle-Hollande, la plus facile, la plus importante, et peut-être aussi « la plus inexplicable, c'est la différence absolue des races qui peuplent « chacune de ces deux terres. Ces deux peuples n'ont presque rien de com- « mun, ni dans leurs mœurs, leurs usages, leurs arts grossiers, ni dans leurs « instrumens de chasse ou de pêche, leurs habitations, leurs pirogues, leurs « armes, ni dans leur langue, ni dans l'ensemble de leur constitution phy- « sique ; la forme du crâne, les proportions de la face, etc. Cette dissem- « blance absolue se trouve dans la couleur ; les indigènes de la terre de Dié- « men sont beaucoup plus bruns que ceux de la Nouvelle-Hollande : les « premiers ont des cheveux courts, laineux et crépus ; les derniers les ont « droits, longs et lisses. »

Les habitans de la Nouvelle-Galles du sud, qui ont particulièrement fixé notre attention, sont disséminés, dans cette partie du monde, par familles éparses sur le bord des rivières ou dans les baies peu nombreuses qui morcellent les côtes orientales de la Nouvelle-Hollande. Leur intelligence a dû naturellement se ressentir de l'infertilité du sol et des misères auxquelles ils sont soumis ; aussi une sorte d'instinct très développé, pour conquérir une nourriture toujours difficile à obtenir, semble avoir remplacé chez eux plusieurs des facultés morales de l'homme.

La peuplade qui vit au milieu des buissons et des rochers des alentours de Sydney-Cove, et qui a pour chef *Boongaree*, est plongée dans un tel état d'abrutissement, qu'en vain on a essayé d'améliorer sa position en bâtissant pour elle des maisons et des sortes de villages, ou en lui fournissant des moyens de subsistance plus agréables. Elle s'est refusée à l'adoption de ces premières idées de civilisation ; et de toutes les habitudes sociales que lui montrent chaque jour les Européens, au milieu des villes populeuses et imposantes de la Nouvelle-Galles du sud, elle n'en a pris que des vices dégoûtans et un goût désordonné pour les liqueurs fortes. Ces peuples n'ont senti la nécessité de recevoir des vêtemens de laine que pour se garantir la poitrine. Aucune idée de pudeur ne les a jamais portés à voiler les parties naturelles ; et l'immodestie native de cette race fait un contraste d'autant plus grand, que chaque jour elle brave, au sein même d'une colonie européenne qui a fait d'immenses progrès, les lois de l'honnêteté publique. La liberté semble pour ces noirs (1) un besoin de première nécessité : aussi sont-ils soigneux de conserver leur indépendance, au milieu des cantons rocailleux où ils habitent en plein air, autour de grands feux, et protégés de la pluie par

_____

(1) Le mot *noir* ou *nègre* n'a ici qu'une valeur relative. Nous n'employons ce nom, en effet, que pour éviter des périphrases. Mais, pour qu'il n'y ait point de doute à ce sujet, nous devons dire qu'il n'y a point d'analogie à établir entre un nègre africain et un Alfourous australien, et que, si nous les nommons parfois noirs ou nègres, c'est parce que la teinte de leur peau affecte une couleur noirâtre, fuligineuse, qui approche plus de la teinte des véritables nègres que de toute autre.

quelques branches négligemment jetées du côté où le vent souffle ; ou bien tous les efforts de leur génie se bornent, pour les garantir des intempéries du climat, à détacher une large écorce d'eucalyptus, qui fournit le toit naturel qui les abrite.

La taille des Australiens est médiocre, et souvent au-dessous de la moyenne. Plusieurs tribus ont les membres grêles, peu fournis, et, en apparence, de longueur démesurée ; tandis que certains individus, au contraire, ont ces mêmes parties fortes et très bien proportionnées, et surtout les muscles jumeaux et soléaire très prononcés. Leur chevelure n'est point laineuse ; elle est dure, très noire et abondamment fournie. Ils la portent flottante et sans ordre, le plus souvent courte, en mèches très frisées. La barbe participe de la nature des cheveux ; elle est le plus ordinairement rude et touffue sur les côtés du visage. Leur face est aplatie ; le nez, très élargi, a des narines presque transversales. Des lèvres épaisses, une bouche démesurément fendue, des dents un peu proclives, mais du plus bel émail, des oreilles à conque très développée (1), des yeux à demi voilés par la laxité des paupières supérieures, donnent à leur physionomie sauvage un aspect repoussant. La couleur peu décidée de leur peau, qui affecte communément une teinte noire fuligineuse, varie en intensité, mais n'est jamais très foncée. Plus laides encore que les hommes, les femmes australiennes ont des formes flétries et dégoûtantes ; et la distance qui les sépare du beau idéal de la Vénus de Médicis paraît immense aux yeux d'un Européen.

Les mariages, chez les Australiens, se font par rapt, et l'usage a consacré l'habitude d'arracher une dent incisive aux hommes à certaine époque de la vie, et de couper une phalange aux femmes. Ils aiment se couvrir la tête et la poitrine de matières colorantes rouges, et cet ornement est de première nécessité dans leurs *coroboris*, ou grandes cérémonies.

(1) GRANT (*Voy. à la Nouvelle-Galles méridionale*) peint de cette manière les habitans de la baie Jervis, peu éloignée du détroit de Bass : « Ces « sauvages étaient jeunes, grands et vigoureux. Ils avaient des cheveux plus « longs que ceux des autres naturels que j'avais vus jusque-là : ils les avaient « bouclés, mais point laineux comme ceux des nègres d'Afrique. »

Ils ont tous l'habitude de se peindre le nez et les joues avec
les mêmes fards grossiers, en y joignant des raies blanches,
qui sillonnent le front et les tempes. Sur les bras et sur les
côtés du thorax, ils font élever ces tubercules de forme conique, qui semblent être l'apanage du rameau nègre. Enfin,
cette race, qui semble ignorer l'usage de tout vêtement, sous
le rapport de la pudeur, se borne à se couvrir parfois les
épaules avec une peau de kangourou ou d'opossum, et à s'en-
tourer le front avec des filamens tissés en réseau. Un grand
nombre de familles se placent dans la cloison du nez des bâtonnets arrondis, et longs de quatre à six pouces, qui donnent
à leur physionomie un aspect farouche; et cet usage nous le
retrouvons chez tous les Papouas.

Superstitieuses à l'excès, ces peuplades ont, cependant, conservé l'usage de punir les sortiléges et d'avoir des jongleurs.
Leurs différends se décident par des sortes de duels à nombre
égal ou à armes égales, et des juges de camp établissent les
règles du combat. La forme des armes dont ils se servent varie.
A la Nouvelle-Galles, ils emploient la sagaie, sorte de javeline
effilée, qu'ils lancent, par le moyen d'un bâton façonné pour
cet usage, avec une grande vigueur et beaucoup de justesse.
Ils s'attaquent le plus souvent avec une sorte de sabre de bois
recourbé, que Lesueur a nommé *sabre à ricochets* (pl. 30,
n° 6, atlas de Péron), et que les naturels de Sydney désignent
sous le nom de *boumerang* ou *tatanamang*. Cette arme caractéristique est également usitée au port Bowen et à l'île Goul-
burn : et la manière de s'en servir est fort remarquable, car
c'est en lui imprimant des mouvemens de rotation en l'air
qu'ils frappent souvent le but à plus de quarante pas de distance. Leur dernier instrument de guerre, et en même temps
d'utilité domestique, est le casse-tête ou *woudah*, avec lequel,
dans leurs duels, chaque naturel assène alternativement sur la
tête de son ennemi un coup que la dureté inouie du crâne
rend moins dangereux qu'on ne devrait le supposer. Nous
retrouvons chez tous ces peuples l'usage du bouclier. Celui
qui leur sert à parer les coups de sagaie avec une grande
adresse, est de forme ovalaire, oblongue, ou quelquefois disposé en croissant; et nous avons vu un de ces naturels con-

damné à servir de but aux coups d'une tribu qu'il avait offensée, parer avec une habileté peu commune plus de cinquante traits lancés avec vigueur, lorsqu'enfin une sagaie de xanthoræa, traversant son bouclier, vint lui percer la poitrine. Quant à l'emploi de l'arc et des flèches [1], il est complétement inconnu sur le continent entier de la Nouvelle-Hollande.

De toutes les peuplades de l'Australie, celles du port du roi George ont plus particulièrement senti la nécessité de se vêtir, à cause du froid intense de l'hiver, et elles ont assemblé, sous forme de petits manteaux, des peaux de kangourous : celles des alentours de Sydney et de Bathurst préparent les peaux de pétauristes, tandis qu'entre les tropiques les Australiens vivent dans un état de nudité parfaite. Les objets d'ornement se ressentent du rétrécissement des idées de ces peuples. Ils se décorent, cependant, de colliers faits avec des chaumes de gramen; mais combien leur forme sauvage contraste avec l'élégance des mêmes objets chez les naturels de la terre de Diémen !

Les cabanes des Australiens se composent, autour du port Jackson, d'abris en rameaux ou en écorces d'arbre. Ailleurs, ce sont des sortes de nids, formés de branches entrelacées, ou parfois disposées en huttes grossières, recouvertes d'écorces.

Les soins qu'ils prennent de leurs tombeaux annoncent qu'ils ont l'idée d'une autre vie. On a généralement observé qu'ils brûlaient leurs morts, et qu'ils en enterraient les cendres avec une religieuse sollicitude. M. Oxley a même vu de ces tombeaux, dont les arbres des alentours portaient des sortes d'attributs funéraires. Des observations positives semblent encore

---

(1) Le capitaine King, qui a groupé quelques unes des légères observations qu'il nous a données sur les peuples du pourtour entier de la Nouvelle-Hollande, remarque que la sagaie semble être d'un usage général parmi les habitans de l'Australie. Le bâton qui sert à la lancer n'existe pas à la Tasmanie, ni à la baie Moreton, si on doit s'en rapporter à un court séjour sur ce point. Il n'a reconnu que quelques différences peu sensibles dans cette arme, soit au port Jackson, soit à la côte S.-E., à la rivière Endeavour ; au N.-E., aux baies d'Hanovre et de Vansittart ; au N.-O., à la baie du roi George. Sur les côtes méridionales, cette sagaie est faite avec les tiges du *xanthoræa hastilis ;* ailleurs, avec des branches de manglier durcies au feu (*Bull. géographique,* t. V, p. 251).

prouver qu'ils lèvent la peau des cadavres, afin que la com-
bustion puisse s'opérer avec plus de rapidité.

L'ensemble des habitudes des peuplades de la Nouvelle-
Hollande, ainsi que leur genre de vie, ne présente point d'analogie bien démontrée. Leur industrie se réduit à la fabrication
des filets pour la chasse et pour la pêche, dont on mange le
produit sur le lieu même, en le faisant rôtir sur des charbons.
Ces naturels portent toujours du feu avec eux, dédaignent
leurs femmes, auxquelles les travaux les plus rudes sont dé-
volus, tels que ceux de préparer la nourriture, dont elles et
leur famille ne reçoivent que les débris rejetés par leurs époux,
ou de porter les ustensiles du ménage et leurs enfans sur le
dos, tandis que l'homme chemine, n'ayant qu'une légère javeline à la main. Ce sont elles qui récoltent et préparent la racine
de fougère, nommée *dingoua*, qui leur sert d'aliment journalier, et dont les hommes ne mangent que dans les moments de
disette, ou lorsque la chasse vient à manquer.

La manière de construire les pirogues varie presque autant
que les tribus. Elles sont faites, au port Jackson, avec une
longue écorce d'eucalyptus, solidement liée aux extrémités,
tel qu'on en voit un bon dessin, pl. 34 de l'atlas de Lesueur et
Petit. Dans la région intertropicale, un tronc d'arbre creusé
en tient lieu. Plus à l'ouest, dit King, à la baie d'Hanovre,
c'est un radeau formé de tiges vieilles et légères de manglier.
Ailleurs, dans l'archipel de Dampier, par exemple, leur intelligence n'a pu s'élever, pour passer les rivières, au-dessus du
simple tronc d'arbre flottant.

Chez ces peuplades, on a retrouvé des idées de dessin, qui,
toutes grossières qu'elles paraissent être, indiquent cependant une certaine réflexion; et l'on reconnaît encore dans ces
linéamens graphiques les êtres qu'ils sont destinés à représen-
ter, tels que le casoar, le squale de Phillips, divers poissons, etc.
Quant à leur chant, ce n'est qu'une modification informe de
leur langage, et leur danse se borne aux mouvemens lourds et
ridicules qui imitent le saut du kangourou. Les beaux-arts,
enfans du repos et des doux loisirs, pourraient-ils germer
chez des hommes toujours en quête de leur subsistance?

Le langage des Australiens diffère de tribu à tribu. Nulle

part, on ne peut y reconnaître la moindre analogie ; mais il est vrai de dire aussi qu'il n'y a pas de langue moins connue. Cependant, il paraît que les naturels d'un endroit, transportés dans un autre, comme les Anglais l'ont fait très-souvent, ne peuvent se comprendre. Les seuls mots qui nous ont présenté quelques rapports sont les suivans, usités d'une part par les naturels de Sydney, et de l'autre par ceux de 'Bathurst, au-delà des montagnes Bleues. L'orthographe des premiers est écrite d'après le génie de notre langue, et nous avons conservé pour les seconds celle de M. Oxley. Ainsi, nez se dit à Sydney *rougouro*, et *morro* à la rivière Lachlan ; les dents, *nandarra* dans le premier lieu, et *erra* dans le second ; cou, *ouro* et *oro* ; poitrine, *beren* et *bening* ; cuisse, *darra* et *dhana*, etc.

Ici se termine ce que nous avions à dire sur les variétés humaines qui peuplent les terres de la mer du Sud. De plus longs développemens auraient peut-être été nécessaires pour rendre clair et sensible l'enchaînement des idées émises dans ce travail ; mais nous ne pouvions ni les présenter, ni les discuter, sans outrepasser les bornes que la nature de cet ouvrage nous prescrivait impérieusement. Les détails répandus dans notre histoire des races humaines (1), suppléeront d'ailleurs à ce que nous avons dû passer sous silence.

DÉTAILS ANATOMIQUES RELATIFS AUX CRANES DE QUELQUES UNS DES PEUPLES DONT IL EST QUESTION DANS LE CHAPITRE PRÉCÉDENT. (2)

Nous avons figuré dans la planche 1re de notre atlas, le crâne, vu sous trois faces, d'une espèce d'hommes, que les Papouas nomment Alfourous-Endamêne. Nous nous en procurâmes plusieurs têtes à la Nouvelle-Guinée ; les renseignemens que nous avons obtenus indiquent qu'elles appartenaient aux tribus sauvages de l'intérieur, bien différentes de celles qui vivent sur les côtes et dans les îles méridionales de ce système de terres ;

_____

(1) Insérés dans les tomes II et III de notre Histoire générale et particulière des Animaux découverts depuis 1788 jusqu'à nos jours.
(2) Notes rédigées par M. le docteur Garnot.

ce que prouve leur conformation anatomique. Les crânes d'Alfourous ont été examinés et comparés avec les têtes recueillies
par nous à Waigiou, et avec celles rapportées du même lieu
par MM. Quoy et Gaimard, et qui ont servi de types à leurs
Papous (*Négro-Malais Hybrides*). Nous avons aussi présenté
les caractères qui les distinguent des boîtes osseuses crâniennes
des Nouveaux-Zélandais du rameau océanien, du Nègre mozambique d'Afrique et du Français.

Le *crâne d'un Papou* (1) est remarquable par un aplatissement considérable à sa partie postérieure : cet aplatissement
est tel, qu'il forme une surface carrée, dont les angles seraient
arrondis. Cette disposition ne rend pas pour cela le diamètre
occipito-frontal beaucoup plus petit comparativement aux têtes
d'Européens, d'Alfourous et de Mozambiques : mais il n'en est
pas de même du diamètre *bi-pariétal*, qui est beaucoup plus
grand ; ce qui est dû au développement plus considérable des
bosses pariétales. Le coronal, quoiqu'un peu plus large que
celui d'un Européen, ne présente point de différences assez
tranchées pour qu'on puisse les indiquer. La face a également
plus de largeur ; ce qui provient de la plus grande étendue du
diamètre transversal de la cavité orbitaire, et d'un léger aplatissement de la voûte nasale. L'ouverture des fosses nasales est,
en tout, semblable à celle d'un Européen ; mais la distance
d'une apophyse mastoïde d'un côté, à celle du côté opposé, est
plus grande. Le diamètre vertical est assez identique avec
celui qui est propre aux têtes d'*Alfourous* ou d'Européen. (*Voy.*
les planches 1 et 2 de l'atlas zoologique de MM. Quoy et
Gaimard.)

Le *crâne des Alfourous* se rapproche davantage de celui des
Nègres d'Afrique, c'est-à-dire des Mozambiques. Les différences
que nous remarquâmes, sont : 1°. un aplatissement des parois
latérales de la voûte crânienne, disposition qui fait faire une
saillie en dos d'âne au sommet de la voûte ; 2°. le diamètre
occipito-frontal est un peu plus allongé dans le premier ; 3°. la

_____

(1) Ces crânes ont été recueillis sur les tombeaux des naturels de Waigiou, et sont analogues à ceux décrits dans la partie Zoologique du voyage
de l'Uranie.

coupe de la face offre un peu moins d'obliquité que celle du
Mozambique, de sorte que l'angle facial est plus ouvert dans
les têtes d'Alfourous, d'où il résulte que la voûte nasale est
plus verticale. Les fosses nasales sont un peu moins larges. Si
nous examinons les pommettes, nous trouvons qu'elles sont
moins saillantes chez l'Alfourous que chez le Mozambique.
Mais cette saillie des pommettes est plus considérable que chez
le *Papou* et que sur la tête d'un Européen, et cela est dû à la
profondeur des fosses sous-orbitaires. Les mâchoires de l'Àl-
fourous, quoique moins proéminentes que celles du Mozambique, le sont encore beaucoup comparativement à celles du
Papou et de l'Européen.

Les têtes d'Alfourous tiennent le milieu, pour la forme générale, entre les crânes des Nouveaux-Zélandais et ceux des
Nègres mozambiques. Comme chez ces derniers, les deux mâchoires forment un prolongement assez avancé pour qu'on
puisse les comparer à la face d'un orang. La mâchoire inférieure
de l'Alfourous a le même développement que celle du Mozambique; mais elle est plus rétrécie que celle du Papou. Comparées toutes les trois à la mâchoire inférieure de l'Européen,
elles en diffèrent, par la forme de l'os, par la base ou bord
inférieur, et enfin par la symphyse.

La partie antérieure du corps de l'os, au lieu d'être in-
clinée en arrière, comme dans l'Européen et le Nouveau-
Zélandais, est coupée perpendiculairement; ce qui contribue à
faire saillir davantage les arcades dentaires. La base de la mâchoire est plus arrondie, et se relève un peu en avant, chez l'Alfourous, le Mozambique, le Papou, et même le Nouveau-Zélandais. La courbure est toutefois moins sensible chez les Papous.
Posés sur un plan horizontal, les bords inférieurs de ces mâchoires ne s'y appliquent point dans tous les sens, comme le
fait celle de l'Européen : les angles latéraux de la symphyse sont
par conséquent plus arrondis que dans ce dernier.

L'*os coronal d'un Nouveau-Zélandais* est moins bombé que
celui d'un Européen; les angles orbitaires externes sont beaucoup plus épais, et la ligne courbe qui en part est aussi plus
saillante. Le sommet de la tête se prolonge un peu en pain de
sucre, comme dans celle de l'Alfourous. La voûte nasale n'offre

rien de particulier. La partie antérieure du corps de la mâchoire inférieure est à peu près disposée comme dans l'Européen, et elle n'en diffère que légèrement par la rondeur des angles et par la faible courbure de la base. Les arcades alvéolaires ont un peu plus de développement. L'angle facial ne s'éloigne guère de celui de l'Européen, et seulement la protubérance occipitale externe se prononce avec plus de force. Enfin, les os du crâne des Nouveaux-Zélandais sont remarquables par une grande épaisseur.

TABLEAU COMPARATIF DES PROPORTIONS (1) QUE PRÉSENTENT LES DIVERSES PARTIES DES CRANES, DE

	FRANÇAIS.	NÉO-ZÉLAN. MOZAM-BIQUE.	WAI-GIOU. PAPOU.	NOUVELLE GUINÉE. ALFOUROUS.	NOUVEAU ZÉLANDAIS.
	mètres.	mètres.	mètres.	mètres.	mètres.
Diamètre antéro-postérieur ou occipito-frontal	0,185	0,171	0,176	0,183	0,180
— transverse ou bi-pariétal	0,131	0,124	0,144	0,126	0,131
— perpendiculaire ou sphéno-bregmatique	0,135	0,122	0,142	0,135	0,142
Distance de la protubérance occipitale à la symphyse du menton	0,185	0,201	»	0,193	0,193
— du sommet de la tête à la symphyse	0,221	0,221	»	0,217	0,223
— d'une arcade zygomatique à celle opposée	0,131	0,122	0,135	0,138	0,133
— d'un angle de la mâchoire à celui du côté opposé	0,104	0,090	»	0,095	0,099
— de l'angle de la mâchoire à l'apophyse condyloïde	0,063	0,061	»	0,068	0,065
— d'une apophyse mastoïde à celle du côté opposé	0,104	0,099	0,099	0,099	0,105
— de l'angle orbitaire externe à celui du côté opposé	0,104	0,099	0,108	0,111	0,111
Diamètre transverse de l'orbite	0,038	0,041	0,045	0,050	0,043
— perpendiculaire	0,036	0,036	0,036	0,041	0,038
Largeur des fosses nasales	0,025	0,029	0,025	0,027	0,025
Diamètre antéro-postérieur du trou occipital	0,034	0,036	0,036	0,034	0,054
— d'une tubérosité mélaire de l'os maxillaire supérieur à l'autre	0,045	0,045	0,041	0,054	»
Angle formé par une ligne partant de la symphyse du menton à la protubérance occipitale, et par une autre ligne partant de la symphyse à la bosse frontale.	70 deg.	58 deg.	(*) »	67 deg.	67 deg.

(*) Les têtes qui ont été comparées entre elles n'étant pas parfaitement entières, nous avons été forcé de négliger quelques unes de leurs dimensions.

(1) Rédigé par M. le Dr Garnot.

TABLEAU (1) DE LA TAILLE DE QUELQUES UNS DES NATURELS MENTIONNÉS DANS LE MÉMOIRE PRÉCÉDENT.

OCÉANIENS.

TAITI ET BORABORA (archipel de la Société).	TAILLE.
	mètres.
Totoé (Taiti).	1,773
Vaeié.	1,787
Aima.	1,787
Upaparou.	1,827
Faita.	1,854
» (BoraBora).	1,868
»	1,841
»	1,732
Plusieurs.	1,705
Le roi Tefaora.	1,841
FEMMES.	
Teimo.	1,678
Matihé.	1,678
Onaïra.	1,678
Teimamo.	1,692

PAPOUS DES AUTEURS, OU NÉGRO-MALAIS HYBRIDES.

HABITANS DE WAIGIOU. numéros.	TAILLE.	ANGLE FACIAL.
	mètres.	degrés.
1	1,626	64 (*)
2	1,583	67
3	1,570	67
4	1,556	64
5	1,658	66
6	1,678	65
7	1,611	68
8	1,611	69
9	1,502	66
10	1,529	69
11	1,543	65
12	1,468	65
13	1,502	65
14	1,489	65
15	1,509	66
16	1,583	63
17	1,678	66
18	1,502	
19	1,543	65
20	1,597	65

PAPOUAS.

HABITANS DE LA NOUV.-IRLANDE. (Port-Praslin.) numéros.	TAILLE.	ANGLE FACIAL.
	mètres.	degrés.
1	1,678	64 (**)
2	1,597	64
3	1,669	65
4	1,678	65
5	1,651	65
6	1,597	64
7	1,674	63
8	1,647	63
9	1,629	66

AUSTRALIENS.

HABITANS DE LA NOUV.-GALLES DU SUD. (Sydney.) numéros.	TAILLE.	ANGLE FACIAL.
	mètres.	degrés.
1	1,502	64
2	1,516	65
3	1,705	67
4	1,651	63
5	1,692	66
6	1,732	63
7	1,705	62
8	1,543	63
9	1,624	61
10	1,692	63
11	1,678	62
12	1,787	63

OBSERVATIONS.

Les mesures que nous donnons ici ont été prises pendant la campagne: nous sous dispensons d'y ajouter celles données par les autres voyageurs.

(*) L'angle que nous indiquons est celui qui résulte de deux lignes partant des dents incisives supérieures, et se tendant, l'une à la racine du nez, et l'autre sur le trou auditif.

(**) Dimensions de la tête, du front à l'occiput, n° 1; 0,189; n° 2, 0,176.

(1) Rédigé par M. le Dr Garnot.

~~~~~~

PIÈCE N° I.

INSTRUCTION SANITAIRE POUR LES OFFICIERS DE SANTÉ DE
L'EXPÉDITION COMMANDÉE PAR M. LE LIEUTENANT DE
VAISSEAU DUPERREY, EN 1822.

———

AVANT le départ de Paris de M. Garnot, chirurgien-major
de la corvette du Roi *la Coquille*, je me suis entretenu avec
lui et son second, M. Lesson, du voyage qu'ils vont entreprendre. Cette expédition ayant, sous plusieurs rapports,
beaucoup d'analogie avec celle que vient de terminer M. de
Freycinet, puisque *la Coquille* doit visiter une partie des pays
déjà parcourus par *l'Uranie*, je leur ai conseillé de consulter
les instructions sanitaires que j'avais faites pour ce dernier
voyage de découvertes. J'ai acquis la certitude que MM. Garnot et Lesson ont suivi le conseil que je leur avais donné, et
qu'ils ont extrait différentes notes des instructions sanitaires
qui avaient été préparées pour l'expédition de *l'Uranie*. A ces
documens j'ai ajouté un exemplaire de mon Mémoire sur les
causes des maladies des gens de mer, et ils y trouveront sans
doute des vues applicables aux circonstances dans lesquelles
ils pourront se trouver. Enfin, je leur ai encore fait prendre
copie d'un Mémoire manuscrit qui m'avait été demandé par la
direction des Colonies, où j'ai réuni les précautions sanitaires les plus indispensables à observer pour l'exécution d'un
voyage par terre dans l'intérieur de l'Afrique.

Je me persuade que ces divers renseignemens concour-
ront, avec les connaissances que possèdent par eux-mêmes
MM. les officiers de santé de *la Coquille*, à les mettre en état
de soigner efficacement la santé de leurs compagnons de voyage.
Néanmoins je profiterai du peu de jours dont je puis disposer
pour reproduire ici quelques idées dont l'exposition sommaire

rappellera aux officiers de santé de *la Coquille* une partie des devoirs qu'ils sont chargés de remplir.

Indépendamment des soins attentifs et assidus que le chirurgien de l'expédition s'empressera de rendre aux marins malades, il doit encore s'appliquer à étudier les causes qui peuvent influer sur la santé de l'équipage, et chercher à prévenir toutes celles qui pourraient donner lieu à des maladies, soit sporadiques, soit épidémiques; ainsi il devra concourir à l'exécution des mesures et des précautions indiquées dans les présentes instructions : il en observera et en constatera scrupuleusement les résultats.

Les hommes destinés à faire partie de l'équipage seront visités par le chirurgien. Les marins déjà formés conviennent mieux que les jeunes gens aux voyages de découvertes; il faut que les hommes destinés à être embarqués aient eu la petite vérole ou aient été vaccinés. Non seulement le chirurgien de l'expédition en excluera tout individu infirme ou débile, mais il ne considérera comme admissibles que les marins d'une complexion assez robuste pour supporter les fatigues d'une longue navigation.

Comme il arrive quelquefois que les matelots ne font pas connaître assez tôt le mauvais état de leur santé, le chirurgien doit s'attacher à étudier leur physionomie, et interroger ceux dont les traits lui paraîtraient altérés : c'est ainsi qu'il pourra pressentir les dispositions de l'équipage à des maladies sporadiques ou épidémiques, et que, par des secours ou des conseils donnés à temps, il parviendra à les arrêter à leur origine.

Le poste des malades sera gratté, balayé et sablé tous les jours; le chirurgien-major fera parfumer l'infirmerie du vaisseau avec le gaz acide muriatique oxigéné; il y fera faire aussi des aspersions avec le vinaigre simple ou camphré, suivant la nature des maladies. Il sera fourni au chirurgien une boîte d'instrumens pour nettoyer les dents.

On établira, dans une partie du vaisseau, un petit laboratoire où seront réunis les médicamens les plus usuels, et où le pharmacien préparera les remèdes journellement ordonnés.

Lorsqu'on devra renouveler l'eau, l'officier chargé de cette opération sera accompagné du chirurgien-major, qui exami-

nera l'état des lieux et éprouvera la qualité des eaux au moyen
de différens réactifs; mais comme il s'agit moins ici de connaître, par une analyse exacte, la composition chimique de
ces eaux, que de s'assurer si elles sont salubres et propres
aux usages domestiques, on s'arrêtera surtout aux considérations suivantes : celles qui sont légères, limpides, inodores,
qui ne sont ni fades ni amères, mais qui ont une saveur fraîche
et désaltérante, qui dissolvent complétement le savon et net-
toient bien le linge, qui cuisent facilement les légumes, sont
également propres à la boisson et autres besoins de l'homme.
Si l'on était forcé de prendre une eau suspecte, on aurait soin
de la filtrer à travers le charbon avant d'en faire usage. Il
paraît, en général, qu'on trouve difficilement de bonne eau
sur les côtes des îles et du continent austral, et qu'elle est
presque partout saumâtre ou imprégnée d'eau marine, ce
qu'on distinguera aisément par les moyens que nous avons in-
diqués, par l'évaporation et par l'action de la dissolution de
nitrate d'argent.

C'est alors que la distillation peut être d'une si grande res-
source, comme étant le seul procédé par lequel on puisse
rendre potable l'eau de mer et celles qui contiennent une certaine quantité de muriate de soude, de chaux ou de magnésie.
Il sera, pour cet objet, embarqué un ou deux alambics d'une
certaine capacité.

Les oranges, les citrons et leur suc, passent avec raison
pour les anti-scorbutiques les plus efficaces; on devra donc
prendre, autant que possible, de ces fruits partout où il s'en
trouvera.

Le gaz acide carbonique est depuis long-temps regardé
comme anti-scorbutique et anti-putride; c'est de son développement que l'on fait dépendre l'efficacité de la drèche et
de l'extrait de bière pour la guérison du scorbut. Quoiqu'il
soit aujourd'hui certain que les boissons chargées de gaz acide
carbonique ne guérissent pas plus le scorbut confirmé que les
autres liqueurs fermentées, ces boissons conviennent pourtant
à ceux qui sont attaqués de cette maladie, soit qu'on puisse y
joindre ou non le suc des végétaux récens. Le carbonate sur-
saturé de soude peut fournir, par son mélange avec un acide

végétal, une grande quantité de gaz acide carbonique, et peut
être utilement employé dans les maladies gastriques, bilieuses,
putrides, le choléra, les dysenteries si funestes aux marins, etc.
Je crois donc qu'il serait utile d'embarquer environ deux ki-
logrammes de cette préparation, dont l'emploi sera réglé par
le chirurgien qui devra rendre compte de ses effets.

Il sera défendu aux marins, dans leurs relâches, de manger
des fruits inconnus, et qui pourraient avoir des propriétés
vénéneuses; on leur interdira aussi les poissons dont la chair
serait suspecte. Quoique les *daurades* soient en général un
très bon aliment, elles ont quelquefois occasionné des accidens semblables à ceux de l'empoisonnement. Cook et Forster
ont été très malades après avoir mangé un petit morceau de
foie d'un tétraodon, tandis que John Carter, l'un des matelots de Vancouver, mourut aussi, en peu d'heures, pour
avoir déjeûné avec des moules dont la qualité vénéneuse faillit
encore entraîner la perte de quelques autres marins qui avaient
pris part à ce fatal repas.

L'existence des fonds cuivreux, qui communiqueraient aux
poissons des qualités délétères, ne me paraît qu'une suppo-
sition gratuite; mais l'observation prouve que les matières
dont ces animaux se nourrissent peuvent leur faire éprouver
des changemens notables. Il est certain, par exemple, que le
poisson qui vit parmi les mangliers et les mancenilliers, dont
il mange même les fruits, ne peut être que pernicieux; on
redoute aussi celui qu'on prend sur des bancs de corail, et
qui se nourrit de polypes coralligènes. Le suc si âcre des mé-
duses, qui sont la pâture de la plupart des autres animaux
pélagiens, doit encore leur transmettre ses propriétés brûlantes et corrosives. Tout porte à croire que c'est à de pareils
causes qu'il faut attribuer les effets vénéneux accidentellement
occasionnés par des poissons, qui offrent ordinairement
à l'homme une nourriture agréable et salubre. On prétend
qu'on peut reconnaître la mauvaise qualité du poisson, au
moyen d'un morceau d'argent, ou d'une pièce de monnaie de
même métal qu'on lui met dans le ventre; si, après la cuisson,
l'argent est noirci, le poisson est considéré comme dangereux.
Quoique l'on puisse douter de la certitude de cette expérience,

elle n'est pourtant pas à négliger. On pourrait encore joindre à cette précaution celle d'ajouter une certaine quantité de vinaigre à l'eau dans laquelle on doit cuire le poisson. Au reste, dans ces sortes d'empoisonnemens, il faut faire vomir si l'estomac est plein, administrer des boissons chaudes et des infusions diaphorétiques. Les acides végétaux, tels que le vinaigre, ont aussi été conseillés ; mais l'éther sulfurique, à doses réitérées, a surtout paru agir avec beaucoup de succès.

Les bains de mer ne sont pas seulement propres à nettoyer la surface du corps et à entretenir la transpiration : en modérant les effets de la chaleur atmosphérique, ils fortifient tout l'organisme et en particulier le système digestif ; je les crois aussi très utiles pour prévenir les maladies des climats chauds, et même celles qui seraient susceptibles de se transmettre par la contagion. Lors donc que la température est très élevée, il faut procurer aux marins l'occasion de se baigner, soit en plaçant des bonnettes le long du bord, soit en établissant près de chaque bossoir une grande baille qu'on remplira d'eau de mer. On empêchera que les matelots se baignent étant en sueur ou trop tôt après le repas, ou s'ils étaient atteints de quelque maladie cutanée, à moins que le bain ne leur soit prescrit par le chirurgien comme moyen de guérison.

Il y aura en outre à bord une baignoire en cuivre pour l'administration des bains tièdes, dans les cas où ils seraient jugés nécessaires.

Il rendra journellement compte au commandant de ses observations, et il lui proposera les mesures qu'il jugera propres à prévenir les maladies, à en arrêter les progrès, et à conserver la santé de l'équipage.

Dans les relâches, il fera tous ses efforts pour enrichir le domaine de l'histoire naturelle, de la physique et de la médecine. En conséquence, il rapportera les animaux rares ou inconnus qu'il pourrait rencontrer, les végétaux non cultivés en Europe, surtout ceux qui seraient propres à la nourriture de l'homme ou des animaux domestiques, et ceux qui pourraient être de quelque utilité dans les arts, ou contre certaines maladies, et tâchera de se les procurer avec leurs fleurs et leurs semences, et il aura soin d'observer quels sont les lieux et le

terrain où ils croissent ; il portera ses recherches sur les miné-
raux, en général sur toutes les productions naturelles, et même
sur celles qui auraient été façonnées par la main de l'homme.

Il écrira, au moins sommairement, la topographie des pays
peu connus, ou dont on aura fait la découverte ; il indiquera
l'état de l'atmosphère, la nature et les produits du sol, la qualité des eaux qu'il fournit, et, à cet égard, il fixera avec pré-
cision la situation des lieux où il aura trouvé des sources, des
ruisseaux ou des rivières ; il fera aussi connaître la constitution
physique des indigènes, leurs opinions et leurs pratiques religieuses, leur législation, leurs mœurs, leurs habitations, leur
manière de se nourrir et de se vêtir, leur genre d'industrie,
leurs relations avec leurs voisins, les maladies auxquelles ils
sont sujets, et les remèdes dont ils se servent.

D'après l'itinéraire de ce voyage, presque tous les pays où
doit aborder M. Duperrey sont déjà connus des Européens, qui
y ont formé des établissemens réguliers. Néanmoins on n'a encore que des notions incomplètes sur la Nouvelle-Guinée ou
la terre des Papous. Les indigènes sont, à ce qu'il paraît, des
hommes affreux et cruels, que l'on suppose même anthropo-
phages. Mais ce qui peut rendre cette assertion moins probable, c'est que cette terre serait en même temps habitée par des
Malais et même par des Chinois. On assure que les Papous construisent leurs demeures sur les arbres ou sur des échafaudages
au milieu des eaux, pour éviter d'être surpris et tués par leurs
semblables : cette manière de bâtir ne leur est pas non plus particulière ; et comme on la retrouve en usage dans les autres
îles asiatiques, et notamment à Bornéo, c'est peut-être une
précaution que les indigènes sont forcés de prendre pour se
garantir des inondations occasionnées par les pluies abondantes
qui ont lieu fréquemment sous l'équateur, et par les eaux que
déversent les montagnes situées dans l'intérieur de la Nouvelle-
Guinée. Quoi qu'il en soit, cette constitution physique de l'atmosphère et du sol doit rendre les fièvres et la dysenterie aussi
communes et aussi meurtrières dans ces parages que dans aucune autre contrée des climats chauds, et, par cette raison,
on devra surtout se pourvoir des médicamens dont se compose
le traitement de ces maladies.

Le ténesme, la diarrhée, le choléra, les maladies du foie, telles que l'inflammation, les abcès de ce viscère, les obstructions, l'ictère, l'hydropisie, le marasme, sont les maladies les plus ordinaires dans ces régions. Aux îles de Timor et de Solor règne une espèce de fièvre, que les Indiens eux-mêmes appellent *fièvre de Timor et de Solor,* et qu'ils attribuent principalement à l'odeur particulière du bois de sandal récemment coupé, et dont l'écorce exhale des émanations qui ont quelque chose de vireux et qui affecte le cerveau. Quoi qu'il en soit de cette cause, qui n'exclut pas celles qui dépendent de la topographie de ces îles, il paraît que les maladies auxquelles les navigateurs européens y sont exposés, sont principalement des fièvres rémittentes accompagnées d'une sorte de délire gai, dans lequel les malades font et disent des choses propres à exciter le rire des assistans. Un autre symptôme non moins extraordinaire dans cette fièvre, c'est que les malades, quoique dangereusement affectés, sont, pendant leur délire, tourmentés d'une faim canine, qui les porte à dévorer les alimens même les plus dégoûtans.

On a encore remarqué que les équipages des vaisseaux qui naviguaient dans les mers d'Amboine, des Moluques et lieux adjacens, sont sujets à être subitement frappés de cécité ou d'un affaiblissement de la vue. Ce dernier accident n'est peut-être que l'héméralopie dont les marins sont parfois attaqués, même sur les mers d'Europe, et notamment dans la Méditerranée. Bontius dit que les Indiens attribuent ces maladies aux vapeurs du riz, lorsqu'on le mange chaud. Ils croient que cette semence, cultivée dans des terrains marécageux, laisse encore échapper, lorsqu'elle est chaude, les gaz nuisibles qu'elle a primitivement absorbés. Pour prévenir cet inconvénient, ils laissent refroidir le riz après sa cuisson, et ne le mangent que lorsqu'il est froid. Cette étiologie n'est peut-être qu'hypothétique, et les navigateurs européens paraissent fondés à croire que ces affections sont plutôt causées par l'air frais et humide de la nuit, lorsque les marins s'endorment sur le pont des vaisseaux, etc., et quelquefois aussi par l'action d'une trop vive lumière pour ceux qui, chargés de la conduite des navires, sont obligés de faire plusieurs fois par jour des observations astronomiques. Dans

tous les cas, il ne faut pas négliger d'administrer alors l'émétique, qui, par la secousse qu'il imprime au système nerveux,
tend à ranimer l'action du nerf optique, et à prévenir l'amaurose ou la cécité complète.

Comme il serait possible que la corvette *la Coquille* fît une
relâche à Amboine, si riche d'ailleurs en végétaux intéressans,
même sous le rapport médical, il faut encore savoir qu'il règne
dans cette île une maladie de peau de la nature des dartres, et
que l'on croit contagieuse. Une autre affection commune dans
cette île, est caractérisée par des tumeurs qui s'ulcèrent facilement, et donnent lieu à un suintement particulier qui n'est
pas une véritable suppuration : la première de ces maladies
cède aux médicamens anti-psoriques; et quoique la seconde ne
paraisse pas syphilitique dans son origine, elle peut exiger
l'emploi des mercuriaux.

Le voyage qu'entreprend M. le commandant Duperrey me
paraît long et périlleux ; le théâtre de sa navigation près de l'é-
quateur embrasse peut-être la partie la plus insalubre du globe.
S'il doit s'arrêter à faire l'hydrographie de plusieurs des lieux
portés sur son itinéraire, il pourra avoir dans son équipage,
peu nombreux, beaucoup d'hommes atteints à la fois des maladies les plus funestes. Le succès même de son expédition doit
le porter à en remplir surtout les vues les plus importantes,
et à ne pas exposer, sans un grand intérêt, la santé et l'existence des marins sous ses ordres.

Paris, le 8 juin 1822.

*L'inspecteur général du service de santé
de la marine,*

Signé, KERAUDREN.

PIÈCE N° II.

ÉTAT DES MÉDICAMENS EMBARQUÉS POUR LA CAMPAGNE
DE LA CORVETTE LA COQUILLE, ET QUANTITÉS REMISES
EN MAGASIN AU DÉSARMEMENT.

MÉDICAMENS REÇUS ET CONSOMMÉS.

(La première colonne de chiffres indique les quantités reçues à l'armement
dans le port de Toulon, et la seconde ce qui resta à remettre en magasin au
désarmement. On n'a point cité les quantités prises dans les colonies étrangères.

NOMS DES MÉDICAMENS.	QUANTITÉS.	
Acétate de plomb cristallisé..................	100 —	30
Acide sulfurique...........................	13,500 —	9,000
Alcool à 32 degrés.........................	100 —	»
—— anti-scorbutique.....................	4,000 —	4,000
—— camphré............................	5,000 —	»
Ammoniaque liquide.......................	500 —	»
Bulbes de scille en poudre...................	20 —	20
Camphre.................................	250 —	»
Cantharides en poudre.....................	1,000 —	600
Carbonate de potasse......................	250 —	250
Acétate d'ammoniaque.....................	1,000 —	1,000
Cassonade...............................	20,000 —	»
Cire blanche.............................	1,000 —	»
Cérat. (Voyez Cire blanche.)		
Écorce de kina demi en poudre..............	4,000 —	4,000
Emplâtre diachylon........................	4,000 —	»
—— de ciguë............................	500 —	300
Éther sulfurique..........................	500 —	»
Extrait d'opium..........................	60 —	»
—— de réglisse..........................	10,000 —	»
Fleurs de camomille.......................	2,000 —	1,600
Gomme adraganthe........................	500 —	300
—— arabique...........................	2,000 —	»
Graines de lin............................	10,000 —	»
Huile d'olives fine........................	6,000 —	»
Manne en sorte...........................	2,000 —	1,900
Miel commun.............................	10,000 —	»

Muriate d'ammoniaque	500 —	500
—— de mercure doux	120 —	120
—— suroxigéné	30 —	30
Nitrate d'argent fondu	20 —	»
—— de potasse	500 —	200
Onguent citrin	500 —	»
—— jaune	5,000 —	500
—— mercuriel	2,000 —	»
—— de styrax	1,000 —	900
Orge entière	30,000 —	»
Oxide d'antimoine hydro-sulfuré-brun	16 —	16
—— de manganèse et muriate de soude	25,000 —	23,000
—— rouge de mercure	30 —	30
—— vert de cuivre	60 —	60
Pilules mercurielles	100 —	»
Poudre anthelminthique	100 —	100
—— pour la thériaque	250 —	100
Racines de jalap en poudre	250 —	200
Poudre de diascordium	250 —	250
Racines d'ipecca	150 —	124
—— de serpentaire de Virginie	250 —	250
Racines de rhubarbe pulvérisée	150 —	130
Riz	» —	»
Safran	20 —	»
Séné grablé	500 —	460
Solution d'opium alcoolisée	400 —	»
Teinture de Sydenham	150 —	150
Soufre sublimé	3,000 —	3,000
Sulfate de soude	2,000 —	1,500
—— de zinc	150 —	150
—— d'alumine, un tiers calciné	500 —	500
Taffetas gommé	4 p. —	»
Tartrite acid. de potasse sol	2,500 —	»
—— de potasse et d'antimoine	50 —	35
—— de fer soluble	50 —	50
Acide citrique cristallisé	1,000 —	200
Teinture de canelle	1,000 —	»
—— de gentiane	1,000 —	»
Vinaigre	5,000 —	»
Eau de fleurs d'oranger	1,000 —	300
Potasse caustique	30 —	20
Baume de copahu	500 —	400
Fleurs de tilleul	1,000 —	»
Teinture de musc	32 —	32
Agaric de chêne	100 —	100
Alcool de citrons	125 —	»
Racines de réglisse	5,000 —	»

Espèces amères	2,000 —	1,000
Espèces sudorifiques	5,000 —	»
Oxide de manganèse pulvérisé	10,000 —	8,000
Teinture de digitale	60 —	50
Vin de Seguin	6,000 —	»
Elixir de Garus	3,000 —	2,000
Acide muriatique	500 —	»
Graine de moutarde	5,000 —	1,500
Lichen d'Islande	2,000 —	»
Thé vert	500 —	»
Alcool d'absinthe	2,000 —	1,500
Acide tartarique cristallisé	1,000 —	»
Sulfate de quinine	64 —	50
Salsepareille	2,000 —	»
Sangsues	400 —	»
Suc de groseilles	20,000 —	»

RÉACTIFS CHIMIQUES.

Muriate de baryte	15 —
Nitrate d'argent cristallisé	5 —
Oxalate d'ammoniaque	2 —
Sous-carbonate de soude pure	5 —
Prussiate triple de potasse et de fer	2 —
Acide nitrique pur	150 —
Creusets de grès	5 —
Charbon de bois lavé	100,000 —
Tournesol en pain	32 —

USTENSILES.

Aiguilles à coudre	36 —	»
Balance en cuivre avec ses poids	1 —	1
Bouchons de liége	200 —	»
Bougies de gomme élastique	10 —	6
Bouteilles de grès d'un à quatre litres	4 —	»
Charpie	5,000 —	1,500
Entonnoirs en fer-blanc	2 —	2
Épingles	3,000 —	»
Éponges fines	150 —	»
Étoupes fines	1,000 —	»
Feuilles de carton	6 —	2
Fil retors	250 —	»
Fioles de prise	30 —	»
Galon de fil	25 —	»
Linge à pansement	50,000 —	»
Flanelle	4 —	»

16

Mortier de fer....................................	1 —	1
—— de gayac................................	1 —	1
—— de verre.................................	1 —	1
Papier à envelopper	6 —	6
—— à filtrer.................................	6 —	6
Feuilles de visite............................	150 —	25
Peaux blanches..............................	2 —	»
Pots de terre à infusion.....................	12 —	»
Seringues à clystères , quatre canules.........	2 —	2
—— à injection.............................	4 —	2
—— à poitrine.............................	1 —	1
Sondes de gommë élast. avec mandrin en argent..	6 —	6
Coton.......................................	1,000 —	»
Appareil à compartimens.....................	(laissé au port.)	
Coffres à linge..............................	3 —	3
Bandages doubles............................	3 —	8
—— simples	12 —	2
Tabliers à pansemens avec les manches.........	3 —	1
Tamis de soie à tambour......................	1 —	1
Trébuchets garnis............................	1 —	3
Ventouses en verre..........................	3 —	1
Entonnoirs en verre fort....................	1 —	
Canules en gomme élastique................	2 —	2
Atèle à extension permanente...............	1 —	»

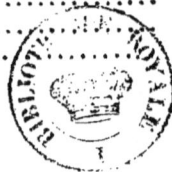

FIN.

TABLE DES MATIÈRES.

FIN DE LA TABLE DES MATIÈRES.

ERRATUM.

Page 65 , ligne 25, *molle*, lisez *moelle*.

    107, ligne 29, *coq*, nom que les Français donnent au cuisinier de l'équipage. Ce nom s'écrit *cook* chez les Anglais, et vient du latin *coquus*, cuisinier.

DE L'IMPRIMERIE DE CRAPELET,
rue de Vaugirard , n° 9.

www.ingramcontent.com/pod-product-compliance
Lightning Source LLC
Chambersburg PA
CBHW071634200326
41519CB00012BA/2287